図説よくわかる 臨床不妊症学

【不妊症治療 up to date】

編集　柴原浩章 [自治医科大学教授]

中外医学社

執筆者一覧（執筆順）

安藤 寿夫	豊橋市民病院総合生殖医療センター センター長
笠井 剛	山梨大学大学院医学工学総合研究部医学領域臨床医学系准教授
遠藤 俊明	札幌医科大学産婦人科准教授
馬場 剛	札幌医科大学産婦人科講師
齋藤 豪	札幌医科大学産婦人科教授
木村 文則	滋賀医科大学産科学婦人科学女性診療科講師
村上 節	滋賀医科大学産科学婦人科学
沖 利通	鹿児島大学病院女性診療センター講師
香山 浩二	兵庫医科大学名誉教授，聖授会 OCAT 予防医療センター婦人科部長
辻村 晃	大阪大学大学院医学系研究科器官制御外科学准教授（泌尿器科）
宮川 康	大阪大学大学院医学系研究科器官制御外科学（泌尿器科）
近藤 宣幸	市立川西病院泌尿器科診療部長
小堀 善友	獨協医科大学越谷病院泌尿器科
岡田 弘	獨協医科大学越谷病院泌尿器科教授
髙 栄哲	金沢大学医薬保健研究域医学系集学的治療学分野准教授（泌尿器科学）
並木 幹夫	金沢大学医薬保健研究域医学系集学的治療学分野教授（泌尿器科学）
澤井 英明	兵庫医科大学産科婦人科学准教授
上野 桂子	セント・ルカ産婦人科心理相談室
川田 ゆかり	IntroMed, Inc. IFC（インターナショナル・ファーティリティ・センター）社長
原 利夫	はらメディカルクリニック院長
西脇 京子	自治医科大学附属病院看護部産婦人科
齊藤 英和	国立成育医療センター女性医療診療部不妊診療科医長

鈴木 達也	自治医科大学医学部産科婦人科学,同附属病院生殖医学センター講師
大月 純子	永井クリニック培養室長
永井 泰	永井クリニック院長
吉田 淳	木場公園クリニック院長
栁田 薫	国際医療福祉大学病院リプロダクションセンター教授
高見澤 聡	国際医療福祉大学病院リプロダクションセンター教授
竹内 一浩	竹内レディースクリニック附設高度生殖医療センター院長
遊木 靖人	竹内レディースクリニック附設高度生殖医療センター
榑松 朋子	竹内レディースクリニック附設高度生殖医療センター
吉田 仁秋	吉田レディースクリニックARTセンター院長
塩谷 雅英	医療法人社団英ウイメンズクリニック理事長
後藤 栄	後藤レディースクリニック院長
苔口 昭次	医療法人社団英ウイメンズクリニック
藤原 浩	京都大学大学院医学研究科婦人科学・産科学准教授
高崎 彰久	済生会下関総合病院産婦人科科長
遠藤 克	前 日本大学生物資源科学部教授
鈴木 直	聖マリアンナ医科大学産婦人科学教授
高江 正道	聖マリアンナ医科大学産婦人科学
石塚 文平	聖マリアンナ医科大学産婦人科学
片桐 由起子	東邦大学医学部産科婦人科学准教授,リプロダクションセンター
小川 毅彦	横浜市立大学医学部泌尿器科准教授
竹原 祐志	加藤レディスクリニック副院長

序

　このたび「図説 よくわかる臨床不妊症学　不妊症治療 up to date」を上梓する運びとなりました．

　このテキストは，「図説 よくわかる臨床不妊症学」シリーズとして2007年9月に発行した「生殖補助医療編」，ならびに同年10月に発行した「一般不妊治療編」の姉妹編という位置づけをもちます．

　日進月歩の不妊症治療の分野におきまして，最近までにさらに発展してきた内分泌・着床・アンドロロジーなどに関する新しい話題，あるいは内視鏡や漢方の話題も改めて取り上げ，それぞれのフロントラインでご活躍の先生方にご執筆いただきました．またARTに関する多くのデータが登録制度により集積され，これまでにわれわれが取り組んできた成功率と安全性の向上への努力が実を結びつつあることもご紹介いただきました．

　その反面，ARTによる反復不成功症例が存在し，高年齢女性や，あるいは卵巣予備能の新たな指標であるAMH低下症例への対応という，診療の場で誰もが苦慮するテーマも取り上げました．

　ところで不妊治療はかつて産婦人科医が泌尿器科医の協力のもと，分娩や手術を取り扱う傍ら向き合ってきました．この「掛け持ち業務」は1980年代に入り体外受精の臨床応用とともに次第に崩壊し，胚培養士・カウンセラー・コーディネーターによる協力なしでは良質の不妊症診療が成立するはずはなく，次第に現在のチーム医療の姿に移行し，クライアントに対する様々な支援体制が充実してまいりました．やがて各職種に関連が深い学会の誕生，あるいは既存の学会による資格認定制度の導入により，生殖医療に関するすべての職種が今や広く認知され，各々の地位が目に見えて向上してきたことも，たいへん喜ばしいことです．このテキストでも，ラボラトリーワーク・ナー

シング・カウンセリングの各分野における最先端の話題を学んでいただけるものと考えています．

　さて今後の不妊治療の行く先は，どう展望されるのでしょうか？　このテーマは不妊治療の近未来像として取り上げました．現代女性は高学歴で職場での能力も高く，その結果として晩婚化が進んでまいりました．一方で若くしてがん治療に向き合わざるをえない方々も，ある一定の頻度で発生しています．これら社会的・医学的に卵巣・精巣などの性腺の凍結保存により妊孕性を温存する必要性が，現実的な問題としてクローズアップされてきています．また再生医療による精子や卵子を作出する技術に関する最先端の研究も徐々に進んできています．これらの話題を取り上げ，最新の情報につきご執筆いただきました．

　また特別寄稿と致しまして，永く不妊治療を支えてこられました4名のたいへん著名な先生方からもご執筆いただきました．非常に示唆に富む不妊治療の歴史や今後の課題を，高所よりご指導いただきました．

　以上，現時点における不妊症診療をめぐる多くの話題を取り上げることができました．このテキストを通読することにより，読者の方々の最新知識の整理に役立ち，日頃の診療の場でお役立ていただけましたら，編集者としまして望外の喜びでございます．

　末筆になりましたが，たいへんご多忙のところご執筆を賜りました皆様方に，心より感謝申し上げます．

　　　2012年6月吉日

自治医科大学医学部
産科婦人科学講座

柴原　浩章

目次

【1】一般不妊治療

女性不妊症

1 高年齢不妊女性の治療 【安藤寿夫】 2
　A．高年齢女性不妊症の初診時注意点 3
　B．高年齢女性の周産期リスク評価と指針 4
　C．高年齢女性の不妊初期検査・治療 11

2 AMH とその活用法 【笠井　剛】 16
　A．AMH とは 17
　B．血清 AMH 値に影響を与える因子 18
　C．AMH の臨床的活用法 20
　D．AMH と ART 21
　E．AMH と PCOS 22
　F．AMH と子宮内膜症 22

3 PCOS の診療 【遠藤俊明・馬場　剛・齋藤　豪】 27
　A．PCOS の病態と診断基準について 27
　B．PCOS の特異的治療としてのインスリン抵抗性改善薬と
　　 IVM について 32

4 鏡視下手術 【木村文則・村上　節】 42
　A．腹腔内癒着病変に対する鏡視下手術 42

B．子宮内腔病変に対する鏡視下手術　　　　　　　　　　46
　　　C．不妊症診療における鏡視下手術の位置づけ　　　　　　48

5 漢方製剤による女性不妊症治療　　　　　　【沖　利通】54
　　　A．漢方療法と西洋療法の考え方の違い　　　　　　　　　54
　　　B．不妊における東洋医学的異常と漢方療法の効果　　　　56
　　　C．処方の具体例　　　　　　　　　　　　　　　　　　　64
　　　D．漢方療法の問題点と対策　　　　　　　　　　　　　　65
　　　E．漢方療法の副次効果と今後　　　　　　　　　　　　　65

特別コラム①　　　　　　　　　　　　　　　　【香山浩二】68
　　　わが国における不妊症治療の発展について

男性不妊症

6 精液検査法の標準化　　　　　　　【辻村　晃・宮川　康】70
　　　A．精液検査法の標準化を目指す必要性　　　　　　　　　71
　　　B．日本の精液検査法の現状と精液検査標準化
　　　　　ガイドライン作成の経緯　　　　　　　　　　　　　　72
　　　C．精液検査標準化ガイドラインの概要　　　　　　　　　74
　　　D．WHOラボマニュアル第5版　　　　　　　　　　　　75
　　　E．臨床上の問題点　　　　　　　　　　　　　　　　　　76
　　　F．今後の方向性　　　　　　　　　　　　　　　　　　　77

7 男性不妊治療〜薬物療法〜　　　　　　　　【近藤宣幸】79
　　　A．ホルモン療法　　　　　　　　　　　　　　　　　　　80
　　　B．非ホルモン療法　　　　　　　　　　　　　　　　　　81
　　　C．今後期待される薬物療法（抗酸化剤を中心に）　　　　83
　　　D．男性機能障害への薬物療法　　　　　　　　　　　　　85
　　　E．その他の薬物療法　　　　　　　　　　　　　　　　　86

8 男性不妊症診療～手術療法～ 【小堀善友・岡田　弘】 88
　A．精索静脈瘤手術 88
　B．精巣内精子採取術 testicular sperm extraction（TESE） 90

特別コラム② 【高　栄哲・並木幹夫】 95
　特発性男性不妊症の病態解明に迫る

カウンセリング

9 生殖遺伝カウンセリング 【澤井英明】 97
　A．不妊や習慣流産の原因としてカップルのいずれかが
　　　染色体異常保因者であるケース 98
　B．ART妊娠で出生した児の一般的な先天異常のリスクを
　　　どう考えるか 99
　C．ART妊娠の出生児と悪性腫瘍発症についての関連性の
　　　とらえ方 100
　D．ゲノム刷り込み現象（インプリンティング）の異常による
　　　疾患発症について 101
　E．顕微授精と染色体異常妊娠との関連性について 102
　F．重度乏精子症におけるY染色体の微小欠失と次世代への
　　　伝播の問題 104

10 生殖心理カウンセリング 【上野桂子】 107
　A．生殖心理カウンセリングとは 107
　B．不妊の心理的問題 110
　C．治療段階と患者の悩み 111
　D．患者への心理的支援 114
　E．まとめと今後の課題 117

11 卵子提供プログラム：海外渡航前の日本人患者へのインフォメーション 【川田ゆかり】 119
 A．卵子提供プログラム＝米国においては一般的な不妊治療選択肢 120
 B．PFC-IFC プログラムの現状および日本人患者の背景 123
 C．海外プログラムの選定についての助言 127
 D．海外治療前の具体的な医療上の準備について 131
 E．卵子ドナーについて 136
 F．心理カウンセリング 137
 G．告知について 138
 H．法的環境 139
 I．費用 139
 J．渡航前の患者へのメッセージとして 140

ナーシング

12 ART の教育現場 【原　利夫】 142
 A．追い込まれる看護職 142
 B．キャリア支援を忘れた医師たち 143
 C．アルコール綿の臭いのしない看護師 145
 D．キャリアアップを目指す看護師 146
 E．「看護師特定能力認証制度」とチーム医療 146
 F．認定看護師の活躍 150
 G．ART 教育現場の不足 151

13 生殖医療相談士としての活動を通じて 【西脇京子】 156
 A．オリエンテーション 157
 B．治療に直結したケアー 159
 C．体外受精へのアプローチ 160
 D．中断・終結の支援 163

【2】生殖補助医療（ART）

統計

1 ART 登録報告により～本邦における ART 【齊藤英和】 168
    A. 日本産科婦人科学会の生殖医学登録・調査の変遷 168
    B. 2009 年までの年次別登録の推移 169
    C. 2009 年治療分の成績分析 170
    D. 多胎率と胚移植あたりの妊娠率の変遷 173
    E. 先天異常率 176
    F. 排卵誘発法 176

卵巣刺激

2 ART における卵巣刺激法 【鈴木達也】 179
    A. COS の変遷 179
    B. COS の現状 180
    C. GnRH アゴニスト併用法（long 法）と GnRH アンタゴニスト併用法の比較 182
    D. 遺伝子組み換え FSH と尿由来 FSH 183
    E. mild ovarian stimulation（MOS） 184
    F. poor responder に対する COS 186

ラボラトリーワーク

3 卵子の形態異常と ART 成績の関係 【大月純子・永井 泰】 190
    A. ヒト卵子異常形態の分類 190

B．各々のヒト卵子異常形態における発生能，形態異常の
　　　　原因追究と対応策　　　　　　　　　　　　　　　　191

4　IMSI による ICSI　　　　　　　　　　　【吉田　淳】201
　　　A．IMSI ディッシュの作製　　　　　　　　　　　　202
　　　B．精子形態の評価　　　　　　　　　　　　　　　　203
　　　C．IMSI の流れ　　　　　　　　　　　　　　　　　204

5　ICSI 不成功の病態とその対策　　【栁田　薫・高見澤　聡】209
　　　A．ICSI の受精機序　　　　　　　　　　　　　　　209
　　　B．受精障害の定義　　　　　　　　　　　　　　　　211
　　　C．受精障害の頻度，原因　　　　　　　　　　　　　211
　　　D．受精障害への対応　　　　　　　　　　　　　　　214

6　着床前遺伝子診断　　　【竹内一浩・遊木靖人・樽松朋子】220
　　　A．着床前遺伝子診断の実際　　　　　　　　　　　　220
　　　B．embryo biopsy はどの細胞周期が適切か？　　　　225
　　　C．割球の固定ならびに FISH 法の実際　　　　　　　226
　　　D．均衡型相互転座における着床前診断　　　　　　　227
　　　E．当院における着床前診断の臨床成績　　　　　　　228
　　　F．着床前遺伝子診断における海外の現況と今後の課題　229

7　震災と ART 施設の危機管理対策
　　　―東日本大震災を経験して―　　　　　　【吉田仁秋】236
　　　A．震災の概要　　　　　　　　　　　　　　　　　　236
　　　B．当院の震災前の災害対策　　　　　　　　　　　　237
　　　C．震災直後の状況（患者・スタッフ）　　　　　　　238
　　　D．各部門で起こった問題点と震災対処法　　　　　　239
　　　E．培養室内機器の損壊　　　　　　　　　　　　　　241
　　　F．日本生殖医学会の被害状況のまとめ　　　　　　　244
　　　G．考察　　　　　　　　　　　　　　　　　　　　　245

着床

8 子宮内膜刺激胚移植法の理論と有効性
(SEET法：Stimulation of Endometrium Embryo Transfer)
【塩谷雅英・後藤　栄・苔口昭次】247
- A. window of implantation (WOI)　248
- B. 胚と子宮内膜のクロストーク　248
- C. 子宮内膜局所免疫と妊娠　249
- D. 着床における胚由来因子および胚抗原の重要性に着目した移植方法―二段階胚移植法とSEET法―　250
- E. 子宮内膜刺激胚移植法（SEET法：Stimulation of Endometrium Embryo Transfer）　250
- F. 胚由来因子の解析　253

9 PBMCの理論と有効性
【藤原　浩】257
- A. 免疫系を介した黄体機能調節　259
- B. 免疫系を介した胚着床誘導　261
- C. 免疫細胞に対するhCGの作用　261
- D. 免疫細胞を用いた着床不全に対する治療　263

10 子宮血流の改善法とその効果
【高崎彰久】268
- A. 子宮内膜の発育と子宮内膜血流　268
- B. 子宮内膜発育不全の治療　273

特別コラム③
【遠藤　克】279
哺乳動物卵子研究の臨床への貢献

【3】不妊治療の近未来像

1 がん・生殖医療における配偶子と性腺凍結保存法
【鈴木　直・高江正道・石塚文平】284
- A. 若年がん患者に対するがん・生殖医療を実践するにあたって　284
- B. 抗がん剤による性腺への毒性　285
- C. 女性がん患者とがん・生殖医療　286
- D. 男性がん患者妊孕性温存とがん・生殖医療　288
- E. 卵巣組織凍結・移植に関する話題　289

2 ARTとインプリンティング異常症
【片桐由起子】297
- A. インプリンティングとは　297
- B. インプリンティング異常症　299
- C. ARTとインプリンティング異常症　301
- D. 今後の検討課題　303

3 精子幹細胞の不妊治療への応用
【小川毅彦】306
- A. 精原細胞移植（精細管内移植法）の開発　306
- B. 精子幹細胞の培養（GS細胞の樹立）　307
- C. 器官培養法での in vitro 精子形成　308
- D. 精子保存・精子幹細胞保存・精巣組織保存　312
- E. 臨床応用への課題　314

4 ADSCsを用いる再生医療の理論と現況
【竹原祐志】316
- A. ES細胞　316
- B. iPS細胞　319
- C. 脂肪組織由来間葉系幹細胞（ADSCs）　321

特別コラム④　　　　　　　　　　　　　　　　【川田ゆかり】 326
卵子提供プログラム〜今後わが国ではどうあるべきか〜

索引　　　　　　　　　　　　　　　　　　　　　　　　　330

1

一般不妊治療

【1】一般不妊治療―女性不妊症

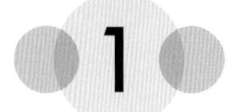

高年齢不妊女性の治療

　よく知られているように，わが国では晩婚化や晩産化が急速に進行して（図1-1），30歳代，場合によっては40歳代で初めての挙児をめざすことに何ら違和感のない国民や医療者すら多くなってきた．しかし，現在進行している事象は，ヒトの生殖における長い歴史においてきわめて不自然である．その一方で，閉経後の余命が大幅に伸びているのも事実であり，必要条件を満たせば40歳代後半の女性が挙児をめざすことの医学的妥当性は存在する．

　不妊治療のゴールは健全な育児の開始である．また，不妊治療における患

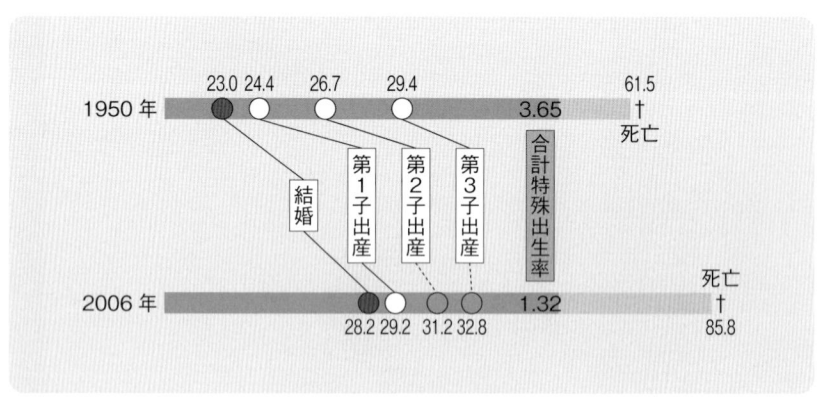

●図1-1●晩婚化と晩産化
人口動態統計より作成した日経メディカル2008年1月号を改変．死亡は平均寿命．

者とは不妊に悩むカップル（夫婦）*と生まれてくる子供であり，不妊治療は生涯の健康や家族*の幸福をめざすものでなければならない．［注釈＊：本稿では，婚姻に基づく夫婦および家族形態を前提として治療に臨む患者がわが国においては大多数であることから，便宜的にこのような表現を用いる］．

本稿では，われわれ医療者が目の前の高年齢女性に対してできること，できないことを含めて可能な限り実践的に述べる．国内全体のデータについては，別稿（【2】生殖補助医療（ART）「①ART登録報告より〜本邦におけるART」）をご参照いただきたい．なお，本稿で高齢女性とは，日本産科婦人科学会の産科婦人科用語集・用語解説集が高齢初産を35歳以上とすることに基づき，概ね35歳以上を示すものとする．2007年にわが国で生殖補助医療（ART）を施行した女性の中央値が38歳というデータもあるので，高年齢女性は不妊治療を受ける女性の過半数であることは間違いないだろう．したがって，高年齢というだけでハイリスクではなく，その程度や他の因子との合併によりリスクの総合評価を行う必要がある．

A 高年齢女性不妊症の初診時注意点

不妊症は夫婦単位で診療を行う疾患である．当院では初診は予約制とし，夫婦そろっての初回受診を義務づけている．この形式は，夫婦の合意が存在しない妻だけの受診を除外できるだけでなく，診療の場において挙児に向けた意識などについての夫婦間の一致点や相違点について問題整理ができる，夫婦が取り組むべき課題についての共通認識がもてるなどのメリットがある．特に高年齢女性の夫婦では，多忙な仕事に追われて共に過ごす時間が短いなどの特徴があり，それまでの人生で培ってきた人生観の違いで診療の場においてお互いの意見が衝突することもある．

治療開始に先立ち効率的かつ有益と考え筆者が質問するのは，希望する子供の人数である．妻が先に答えるか夫が先に答えるかでこの問題に対する夫婦間の力関係を知ることができ，発言を聞いた時の配偶者の表情や反応も，診療上大いに参考になる．高年齢女性の回答で最も多いのは2人だが，夫は1人を望んでいることが筆者の経験では多い．一方で，子供がもてないことを除けば非常に夫婦仲が良くて生活満足度も高く，あたかも時間が止まっているようにみえる夫婦もいる．どのような場合でも，1人子供を産んで育て

●表 1-1●高年齢女性における夫婦そろっての初回受診のメリット

1. 挙児希望についての各々の意思確認ができる．
2. 各々の診療録（カルテ）が作成でき，夫婦の関連付けができる．
3. 同じ質問に答えさせることにより，夫婦の意見の一致点や相違点の問題整理ができる．
4. 夫婦が取り組むべき課題についての共通認識がもてる．
5. 精液検査の早期施行が円滑に進む．
6. 初期段階で性交渉の機会を頻繁にもつよう指導ができる．

れば，授乳を終えるまでに最短でも1年半が経過することを説明すると，高年齢女性の夫婦では挙児を得るために残された時間が僅かであることを認識するのに役立つ．また，2人以上の挙児を望む場合には，2人目以降の挙児が非現実的なのか，あるいは現実味を帯びるにはどのようなスタンスで治療に臨まなければならないかを指導しやすくなる．高年齢女性における夫婦そろっての初回受診のメリットを表1-1にまとめた．なお，法律に基づく診療録の作成は個人単位となっているので，カルテは夫婦別々に作成する．

初診時には診察に先立って問診票を記載してもらう．当院では，病院の方針で各科別の問診票と全科共通の問診票がそれぞれA4サイズ1枚ずつと定められている（図1-2）．生殖医療部門（総合生殖医療センター）は産婦人科（周産期，腫瘍など）とは別組織で外来も1階と2階で分かれているが，診療上の連携と連続性に配慮して各科別の問診票は共通とした．なお，不妊症と不育症のみを対象とした質問項目を紙面の許す範囲内でコンパクトに設定した．全科共通の問診票には血圧や身長・体重の記入欄があり，診察に先立ち計測するようになっている．また，全科共通の問診票では他にも生活習慣病関連をはじめとした高齢女性のリスクファクター抽出に役立つ質問項目が網羅されている．

B 高年齢女性の周産期リスク評価と指針

妊娠・分娩は女性の健康を評価するためのストレステストという考え方が，周産期分野では近年定着している．妊娠中は，胎児胎盤系ホルモンが循環血液中に大量に放出され，循環血液量はピーク時で7〜8Lと非妊娠時の1.5倍になる．他にも呼吸器系，代謝系をはじめとした妊娠による種々の生理学

A）現病歴等　問診票　　　　　　　　（平成　　年　　月　　日）

この問診票は当科を初めて受診された方のためのものです。正しい判断や投薬を行うために、限られた時間内にあなたのことを知るためのものです。記入、もしくは口にチェックを入れて下さい。診察を待つ間に記入し、スタッフにお渡し下さい。質問の意味がわからない場合や記入を好まない場合はそのままで結構です。

氏名＿＿＿＿＿＿＿＿＿＿＿＿様、　生年月日：＿＿＿＿＿＿＿＿＿＿＿＿．

Q1　本日来院された，おもな症状，理由は何ですか。以下の中から選択してください。
　　1．妊娠　　2．痛み　　3．月経以外の出血　　4．おりもの　　5．更年期症状
　　6．子供がほしい　　7．流産が心配　　8．その他（　　　　　　　　　　　　　）

Q2　現在　（　結婚している　・　結婚していない　）結婚＿＿＿＿年＿＿＿月　職業：
　　夫氏名：＿＿＿＿＿＿＿＿＿＿＿　夫生年月日：＿＿＿＿年＿＿＿月＿＿＿日　職業：

Q3　月経について
　　1．閉経している＿＿＿＿＿＿歳頃
　　2．最後の月経　＿＿＿月＿＿＿日から＿＿＿月＿＿＿日まで＿＿＿日間続いた
　　3．月経周期　（　規則的＿＿＿～＿＿＿日周期　・　不規則　）
　　4．月経量　（　多い　・　普通　・　少ない　）
　　5．月経痛　（　強い　・　普通　・　なし　）
　　6．性交渉について　（　今までに経験あり　・　今までに経験なし　）

Q4　子宮癌検診を受けたことは？　　（　ある　・　なし　）

Q5　お産について　今回の妊娠は除きます。
　　1．過去の妊娠回数＿＿＿＿回　（　流産＿＿＿回　・　中絶＿＿＿回）
　　2．過去の出産回数＿＿＿＿回
　　　　　　　　　　　　　　　　　　　　　　　　　　　　お子さんは健康ですか？
　　＿＿＿年＿＿月＿＿日　男・女＿＿＿g　経腟・吸引・鉗子・帝王切開　はい・いいえ（　　　　）
　　＿＿＿年＿＿月＿＿日　男・女＿＿＿g　経腟・吸引・鉗子・帝王切開　はい・いいえ（　　　　）
　　＿＿＿年＿＿月＿＿日　男・女＿＿＿g　経腟・吸引・鉗子・帝王切開　はい・いいえ（　　　　）
　　＿＿＿年＿＿月＿＿日　男・女＿＿＿g　経腟・吸引・鉗子・帝王切開　はい・いいえ（　　　　）
　　過去の妊娠・分娩の異常があればお書きください。

Q6　ゴム、キュウイ、バナナ、アボカドのアレルギーは　（　ない　・　ある　）

■現在服用中の薬は特に重要です。薬の名前が記載された服薬手帳などを診察時にお示し下さい。
■子どもがほしくて受診された方や、流産が心配で受診された方は、基礎体温表、これまでの検査・治療データなど、参考になるものがあればお示し下さい。また、以下の質問にも答えてください。

Q7　性交渉の頻度　1か月に＿＿＿＿～＿＿＿＿回〔さらに少ない場合：1年に＿＿＿＿回程度〕
Q8　これまでストレスが最も強かったときを100とすると、今はいくつですか　＿＿＿＿＿くらい
Q9　これまでかかった病院で、不妊・流産の原因は何と言われましたか
　　　精子が悪い　・　卵管が悪い　・　子宮筋腫　・　子宮内膜症　・　排卵が異常　・　その他

●図1-2●高年齢女性にも使用できる問診票の例

B) 既往・家族歴等　問診票　　　　　　　　　（平成　　年　　月　　日）

この問診票は、あなたの既往歴、家族歴等を中心とした質問です。
診察を待つ間に記入し、スタッフにお渡し下さい。
質問の意味がわからない場合や記入を好まない場合はそのままで結構です。

氏名＿＿＿＿＿＿＿＿様、生年月日：＿＿＿＿＿＿＿＿＿＿．
身長＿＿＿＿cm　体重＿＿＿＿kg　利き手　□左，□右　血圧＿＿＿＿／＿＿＿＿mmHg

A　既往歴・併存症：生まれてから現在までの健康状態をお尋ねします。下記の病気にかかったり、現在治療中のものがありますか？ある方は病名（症状でもけっこうです）をお書き下さい。

心臓の病気	：□なし、□あり（　　　）	高血圧	：□なし、□あり（　　　）
脳梗塞・出血	：□なし、□あり（　　　）	糖尿病	：□なし、□あり（　　　）
内分泌の病気	：□なし、□あり（　　　）	肝臓の病気	：□なし、□あり（　　　）
膠原病	：□なし、□あり（　　　）	ぜんそく	：□なし、□あり（　　　）
肺の病気	：□なし、□あり（　　　）	腎臓の病気	：□なし、□あり（　　　）
神経の病気	：□なし、□あり（　　　）	精神の病気	：□なし、□あり（　　　）
胃腸の病気	：□なし、□あり（　　　）	悪性腫瘍	：□なし、□あり（　　　）
婦人科の病気	：□なし、□あり（　　　）	その他	：□なし、□あり（　　　）

B　手術歴：今まで手術を受けた事がありますか？ある方は病名・時期についてお書き下さい。
　　手　術　□なし　□あり→病名：＿＿＿＿＿＿＿＿＿　時期＿＿＿＿＿＿＿．
　　　　　　　　　　　　　　病名：＿＿＿＿＿＿＿＿＿　時期＿＿＿＿＿＿＿．

C　輸血歴：今まで輸血を受けた事がありますか？ある方は病名・時期についてお書き下さい
　　輸血歴　□なし　□あり→病名：＿＿＿＿＿＿＿＿＿　時期＿＿＿＿＿＿＿．

D　家族歴：ご家族の健康状態をお尋ねします。特に悪性腫瘍（癌）、糖尿病とその他疾患を患っている場合についてご記入下さい。
　　父：□健康　□治療中（病名：　　　　　）　□死亡（病名：　　　　　）
　　母：□健康　□治療中（病名：　　　　　）　□死亡（病名：　　　　　）
　　兄弟：あなた以外に　　人、　□健康　□病気あり（　　　　　）
　　　　　　　　　　　　　　　□死亡（病名：　　　　　）

E　飲酒、喫煙歴：お酒と喫煙について
　　喫煙：□全く喫煙なし　□過去には喫煙→1日　　本ぐらい×　　年間
　　　　　□喫煙→1日　　本ぐらい×　　年間
　　飲酒：□全く飲酒なし　□時に飲酒　□毎日　　　を　　ぐらい
F　薬剤アレルギー：これまで薬で副作用が出たことがありますか？
　　□なし　□あり（どんな薬で出ましたか→　　　　　　　　　）
　　特に、CTなどで用いる造影剤（注射）での副作用の経験はありますか？
　　□検査を受けたことがない　□検査を受けたが副作用はなかった　□副作用あり

G　食物アレルギー：食物アレルギーはありますか？
　　□なし　□あり（どんな食物ですか→　　　　　　　　　）

●図1-2●つづき

6　【1】一般不妊治療―女性不妊症

● 表 1-2 ● 母体年齢と周産期合併症リスク：35 歳未満との比較（文献 1 より引用）

	35～39 歳 修正オッズ（95%信頼域）	p 値	40 歳以上 修正オッズ（95%信頼域）	p 値
流産	2.0 (1.5-2.6)	<0.001	2.4 (1.6-3.6)	<0.001
染色体異常	4.0 (2.5-6.3)	<0.001	9.9 (5.8-17.0)	<0.001
先天奇形	1.4 (1.1-1.8)	0.003	1.7 (1.2-2.4)	0.002
妊娠高血圧症	0.8 (0.7-1.0)	0.02	1.0 (0.8-1.4)	0.94
妊娠高血圧腎症	0.9 (0.7-1.2)	0.60	1.1 (0.7-1.6)	0.81
妊娠糖尿病	1.8 (1.5-2.1)	<0.001	2.4 (1.9-3.1)	<0.001
早産	1.0 (0.9-1.1)	0.61	1.4 (1.1-1.7)	0.01
早産期前期破水	1.2 (0.9-1.5)	0.20	1.2 (0.8-1.9)	0.41
前置胎盤	1.8 (1.3-2.6)	0.001	2.8 (1.6-4.6)	<0.001
常位胎盤早期剥離	1.3 (0.9-1.8)	0.21	2.3 (1.3-3.8)	0.02
吸引分娩	1.1 (0.9-1.2)	0.57	0.9 (0.7-1.2)	0.54
帝王切開分娩	1.6 (1.5-1.7)	<0.001	2.0 (1.8-2.3)	<0.001
低出生体重児	1.1 (0.9-1.3)	0.17	1.6 (1.3-2.1)	<0.001
巨大児 (4,500 g 超)	1.4 (1.1-1.8)	0.004	0.8 (0.4-1.4)	0.38
周産期死亡	1.1 (0.6-1.9)	0.74	2.2 (1.1-4.5)	0.03

的変化が生じる．妊娠によるこれらの変化により糖尿病や高血圧症などの疾患が顕在化すると，生涯にわたりケアを必要とすることとなる．また，分娩はそれ自体が救急医療ともいわれ，頭蓋内出血や分娩時大量出血など脳神経系や血液凝固系の専門的知識や即応性が求められる．

　高齢妊娠では，種々の周産期リスクが増加することが知られている（表1-2）．高齢妊娠により増加する妊娠中のリスクには，流産，異所性妊娠，胞状奇胎，早産，妊娠高血圧症，妊娠糖尿病，前置胎盤，常位胎盤早期剥離などが報告されている．高齢妊娠による分娩時母体リスクとしては，軟産道強靱，子宮頸管熟化不全などの加齢による直接的な原因や，加齢により増加する肥満，子宮筋腫などによる間接的な原因を背景とした遷延分娩や分娩停止，さらに前述の妊娠合併症による帝王切開の増加や分娩時大量出血の増加が報告されている．高齢妊娠による児へのリスクとしては，染色体異常児の増加が代表的である．また，妊娠高血圧症や慢性高血圧症合併妊娠などによる低出生体重児の増加や，妊娠糖尿病や糖尿病合併妊娠による巨大児の増加なども報

告されている.

　以上の情報には，卵巣刺激の合併症である多胎による早産，帝王切開，低出生体重児の増加は述べられていない．また，肥満や子宮筋腫などの不妊因子があっても，これらの病態を抱えたまま妊娠が成立することはしばしばある．他には，疾患ではないが受動喫煙を含めた喫煙習慣は，重大な周産期リスクでもあり，不妊因子でもある．一方で，これらのリスク評価はどうしても不妊治療開始時点の状況で考えがちだが，不妊治療が最短で成功しても分娩時には概ね１年が経過していることも忘れがちなポイントである．このように，不妊治療開始を判断するにあたり高年齢女性の周産期リスクは多角的多面的に分析評価して患者夫婦に情報提供する必要がある．さらに，精神疾患に代表される直ちにやめることのできない妊娠禁忌薬の使用患者，妊娠禁忌とされる脳血管系疾患，心血管系疾患，腎疾患患者が，高年齢不妊女性の中に含まれていることもしばしばであり，初診医や看護師などのコメディカルによる細心の注意が必要である．ウェブサイトなどを通じてその医療機関が治療対象とする不妊患者の概要や，その医療機関としての治療スタンスを患者サイドに示しておくことも，円滑な日常診療のために望まれる．

　さて，初診あるいは２～３回の初期診察で，周産期施設や他診療科との連携を視野に入れ不妊治療実施の是非も含めた的確な初期不妊治療指針策定を明示することが，不妊治療医には求められる．この指針は，５つのレベル（図1-3）に整理するとわかりやすく，高年齢女性の場合は特に必要性が高い．レベル１は，他にコンサルトすることなく不妊治療を開始してよい健康な状態である．たとえば，36歳の標準体型で，合併症もなく心身ともに健康な原発性不妊症であれば，レベル１として差し支えない．また，妊娠分娩への影響がほとんど無視できる程度軽症の子宮内膜症や子宮筋腫を先の条件に合併していたとしても，レベル１として妥当であろう．しかし，不妊治療の長期化などで加齢が進んだり，これらの疾患が増悪したりすれば，当然レベルはアップする．レベル２は，妊娠分娩を担当する産科医へのコンサルトは必須でないが他の診療科にコンサルトする必要がある状態である．たとえば，内科的にも問題となる甲状腺機能低下症が初期検査で明らかとなれば，内科に依頼する．この際，できれば分娩予定施設を総合病院とし，総合病院内の内分泌内科に依頼するほうが妊娠後の内科と産科との連携が円滑になる．レベル３

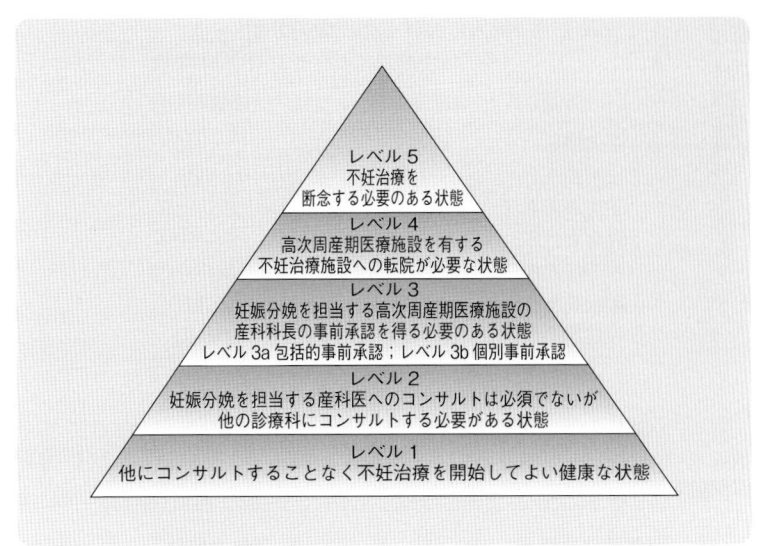

● 図 1-3 ● 高年齢女性にも使用できる生殖医療-周産期医療連携システム

● 表 1-3 ● BMI と肥満の判定（1999 年日本肥満学会）

BMI	判定
18.5 未満	低体重
18.5 以上 25 未満	普通体重
25 以上 30 未満	肥満 1 度 ⎫
30 以上 35 未満	肥満 2 度 ⎬ 肥満
35 以上 40 未満	肥満 3 度 ⎭
40 以上	肥満 4 度

BMI＝体重 kg/(身長 m)^2；標準体重＝22×(身長 m)^2

は，妊娠分娩を担当する高次周産期医療施設の産科科長の事前承認を得る必要のある状態で，必要があれば分娩施設内の他の診療科にも併せてコンサルトを行う．このうち，たとえば分娩予定日の年齢が 43 歳までで他の周産期リスクがなければ無条件に受け入れ可能というように，産科科長との合意があらかじめできているような条件はレベル 3a，たとえば 40 歳 BMI＝31 で血圧 146/88 というように患者ごとに個別に事前承認を必要とする条件はレベル 3b とする．レベル 4 は，高次周産期医療施設を有する不妊治療施設への

表1-4 成人における血圧値の分類

(高血圧治療ガイドライン2004年版)

分類	収縮期血圧		拡張期血圧
至適血圧	<120	かつ	<80
正常血圧	<130	かつ	<85
正常高値血圧	130〜135	または	85〜89
軽症高血圧	140〜159	または	90〜99
中等症高血圧	160〜179	または	100〜109
重症高血圧	≧180	または	≧110
収縮期高血圧	≧140	かつ	<80

表1-5 糖尿病診断基準 (2010年日本糖尿病学会)

血糖値(空腹時血糖値,75gOGTT2時間後血糖値,随時血糖値)およびHbA1cの検査結果で判定を行う

	空腹時血糖	75g OGTT 2時間後血糖値	随時血糖値	HbA1c
糖尿病型	126 mg/dL以上	200 mg/dL以上	200 mg/dL以上	6.5%以上 (JDS値では6.1%以上)

1回目の判定で糖尿病と診断されるケース
- 血糖値とHbA1cがともに糖尿病型だった場合.
- 血糖値のみが糖尿病型であり,口渇や多飲,多尿など糖尿病の典型症状や糖尿病性網膜症がみられる場合.

2回目の判定で糖尿病と診断されるケース
- 1回目では血糖値のみが糖尿病型.2回目で血糖値,HbA1cのいずれか(もしくは両方)が糖尿病型だった場合.
- 1回目ではHbA1cのみが糖尿病型,2回目で血糖値が糖尿病型だった場合.

血糖値,HbA1cのいずれかが糖尿病型だったにもかかわらず,上記以外のケースで糖尿病と診断にいたらなかった場合は「糖尿病疑い」とされる.糖尿病疑いの人は3〜6カ月以内の再検査が推奨され,その時点で再度判定することとなる.

転院が必要な状態である.例として,39歳で子宮内腔を変形させ過多月経による貧血を伴う子宮筋腫の合併患者であれば,速やかにこのような施設に転院させて総合的な治療指針をもとに治療を行う必要がある.レベル5は,不妊治療を断念する必要のある状態である.なお,ここに示した例のうち,レベル2〜レベル4では現状では地域の医療事情や不妊治療施設の性格によりかなり異なることを明記しておきたい.重要なことは,各不妊治療施設が,無条件に初診患者の不妊スクリーニング検査を開始するのではなく,このよ

うな初期治療におけるレベル分けを個々に定めることである．なお，肥満度についての分類を表1-3に，血圧についての分類を表1-4に，糖尿病についての診断新基準（2010年）を表1-5に示した．

C 高年齢女性の不妊初期検査・治療

　高年齢女性の不妊治療を自施設で行うことが決まったら，速やかに不妊初期スクリーニング検査を行う．当院で行っている必須検査（表1-6）は，概ね日本産科婦人科学会が定めた外来診療ガイドラインやアメリカ生殖医学会のガイドラインに準拠している．高年齢女性夫婦だからといって特別なことはないが，次のことに特に気をつけている．

　まず，基礎体温表であるが，実測値での記録を必須としている．高年齢女性の場合，職場でも重要なポジションにおり多忙をきわめている場合も多い．今日が月経周期の何日目にあたるかなど，自分のことをしっかり把握できていない女性も多い．また，性交渉の機会をいつもったか，当院をいつ受診したか，服薬状況など，「日記帳のように」記載するよう指導している．夫が多忙だったりして性交渉の機会がほとんどもてていないケースも高年齢女性夫婦には多く，不妊症の定義から外れたセックスレスによる妊娠不成立を除外するためにも，まずは2カ月間週2〜3回の性交渉の機会をもつように指導している．高年齢女性の場合，正しい計測法により計測を行っても基礎体温の毎日のばらつきが大きいケースもある．このような場合，睡眠時間が極端に短かったり，眠りが浅かったりという場合が多く，自律神経活動を正常に保つための指導につながる．

　主として自律神経活動の抑圧度をみる目的で当院においてあえて必須検査としているのが，LH-RH（GnRH）テストである．高年齢女性の場合，抗ミュ

●表1-6● 高年齢女性夫婦にも活用できる不妊初期スクリーニング必須検査の例

1. クラミジアDNAまたはクラミジアIgG・IgA（初回または2回目の診察時までに施行）
2. 精液検査（性交渉を行う卵胞期・排卵期以外でなるべく早く施行，禁欲期間自由）
3. LH-RH（GnRH）テスト，PRL，FT_4，TSH（月経周期3〜6日目で施行）
4. 子宮卵管造影（クラミジア検査陰性確認後かつ月経終了後排卵前に施行）
5. E_2，P_4（黄体中期に施行）

ラー管ホルモン（AMH）値の下降やFSH基礎値（bFSH）の上昇が典型的であるが，bFSH上昇が顕著でなければ視床下部性の卵巣機能障害もLH-RHテストを行えば検出可能である．血中半減期が約3時間のLHではテスト液注射前（基礎値）と注射30分後の比率において注射前が正常〜やや低値かつ4.0倍以上であれば，視床下部下垂体系の神経内分泌活動が充分機能していない可能性があると評価している．その原因としては，高年齢女性では職場や日常生活における心理的ストレスであったりする可能性が高く，やせなどの生体ストレスが原因で8.0倍以上にLHが跳ね上がるケースと対照的である．

精液検査については，初診時に本人に充分指導し，遅くとも1カ月以内に行う．卵胞期と排卵期には性交渉を頻繁に行ってもらうようにし，それ以外の時期に速やかに提出してもらえるよう，妻の再診時にも毎回念を押すようにしている．精液所見は毎回ばらつきがあることも多く1回の検査が全てを決定づけるものではないことも充分に説明していて，禁欲期間も自由としているので，離婚の危機であったことが発覚したケースなどの特殊例を除けば当院の精液検査実施率は100％である．なお，40歳以上の高年齢女性夫婦に特有なこととして，初回の精液検査で乏精子症であれば，初期スクリーニング検査が完了する2カ月程度の期間を経て配偶者間人工授精に治療を進めるとともに概ね2カ月に1回開催するARTクラスへの夫婦での出席を促す．性交渉の回数を意図的に増やして短期間で行う当院のタイミング法による妊娠率は，40〜42歳でも患者あたり10％程度に達する．性交渉は基礎体温上昇前の下降日に1回のみ行えばよいという誤解が影響して初診までに妊娠が成立していなかったことを示唆する．

高年齢女性のARTに至るまでの一般不妊治療では，以前はどの治療を何回というようなプランで行っていたが，時間経過に対する危機感がもてない患者夫婦が一部にみられることから，2007年頃からは治療回数でなくどの治療を○年○月までというように期限を区切って治療するようにしている．これにより，治療が時間の無駄なく進むようになった．ARTに至るまでの期間は，35〜38歳では概ね8カ月程度，39歳以上ではさらに短くなっている．

ARTにあたっては，避妊を義務付けた上で，原則OC（低用量ピル）または中用量ピルまたはカウフマン療法による準備周期を経て採卵周期に入る．

● 表1-7 ●高年齢女性夫婦にも活用できる採卵前周期処置
（pretreatment）のメリット

1. 採卵周期に向けた視床下部-下垂体系の機能調節
2. 採卵周期に影響を与える黄体形成の抑制
3. 採卵周期の治療開始時期の確実性の担保
4. 自然妊娠成立に気づかないまま卵巣刺激を開始することを回避

準備周期を設ける主な目的は表1-7に示した．調節卵巣刺激法は，患者ごとに個別化したテーラーメイド法を採用しているが，あらかじめ評価した卵巣機能によって，年齢の上昇とともにLongプロトコール＜Shortプロトコール＜アンタゴニスト法が選択されることが多い．過度に卵胞数を得ることを目的とした強い卵巣刺激は原則として避け，子宮内膜のエコー所見も加味して注射剤の種類や量を加減して刺激を調節しながら採卵日を決めている．初回採卵の媒精法は精液検査時と採精時の精液所見をベースにしてIVFにするかICSIにするかを決めている．ただし，採卵数が多かった場合には，基準を緩くして一部ICSI（Split）にしたり，40歳以上で採卵数が少なかった場合は，ICSIの適応基準を緩めたりしている．反復不成功例では，タイムラプス画像データを含めた前回の結果を次回に反映できるように卵巣刺激法を変更している．40歳以上の反復不成功例で用いることの多い刺激法に，アロマターゼ阻害剤がある．院内倫理審査委員会の審議を経て書面によるインフォームドコンセントにより使用している．アロマターゼ阻害剤はクロミフェンのように長期間体内に蓄積することがないので，その患者に適した刺激法との評価ができれば，繰り返し使用することもできるメリットを評価している．また，45歳前後を中心にlate-start hMG（1~2日間程度）をプラスした準自然周期法も比較的多く採用している．その他，倫理審査委員会の審議を必要としないもので患者利益に反しない方法であれば，文献を参考にして新たな方法を野心的に随時試みている．

　胚移植は，経腟エコー下に行い，移植胚の選択はタイムラプス画像による良好胚選択と異常胚除外を活用している．新鮮胚移植では卵管因子での異所性妊娠を可能な限り回避する目的で5日目移植を原則とし，一部の反復不成功例でも胚盤胞発生に至るタイムラプス画像評価を目的として長期培養することもある．しかし，これらの例外を除けば原則的な移植日は3日目である．

胚凍結は3日目胚を2～3個ずつまとめて凍結することを原則とし，長期培養症例では5日目胚で1個ずつ凍結している．凍結融解胚移植は，ホルモン補充周期を原則としている．前周期は月経周期8日目までの開始でプラノバール内服を行い，GnRHアゴニストは使用していない．凍結融解胚移植の移植日は，良好な子宮内膜でより厳格な胚選択を行う目的で原則5日目としている．新鮮胚移植同様，多少不良胚であっても発育停止胚でなければ患者と相談の上，希望があれば移植をすることとしている．移植時に胚培養士が移植胚のタイムラプス動画を供覧している．

　移植胚数については，当院着任時の2006年に院内小児科部長からの提言もあり，年齢に関係なく全例単一胚移植としている．凍結胚移植周期では，基準に達した胚盤胞の再凍結も希望により行っている．当院の多胎妊娠発生率は2.0％以下であり周産期医療にかかる負荷を軽減している．また，明らかな胎嚢が子宮腔内に1つ確認できれば，異所性妊娠を心配しなくてもよく，妊娠初期管理に難渋するケースも稀となった．さらに，移植の結果や周産期医療における転帰を移植した1個の胚の発生から考察できるので，医師や胚培養士の専門知識や技術を高める上でも有益となった．当院では，人口構成上43歳以上の高年齢不妊女性患者は多い時でも常時7～8名程度だが，タイムラプス評価を全例に導入してからの3年間で，母子共に経過良好な満期生産例を43歳で2例，45歳で1例経験した．しかし，周産期管理は予想以上に大変で，年齢以外のリスクファクターが全くないと評価していた症例でも遷延分娩・難産道強靱にて帝王切開になった後，心不全をきたして一時的なICU管理となった．現在，高年齢で増加する流産に至る胚をタイムラプス画像で予知できないかなど，新規の視点に立って胚評価を進めている．

むすび

　当院では，地域医療機関の連携や一般市民の理解もあって愛知県東三河地域内の周産期リスクが予想されるほとんどの難治性不妊症例が当院に集積しており，周産期医療との院内連携も円滑に行われている．しかし，本文中および図1-3に示したレベル4の患者を受け入れ，レベル3の医療を院内で完結でき，難治性ARTも生殖外科手術も行う，当院のような生殖医療センターと高次周産期医療施設の両方を有する総合病院は全国的に数少ない．少なく

とも 15 年ほど前には誰も今の高齢化を予測し得なかったので，やむを得ない現実ともいえる．当面はレベル 3 の連携を複数医療機関で充実させていく方向で「不妊治療のゴールは健全な育児の開始」をめざしていくことが望まれる．また，妊娠は事実上後戻りのできないストレステストなので，レベル 5 の女性に的確な方向性を示せるプロフェッショナリズムも今後ますます求められる．

■文献

1) Cleary-Goldman J, Malone FD, Vidaver J, et al. Impact of maternal age on obstetric outcome. Obstet Gynecol. 2005; 105: 983-90.
2) 羽野卓三. 高血圧―最新の診療―個別の病態における降圧治療：若年女性の高血圧および妊娠高血圧. 診断と治療. 2006; 94: 459-64.
3) 伊藤明子, 牛嶋順子, 園田みゆき, 他. 高齢妊娠の諸問題：高齢妊娠の産科リスク. 産科と婦人科. 2010; 77: 125-9.
4) 齊藤英和, 齊藤隆和, 久須美真紀, 他. 高齢妊娠の諸問題：ART と高齢妊娠. 産科と婦人科. 2010; 77: 130-4.
5) 藤本晃久. 高齢化と ART. 日本産科婦人科学会雑誌. 2010; 62: 754-60.
6) 八木亜希子, 田中恵美, 平山奈美, 他. 40 歳以上の不妊治療は，AIH か ART か. 日本受精着床学会雑誌. 2010; 27: 375-9.
7) 田村博史, 杉野法広. 高齢者の COS（調節卵巣刺激）. 産科と婦人科. 2007; 74: 1366-71.
8) 田村みどり, 石塚文平. 高齢婦人の調節卵巣刺激（COS）. 産婦人科治療. 2006; 93: 249-53.
9) Garcia-Velasco JA, Moreno L, Pacheco A, et al. The aromatase inhibitor letrozole increases the concentration of intraovarian androgens and improves in vitro fertilization outcome in low responder patients: a pilot study. Fertil Steril. 2005; 84: 435-45.
10) Klipstein S, Regan M, Ryley DA, et al. One last chance for pregnancy: a review of 2,705 in vitro fertilization cycles initiated in women age 40 and above. Fertil Steril. 2005; 84: 435-45.

【安藤寿夫】

【1】一般不妊治療—女性不妊症

2 AMHとその活用法

　卵巣の反応性は，個人個人によって異なるため，卵巣刺激を行うにあたっては，卵巣の反応性を把握し，それぞれの卵巣刺激法の特性を理解し，それぞれに合った個別卵巣刺激法を選択する必要がある．適切な卵巣刺激法の選択は，ART においては成績向上のみでなく，卵巣過剰刺激症候群などの副作用の低減をももたらし，最近ではテイラーメイドの卵巣刺激法として認知されつつある．一般不妊治療においても，個々の卵巣の反応性を把握しておくことは，卵巣刺激法の選択ばかりでなく，今後の治療計画を立てる上で重要になってくると思われる．

　卵巣の反応性は，必ずしも暦年齢と一致しないが，一般に 30 歳代後半より，卵巣機能が低下し，妊孕性が低下していくことは周知の事実である[1]．しかし，個人差が大きいため，卵巣の反応性，すなわち卵巣予備能を評価することが重要である．卵巣予備能検査は，従来からいくつかあげられている．喫煙の有無，基礎体温の卵胞期の短縮，月経周期 3 日目の血中 FSH 基礎値，血中エストラジオール値，血中インヒビン B 値，CC challenge test（CCCT）などの刺激試験，超音波断層法検査による月経周期 3 日目の 5 mm 未満の胞状卵胞数 antral follicle count（AFC）や卵巣容積などである．最近では，抗ミュラー管ホルモン anti-Müllerian hormone（AMH）が簡単に測定できるようになり，卵巣予備能検査として注目されている．そこで，本稿では，AMH とその活用法について概説する．

A　AMH とは

　AMH は，TGFβ スーパーファミリーに属するホモダイマー糖タンパクホルモンで，男性では胎児期の性分化に関与している．すなわち，胎児精巣のセルトリ細胞から分泌された AMH が，ミュラー管の細胞膜に存在する AMH 受容体に作用して，ミュラー管の退縮を引き起こす．よって Müllerian inhibiting substance（MIS）ともよばれている．

　一方，女性においては，妊娠 36 週頃から卵巣に発現がみられ[2]，一次卵胞，前胞状卵胞，小胞状卵胞の顆粒膜細胞から分泌される．血清で分泌が確認できるのは出生後であるが，思春期までには漸増し一定となる．AMH ノックアウトマウスの研究[3]では，野生型に比べて，原始卵胞の消失速度が速く，3 倍ほど前胞状卵胞，小胞状卵胞数が多く，低 FSH 状態で卵胞が発育することが明らかになっている．したがって AMH は原始卵胞から一次卵胞へのリクルートメントを抑制し，かつ胞状卵胞以降の FSH に依存する卵胞発育を抑制することで，卵胞の枯渇を防止していると推測されている（図 1-4）[4,5]．

　現在，AMH 値の測定は，ELISA で行われており，単位は ng/mL である．pmol/L で表示されていることもあり，その場合，1.0 pmol/L＝0.14 ng/mL である．また，保険適応はない．

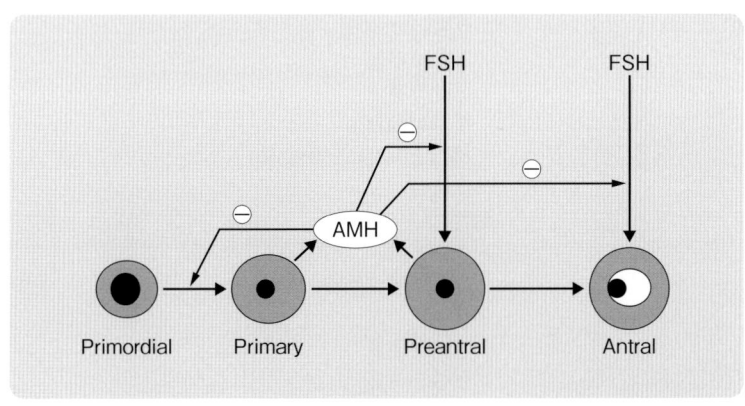

●図 1-4●AMH は，一次卵胞，前胞状卵胞から分泌され，原始卵胞からのリクルートメントならびに FSH による卵胞発育を抑制する
（文献 5 から引用）

B 血清 AMH 値に影響を与える因子

血清 AMH 値に影響を与える因子を，表 1-8 に示す．年齢因子については，3 年間にわたる若年者の研究において，FSH やインヒビン B に変動がなくても，AMH 値は年齢依存性に有意に低下する[6]．FSH 基礎値，インヒビン B より，卵巣予備能に関しては感度が高い[7]．AMH 値 1 ng/mL と FSH 値 10 IU/L，AMH 値 0.5 ng/mL と FSH 値 15 IU/L に相当するといわれている[8]．ただし，多嚢胞性卵巣症候群 polycystic ovary syndrome（PCOS）においては，AMH 値は LH 値と相関する．AMH 値を評価する上で，年齢別の基準値をはっきりさせておく必要がある．La Marca ら[9]は，18 歳から 50 歳までの順調な月経周期をもった女性の年齢別の AMH 値について報告している（図 1-5）．一般集団では，40 歳代からの AMH 値の低下が目立っている．また，Barad ら[10]は，FSH＜12 mIU/mL，E_2≦80 pg/mL の卵巣予備能が正常範囲と思われる 792 人の不妊治療中の女性の年齢別の AMH 値について報告している（図 1-6）．

高年齢（35～49 歳）の肥満婦人では，同年代の肥満のない婦人より，AMH

●表 1-8● 血清 AMH 値に影響を与える因子

減少
　①年齢
　②BMI の増加
　③卵巣切除
　④化学療法
　⑤放射線療法
　⑥ゴナドトロピン投与
　⑦喫煙
増加
　①PCOS
　②顆粒膜細胞腫
不変
　①月経周期
　②GnRH agonist
　③人種
　④妊娠
　⑤経口避妊薬

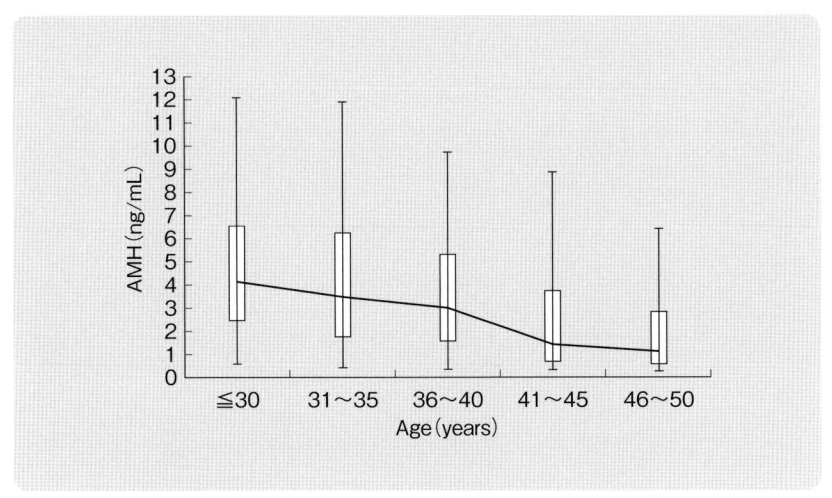

●図 1-5●血清 AMH 値の年齢別推移を示す（文献 9 から引用）
上から，97.5th percentile，75th percentile，中央値，25th percentile，2.5th percentile を示している．

値は有意に低いことが報告されている[11]．この理由として肥満自体が卵巣機能を低下させている可能性があるとしている．PCOS を合併した肥満婦人が含まれると，状況は変わってくる．両側卵巣切除した場合，3〜5 日で，血中 AMH は消失する[12]．化学療法，放射線療法は，胞状卵胞が減ってしまうので，治療後月経周期が回復しても AMH 値は低下してしまう[13]．過排卵刺激で FSH を投与していると，AMH を分泌する小卵胞は大きくなってしまい，AMH の分泌は低下していく[14]．

　AMH は PCOS や，顆粒膜細胞腫では増加する．月経周期では若干卵胞期で低いという変動はあるが，ほぼ安定しており，月経周期内の影響は考慮不要である[15]．しかし，実際異なる周期で測定してみると，変動が認められる場合がある．なお検体が溶血を起こしていると高値を示すので注意が必要である．経口避妊薬の内服については，経口避妊薬の投与で，小卵胞が減るのと同時に AMH 値も低下するという報告もあるが[16]，影響はないという報告もある[9]．不妊治療中の喫煙者では，血清 AMH 値は低い[17]．また，GnRH アゴニストの投与は AMH 値に影響しない．

　以上より，AMH は，月経周期の影響を受けずに，先行投与したホルモン

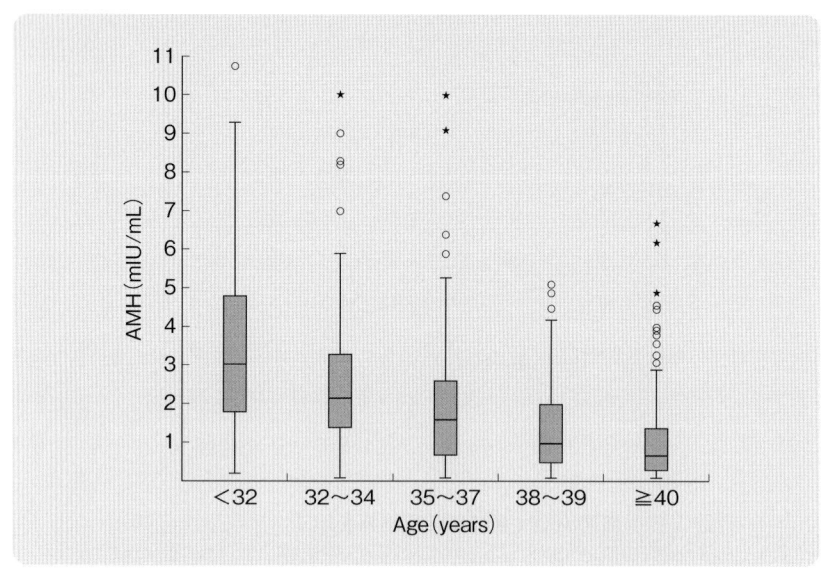

●図 1-6●FSH<12 mIU/mL, E_2≦80 pg/mL の不妊治療患者の血清 AMH 値の年齢別推移を示す（文献 10 から引用）
上から，97.5th percentile, 75th percentile, 中央値, 25th percentile, 2.5th percentile を示している．

剤の影響も受けず，単独で卵巣予備能を反映するので，卵巣予備能検査として，活用しやすい．

C AMH の臨床的活用法

　AMH の臨床的活用法について，表 1-9 に示す．一般不妊治療は，特に原因不明不妊症の場合はタイミング療法，人工授精（場合によっては，過排卵刺激による人工授精），ART へと，段階を経てステップアップしていくことが多い．1 つのステップの目安は 6 周期ぐらいである．高齢者になると，このステップを踏まずに，ステップアップせざるを得ない状況も少なくない．卵巣年齢を基準とした不妊症患者の治療法の選択とは，AMH 値が，年齢に比べて低い場合は，治療のステップアップを早めることも考慮しなければならない．不妊治療の終了については，AMH 値単独では，判断できない問題であり，治療結果，月経周期なども含めて総合的に判断し，カウンセリング

●表 1-9● AMH の臨床的活用法

```
1．卵巣予備能の評価
    ①卵巣年齢を基準とした不妊症患者の治療法の選択
    ②ART のおける個別卵巣刺激法の選択
    ③不妊治療の終了
    ④閉経前婦人における閉経予測
    ⑤抗がん剤，放射線療法前後のフォローアップ
    ⑥卵巣機能温存例の卵巣腫瘍手術のフォローアップ
2．PCOS の診断とフォローアップ
3．OHSS の予測
4．顆粒膜細胞由来腫瘍の診断とフォローアップ
```

していく必要がある．

D AMH と ART

　ART における AMH に関しては，多くの報告がなされている．Day 3 の baseline AMH は，AFC，採卵数と大きく関連があるとしている論文が多く[6,18]．ART における卵巣刺激の効果と関連があるパラメータは，血清 AMH 値と AFC である[19,20]．IVF の妊娠率とも関連するという報告もある[21]．一般に，AMH は，採卵数と関連があり，厳密に妊娠まで予測することは困難と考えられる[22]．

　血清 AMH 値が 1.1 ng/mL 未満の場合，IVF の妊娠例は認められないといった報告[7]や，poor responder を，採卵数 3 個以下と定義していることが多いが，poor responder の予測基準として cut off 値 8.1 pmol/L（1.134 ng/mL）[23]〜2.74 ng/mL 未満[20]をあげている報告があり，対象のバックグラウンドによって，若干値が異なるようである．自験例では，過排卵刺激の poor responder の予測基準は，14.2 pmol/L（2.35 ng/mL）であり，諸家の報告と大きく変わりはない．当院では，poor responder が予測される場合，原則過排卵刺激は行わず，クロミフェン周期を勧めている．0.1 ng/mL 未満（検出感度未満）の場合，キャンセル率が高くなる[24]．検出感度以下の状態でも，自験例でも妊娠例が認められており，血清 AMH が低値だからといって，治療の中止の基準とはならない．Yates ら[25]は，AMH 値に応じた個別卵巣刺激をすることで，従来の FSH 値を基準としたものより，妊娠率の上昇，

OHSS などの副作用が軽減したと報告している．すなわち，3 周期前の AMH 値が 2.2〜15.6 pmol/L の場合，GnRH アンタゴニスト周期で，hMG300 単位/日投与，AMH 値が 15.6〜28.6 pmol/L の場合，GnRH アゴニスト long 法で，hMG225 単位/日投与，AMH 値が 28.6 pmol/L 以上の場合，GnRH アンタゴニスト周期で，hMG150 単位/日投与である．

E　AMH と PCOS

　本邦における PCOS の診断基準は，①月経異常，②多嚢胞性卵巣，③血中男性ホルモン高値，または LH 基礎値高値かつ FSH 基礎値正常である．多嚢胞性卵巣は，超音波断層検査で両側卵巣に多数の小卵胞がみられ，少なくとも一方の卵巣で 2〜9 mm の小卵胞が 10 個以上存在するものとするとされている．PCOS では，直径 2〜5 mm の小卵胞の数と AMH 値が比例する[26]ので，AMH 値が高値となる．増加した AMH は，FSH の作用を増強するアロマターゼの産生を抑制し，dominant follicle の選択を抑制する．思春期の若年者では，正確な超音波診断ができないことと，ホルモン検査値に信頼性がおけないので，診断基準にはないが，AMH 値が PCOS の診断の補助となり得る．通常 PCOS 患者の AMH 値は，コントロールに比して 2〜3 倍高いといわれている．また PCOS 患者では年齢依存性の AMH 値の低下が，コントロールと比べて低い[27]．PCOS では，卵巣の加齢が遅いといえる．また，metformin などのインスリン感受性改善薬を投与すると，AMH 値も低下するので，PCOS の治療の指標にもなり得る[27]．また，laparoscopic ovarian diathermy（LOD）を卵巣に施行した場合も，AMH 値は低下し，その効果は 3〜6 カ月持続する[28]．卵巣刺激においては，特に PCOS の場合，GnRH アンタゴニストを使用し，hMG の投与量を少なくし，OHSS の発生に注意しなければならない．PCOS に限らず，Ocal ら[29]は，AMH 3.3 ng/mL を cut off 値として，これ以上は OHSS の発生頻度が高いとしている．自験例では，AMH 値 33.0 pmol/L（5.9 ng/mL）以上で，OHSS の頻度が高くなるので，新鮮胚移植はキャンセルして全胚凍結を勧めている．

F　AMH と子宮内膜症

　子宮内膜症は，挙児希望の女性の中でも比較的多い疾患であるが，卵巣の

子宮内膜症性嚢胞の存在自体や核出術 stripping によって，卵巣予備能が低下することが知られている．大きい子宮内膜症性嚢胞だけでなく，軽度の子宮内膜症が存在するだけでも，AMH 値が低下していく[30]．さらに核出術を施行された症例では，FSH が上昇する以前に，AMH 値がすでに低下しており，両側核出術を施行した症例のほうが，片側核出例より AMH 値の低下が著しい[31]．どんなに熟練者が核出術を行っても，AMH は低下する[32]ので，卵巣機能の温存を第一に考えて手術療法を行う場合，再発率は上昇するが，嚢胞壁焼灼，エタノール固定，吸引洗浄も考慮したほうがよい．挙児希望がある場合は，術前術後に AMH 値を測定しておくとよい．しかし，40 歳以降では，卵巣癌の発生率も上昇してくるので，注意が必要である．挙児希望女性の子宮内膜症性卵巣嚢胞の存在は，非常に悩ましき存在である．

■文献

1) Evers JL. Female subfertility. Lancet. 2002; 360(9327): 151-9.
2) Rajpert-De Meyts E, Jørgensen N, et al. Expression of anti-Müllerian hormone during normal and pathological gonadal development: association with differentiation of Sertoli and granulosa cells. J Clin Endocrinol Metab. 1999; 84(10): 3836-44.
3) Durlinger AL, Kramer P, Karels B, et al. Control of primordial follicle recruitment by anti-Müllerian hormone in the mouse ovary. Endocrinology. 1999; 140(12): 5789-96.
4) Visser JA, de Jong FH, Laven JS, et al. Anti-Müllerian hormone: a new marker for ovarian function. Reproduction. 2006; 131(1): 1-9.
5) La Marca A, Volpe A. Anti-Müllerian hormone (AMH) in female reproduction: is measurement of circulating AMH a useful tool? Clin Endocrinol (Oxf). 2006; 64(6): 603-10.
6) de Vet A, Laven JS, de Jong FH, et al. Antimüllerian hormone serum levels: a putative marker for ovarian aging. Fertil Steril. 2002; 77(2): 357-62.
7) Hazout A, Bouchard P, Seifer DB, et al. Serum antimüllerian hormone/müllerian-inhibiting substance appears to be a more discriminatory marker of assisted reproductive technology outcome than follicle-stimulating hormone, inhibin B, or estradiol. Fertil Steril. 2004; 82(5): 1323-9.
8) Georgopoulos NA, Saltamavros AD, Decavalas G, et al. Serum AMH,

FSH, and LH levels in PCOS. Fertil Steril. 2010; 93(3): e13.
9) La Marca A, Sighinolfi G, Giulini S, et al. Normal serum concentrations of anti-Müllerian hormone in women with regular menstrual cycles. Reprod Biomed Online. 2010; 21(4): 463-9.
10) Barad DH, Weghofer A, Gleicher N. Utility of age-specific serum anti-Müllerian hormone concentrations. Reprod Biomed Online. 2011; 22(3): 284-91.
11) Freeman EW, Gracia CR, Sammel MD, et al. Association of anti-müllerian hormone levels with obesity in late reproductive-age women. Fertil Steril. 2007; 87(1): 101-6.
12) La Marca A, De Leo V, Giulini S, et al. Anti-Müllerian hormone in premenopausal women and after spontaneous or surgically induced menopause. J Soc Gynecol Investig. 2005; 12(7): 545-8.
13) Lie Fong S, Lugtenburg PJ, Schipper I, et al. Anti-müllerian hormone as a marker of ovarian function in women after chemotherapy and radiotherapy for haematological malignancies. Hum Reprod. 2008; 23(3): 674-8.
14) Fanchin R, Louafi N, Méndez Lozano DH, et al. Per-follicle measurements indicate that anti-müllerian hormone secretion is modulated by the extent of follicular development and luteinization and may reflect qualitatively the ovarian follicular status. Fertil Steril. 2005; 84(1): 167-73.
15) Hehenkamp WJ, Looman CW, Themmen AP, et al. Anti-Müllerian hormone levels in the spontaneous menstrual cycle do not show substantial fluctuation. J Clin Endocrinol Metab. 2006; 91(10): 4057-63.
16) Panidis D, Georgopoulos NA, Piouka A, et al. The impact of oral contraceptives and metformin on anti-Müllerian hormone serum levels in women with polycystic ovary syndrome and biochemical hyperandrogenemia. Gynecol Endocrinol. 2011; 27(8): 587-92.
17) Freour T, Masson D, Mirallie S, et al. Active smoking compromises IVF outcome and affects ovarian reserve. Reprod Biomed Online. 2008; 16(1): 96-102.
18) van Rooij IA, Broekmans FJ, te Velde ER, et al. Serum anti-Müllerian hormone levels: a novel measure of ovarian reserve. Hum Reprod. 2002; 17(12): 3065-71.
19) Seifer DB, MacLaughlin DT, Christian BP, et al. Early follicular serum müllerian-inhibiting substance levels are associated with ovarian response during assisted reproductive technology cycles. Fertil Steril. 2002; 77(3): 468-71.

20) Tolikas A, Tsakos E, Gerou S, et al. Anti-Müllerian Hormone (AMH) levels in serum and follicular fluid as predictors of ovarian response in stimulated (IVF and ICSI) cycles. Hum Fertil (Camb). 2011; 14(4): 246-53.
21) Eldar-Geva T, Ben-Chetrit A, Spitz IM, et al. Dynamic assays of inhibin B, anti-Müllerian hormone and estradiol following FSH stimulation and ovarian ultrasonography as predictors of IVF outcome. Hum Reprod. 2005; 20(11): 3178-83.
22) Wang JG, Douglas NC, Nakhuda GS, et al. The association between anti-Müllerian hormone and IVF pregnancy outcomes is influenced by age. Reprod Biomed Online. 2010; 21(6): 757-61.
23) Tremellen KP, Kolo M, Gilmore A, et al. Anti-müllerian hormone as a marker of ovarian reserve. Aust N Z J Obstet Gynaecol. 2005; 45(1): 20-4.
24) Muttukrishna S, Suharjono H, McGarrigle H, et al. Iinhibin B and anti-Müllerian hormone: markers of ovarian response in IVF/ICSI patients? BJOG. 2004; 111(11): 1248-53.
25) Yates AP, Rustamov O, Roberts SA, et al. Anti-Müllerian hormone-tailored stimulation protocols improve outcomes whilst reducing adverse effects and costs of IVF. Hum Reprod. 2011; 26(9): 2353-62.
26) Pigny P, Merlen E, Robert Y, et al. Elevated serum level of anti-mullerian hormone in patients with polycystic ovary syndrome: relationship to the ovarian follicle excess and to the follicular arrest. J Clin Endocrinol Metab. 2003; 88(12): 5957-62.
27) Piltonen T, Morin-Papunen L, Koivunen R, et al. Serum anti-Müllerian hormone levels remain high until late reproductive age and decrease during metformin therapy in women with polycystic ovary syndrome. Hum Reprod. 2005; 20(7): 1820-6.
28) Amer SA, Li TC, Ledger WL. The value of measuring anti-Müllerian hormone in women with anovulatory polycystic ovary syndrome undergoing laparoscopic ovarian diathermy. Hum Reprod. 2009; 24(11): 2760-6.
29) Ocal P, Sahmay S, Cetin M, et al. Serum anti-Müllerian hormone and antral follicle count as predictive markers of OHSS in ART cycles. J Assist Reprod Genet. 2011; 28(12): 1197-203.
30) Lemos NA, Arbo E, Scalco R, et al. Decreased anti-Müllerian hormone and altered ovarian follicular cohort in infertile patients with mild/minimal endometriosis. Fertil Steril. 2008; 89(5): 1064-8.
31) Hwu YM, Wu FS, Li SH, et al. The impact of endometrioma and

laparoscopic cystectomy on serum anti-Müllerian hormone levels. Reprod Biol Endocrinol. 2011; 9: 80.
32) Biacchiardi CP, Piane LD, Camanni M, et al. Laparoscopic stripping of endometriomas negatively affects ovarian follicular reserve even if performed by experienced surgeons. Reprod Biomed Online. 2011; 23 (6): 740-6.

【笠井　剛】

3 PCOSの診療

【1】一般不妊治療―女性不妊症

多嚢胞性卵巣症候群 polycystic ovary syndrome（PCOS）は，その罹患率は欧米では生殖年齢婦人の5～8%[1]，日本では正式な統計調査の報告はないものの3%程度と推計されている．この疾患は月経異常や不妊などを呈する疾患として大切であることはもちろん，インスリン抵抗性の合併頻度が高くメタボリック症候群との関係が強く示唆される点でも留意を要する．実際医療費の面でも2005年の Azziz らの推計では，米国では年間 PCOS に関わる医療費は44億ドル，PCOS が関連する2型糖尿病だけでも17億ドルという巨額の医療費が PCOS に関連して費やされている[2]．この意味でも，PCOS を漏れなく診断し，適切な治療を実施することは，Women's Health の観点からもきわめて重要である．本稿では，PCOS の etiology，診断基準，治療法について概説する．

A PCOSの病態と診断基準について

1 PCOSの基幹徴候の悪循環

PCOS の病態を考えてみると，基幹徴候の高アンドロゲン，排卵障害，多嚢胞のうちでも，病態特異的な徴候は高アンドロゲンで，残る2つの基幹徴候はアンドロゲン過剰による二次的徴候として説明することも可能である[3]（図1-7）．PCO 形態形成についてみると，主卵胞は直径2～9 mm の胞状卵胞コホート（選択可能卵胞群）のなかから選ばれるが，この選択過程でアン

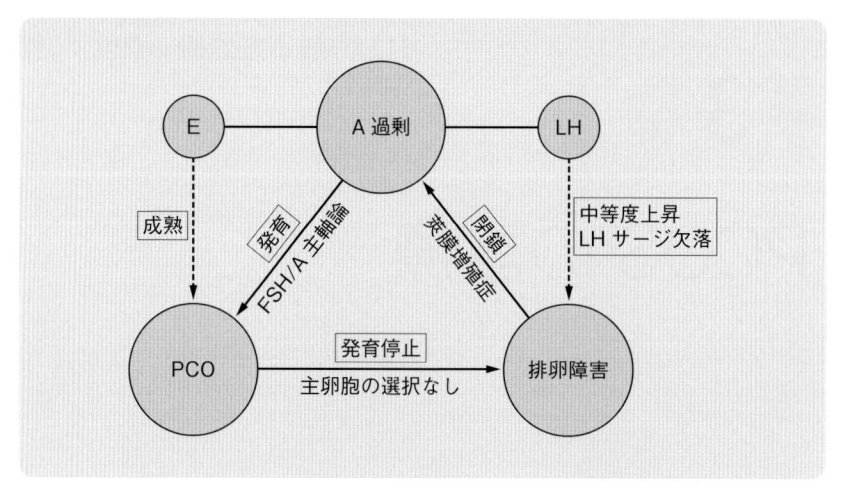

●図 1-7● アンドロゲン過剰を基幹徴候とした三大基幹徴候発現の悪循環
（文献 3 より）

ドロゲンが決定的に重要な役割をはたしていることが近年明らかとなってきた．卵胞に対してアンドロゲンは主卵胞選択時期を境として全く正反対の発育と閉鎖の 2 面的に働く．主卵胞選択以後は次席卵胞以下の卵胞閉鎖を促進するが，PCOS においてはアンドロゲンの 2 面作用が不明瞭となっている[4]．また従来の報告とは違ってアポトーシス抑制による抗閉鎖作用[5]の報告もある．このように PCOS では主卵胞の選択がうまくいかないので，選択された卵胞の成熟が進行しない．また末梢転換によってエストロゲンが生成されても，LH サージを誘発できるほど鋭い上昇ではないので当然排卵障害をもたらす．一旦排卵障害が起こると，閉鎖過程が一方的に進行し，莢膜細胞増殖症 hyperthecosis とよばれる部位をもった閉鎖卵胞から活発なアンドロゲン産生が行われるために，3 つの基幹徴候の間に悪循環が成立して病態がますます進行すると考えられる（図 1-7）．

2 診断基準の変遷と病態

　PCOS の概念のはじまりは，1935 年に Stein と Leventhal が，月経異常，多毛，肥満，両側卵巣腫大などの特徴的な症状を有した 7 症例を報告したのが最初とされている．組織学的には卵巣の白膜の肥厚を伴った多嚢胞性変化

●表1-10●ESHREとASRMの合同のPCOSに関するロッテルダムでのコンセンサス会議（文献7より）

PCOSの改訂された診断基準
1990年の診断基準（1と2の両方が必須） 1．慢性的無排卵 2．臨床的あるいは生化学的な高アンドロゲン徴候，ただし他の病因によるものは除外する 2003年に改訂された診断基準（3つのうち2つを満たせばよい） 1．希発排卵または無排卵 2．臨床的あるいは生化学的な高アンドロゲン徴候 3．多嚢胞 　　ただし他の病因によるもの（先天性副腎過形成，アンドロゲン産生腫瘍，クッシング症候群）は除外する

を伴っていた．これらの症例は卵巣の楔状切除により全例の排卵が回復したと報告した[6]．ただこの症例全てが，表現型の一致した症例ではなかった．その後，この症候群は時代とともにその意味する内容が変化してきている．それは診断基準の変遷へと繋がっている．

欧米の診断基準として1990年のNational Institutes of Health（NIH）のNational Institutes of Child Health and Human Development（NICHD）NIH/NICHDのクライテリアは，「排卵障害」と「高アンドロゲン血症（総テストステロン高値または遊離テストステロン高値）または臨床的高アンドロゲン状態（多毛，ニキビ，男性型脱毛など）」の両方が揃ったものをPCOSとした（表1-10）．結局これは高アンドロゲンによる排卵障害症例を診断することを目的としたものということになる．

その後，2003年には欧州ヒト生殖学会（ESHRE）と米国生殖医学会（ASRM）が合同でロッテルダムで作成した（The Rotterdam ESHRE/ASRM-sponsored PCOS consensus workshop group）Rotterdamのクライテリアが発表されて今日に至っている[7]．Rotterdamの基準では，NIH/NICHDの基準の他に新たに，①「排卵障害がない」が，臨床的，生化学的高アンドロゲン状態があり，多嚢胞がある症例，②「臨床的，生化学的高アンドロゲン状態がない」が，多嚢胞と排卵障害がある症例の2つのタイプの症

例が新たに PCOS に加わったことになる（表 1-10）．ただ，この診断基準に関して高アンドロゲンを必須とするアメリカ学派と多嚢胞 PCO にも重きを置くヨーロッパ学派で 2006 年に JCEM 状で大論争になった経緯があり，一枚岩ではなかった．このように診断基準は時代によって，地域によって未だに変化しつつある．後述する日本の診断基準よりも Rotterdam の基準を満たす対象が明らかに広いので，実臨床では Rotterdam の基準でしか PCOS に入らない症例に関しても OHSS に対する注意喚起などの意味では利用される場合がある．

　本邦では日本産科婦人科学会生殖内分泌委員会は，1993 年に診断基準を作成した[8]．この中では 1990 年の NIH/NICHD の診断基準に含まれている臨床的，生化学的高アンドロゲン状態 hyperandrogenism は，日本では頻度が低いため参考項目とされた．また，必須項目には LH の基礎分泌高値が入っているが，これは欧米の基準には入っていない．LH 高値は PCOS の特徴の 1 つであるが，肥満すると LH が低下することが知られており，肥満の多い欧米の婦人にはそぐわないことも理由の 1 つと思われる．この 1993 年の基準は，日本人に適した診断基準として，長年にわたって臨床上診断・治療に大きく貢献してきた．ただ，一方，欧米の基準では PCOS と診断される「肥満があるため LH が高くなくはないが，高アンドロゲン状態の症例」は，日本では診断基準から長い間除外されてしまっていたことになる．

　近年 PCOS がインスリン抵抗性を合併する頻度が高いことが判明し，そのスクリーニングに役立つ診断基準作成が目的の 1 つされ，メタボリック症候群への配慮が必要になった．加えて国際基準との整合性をとる必要性も出てきた．そのため「本邦における多嚢胞性卵巣症候群の新しい診断基準の設定に関する小委員会」（小委員長：苛原　稔）が設置され，全国アンケート調査を含めて 2005 年から 2 年間にわたり検討された（生殖・内分泌委員会，委員長：水沼英樹）[9]．このとき判明したことの 1 つに，PCOS ないし PCOS 疑い症例における肥満症例（BMI が 25 以上）は全体の 1/4 であったことであり，日本では非肥満タイプの PCOS が多いことが確認された．また，高血圧，糖尿病，高脂血症の合併頻度が 3〜4％であることがこのアンケートでわかった．このことは，調査時点では肥満症例の大半はまだメタボリック症候群に至っていないことを示していた．このアンケート調査を参考に表 1-11 に示

●表 1-11● 多嚢胞性卵巣症候群の新診断基準
(日本産科婦人科学会　生殖・内分泌委員会,2007)(文献9より)

以下の1〜3の全てを満たす場合を多嚢胞性卵巣症候群とする
1.月経異常
2.多嚢胞卵巣
3.血中男性ホルモン高値　または　LH基礎値高値　かつ　FSH正常

注1) 月経異常は,無月経,希発月経,無排卵周期の何れかとする.
注2) 多嚢胞卵巣は,超音波断層検査で両側卵巣に多数の小卵胞がみられ,少なくとも一方の卵巣で2〜9mmの小卵胞が10個以上存在するものとする.
注3) 内分泌検査は,排卵誘発薬や女性ホルモン薬を投与していない時期に,1cm以上の卵胞が存在しないことを確認の上で行う.また,月経または消退出血から10日目までの時期は高LHの検出率が低いことに留意する.
注4) 男性ホルモン高値は,テストステロン,遊離テストステロン,またはアンドロステンジオンのいずれかを用い,各測定系の正常範囲上限を超えるものとする.
注5) LH高値の判定は,スパック-Sによる測定の場合はLH≧7 mIU/mL(正常女性の平均値+1×標準偏差)かつLH≧FSHとし,かつ肥満例(BMI≧25)ではLH≧FSHのみでも可とする.
その他の測定系による場合は,スパック-Sとの相関を考慮して判定する.
注6) クッシング症候群,副腎酵素異常,体重減少性無月経の回復期など,本症候群と類似の病態を示すものを除外する.

す2007年の診断基準が制定された.この診断基準では,①月経異常,②多嚢胞卵巣,③血中男性ホルモン高値またはLH基礎値高値かつFSH基礎値正常の全てを満たす場合を多嚢胞性卵巣症候群とするとなっている[9](表1-11).

日本人のPCOSの病態を知る上で,アンケート調査で興味深かったのは,実際にアンドロゲン高値がみられたのは,最もよく測定されていた「総テストステロン」で,15%前後とそれほど多くはなかった点である.次に測定されることが多かった副腎性アンドロゲンであるDHEAS(dehydroepiandrosterone sulfate)でも,高値の症例は13%に留まっていた.総テストステロンの1/5の症例にしか測定されていなかったが,「遊離テストステロン」と「アンドロステンジオン」では測定した約65%の症例で高値を示していた.

2007年の基準で高アンドロゲン血症を採用した理由の1つとして,インスリン抵抗性との関係をあげている.このアンケート調査ではインスリン抵抗性の指標であるHOMA-IRが2.5以上の症例では,総テストステロン高値

の症例は25％，アンドロステンジオン高値は71.4％で，HOMA-IRが1.6以下の正常グループよりも明らかに多かった．ただ遊離テストステロン高値は26.7％とHOMA-IRが1.6以下のグループの76.1％の半分以下だったことも報告されている．なおこの結果は，アンケートの時点ではインスリン抵抗性を調べている施設はまだ全体の1/4で，遊離テストステロンの測定施設も必ずしも多くなかったことに起因しているのかもしれない．またHOMA-IRによるインスリン抵抗性の基準値は1.73以上とする場合もあるので，もしこれを採用していればさらにインスリン抵抗性の合併頻度がさらに高くなったと思われる．

2007年のPCOSの診断基準で特筆すべきはアンドロゲンによる診断で漏れた症例を高LHでPCOS症例を拾い上げることが可能となったことである．以上のように2007年の基準は，実臨床での使いやすさを重視し，日本人に適した診断基準でありながら国際的にも通用する基準となっている．

B PCOSの特異的治療としてのインスリン抵抗性改善薬とIVMについて

PCOSの治療の対象となる基本徴候は，排卵障害/月経不順であるから，第一選択はクロミフェン投与で，無効の場合はゴナドトロピン療法へと進む．この意味では視床下部性排卵障害と変わりはない．ただPCOSに特徴的な治療法として，図1-8にあるように日本産科婦人科学会では「肥満の場合は減量，クロミフェン無効の場合は卵巣多孔術，あるいはゴナドトロピン療法の場合にはOHSSを起こしやすいため，pure FSHを使用する」ことを勧めている．またその投与法の工夫としてFSHの低用量漸増法をあげている[10]．さらには近年一般化してきたインスリン抵抗性改善薬の使用を勧め，PCOSに特異的なARTというべきIVMにも触れているので以下に概説する．

1 インスリン抵抗性改善薬について

治療指針として報告されているものではESHRE/ASRMでは2007年の"Consensus on infertility treatment"ではPCOSのうちで耐糖能異常を合併する症例に限ってメトフォルミンを使用することになっている[11]．一方日本産科婦人科学会では，2008年の生殖内分泌学会の治療指針では[12]「クロミ

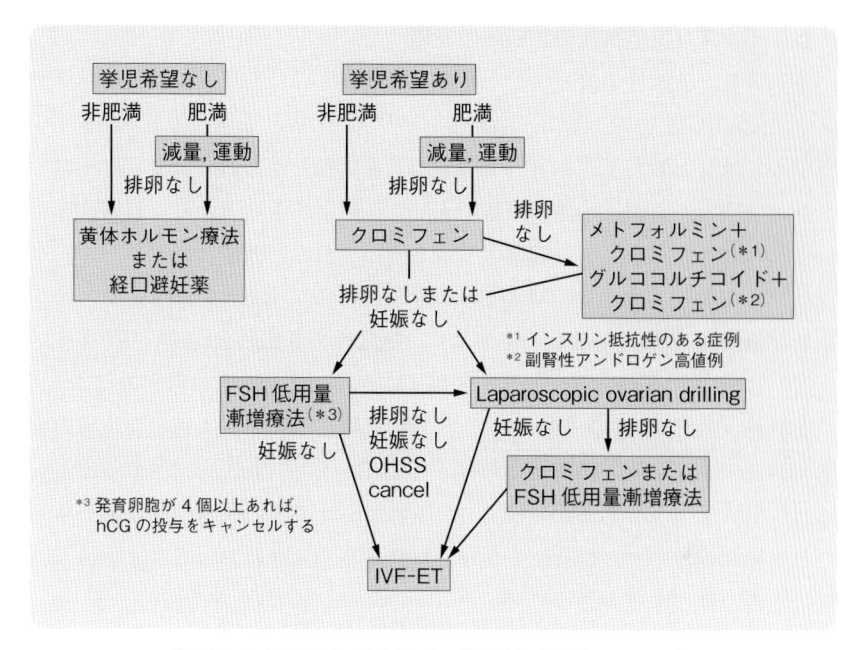

●図1-8●PCOS排卵障害の治療法（文献12より）

フェン抵抗性に対して，肥満，耐糖能異常，インスリン抵抗性のある場合にメトフォルミンを併用」（図1-8）とより具体的に書かれているのでわかりやすい．共通しているのは，PCOSに対する排卵誘発の第一選択としてはクロミフェン投与から始めることで，それが妥当であろう．

a）PCOS治療におけるメトフォルミンの国際的評価の現況

メトフォルミンに関しては数多くの報告があるが，2010年のCochrane Database Systemic Review[13]によると，①排卵率と妊娠率に関して，メトフォルミン単独とプラセボの比較，クロミフェンとクロミフェンとメトフォルミンの併用は，いずれもメトフォルミンを使用したほうが有意に高いと分析している．②ただ，生産率は，メトフォルミン単独とプラセボ，メトフォルミンとクロミフェンの併用とクロミフェン単独との比較では有意差はないとしている．③消化器症状は多いが，深刻な副作用はない．結論として生産率の改善がないことから，メトフォルミンの使用は限定されるとしている．

b）インスリン抵抗性の診断法の実際

インスリン抵抗性の診断法としてあげられるものは，①グルコース・クランプ法，②HOMA-IR，③75gOGTT，④グルコース／インスリン比（G/I），⑤血中インスリン値などがある．この中で最も信頼性があるのはグルコース・クランプ法であるが，手技が煩雑で入院も必要とすることから，日常臨床ではほとんど行われない．日常臨床で最も使用される診断法はグルコース・クランプ法と相関があるHOMA-IRである．HOMA-IR＝空腹時血糖×インスリン値/405と計算するが，インスリン抵抗性の基準はHOMA-IR＞1.73，＞2.0，＞2.5などがある．どれを使用するかには医師個人の考え方による．

なおPCOSとHOMA-IRに関して2007年の日本産科婦人科学会生殖内分泌委員会のアンケート調査によれば，HOMA-IR≧2.5が32.8％でHOMA-IR≦1.6が50.1％であるが，HOMA-IR≧2.5のうち21.6％が非肥満であったと興味深いデータが得られており，非肥満のPCOSにおいてもインスリン抵抗性の合併に注意が必要である．

c）日本で使用可能なインスリン抵抗性改善薬

日本で投与可能なインスリン抵抗性改善薬にはビグアナイド系のメトフォルミンとチアゾリジン系のピオグリタゾンがある．ただ，PCOSに限って言えば，国内外において，圧倒的にメトフォルミンの使用が多く，ピオグリタゾンの使用は今のところ限定的である．これは，メトフォルミンが妊婦への投与に関してFDAのカテゴリー（B）であるのに対し，ピオグリタゾンはカテゴリー（C）であることも一因である．したがってメトフォルミンのほうは，妊娠中の継続の報告も少なくない．

メトフォルミンの薬理作用は肝臓での糖新生の抑制，末梢組織での糖利用の促進，腸管での糖吸収の抑制があげられている．一方ピオグリタゾンは大型化した脂肪細胞の減少，小型脂肪細胞の増加，脂肪酸の取り込みの増強，またアディポサイトカインの変化としてadiponectinの増加，resitinの減少，TNFαの低下作用がある．副作用としては，メトフォルミンの場合消化器系の副作用が約4％の頻度で認められる．稀な重大な副作用として乳酸アシドーシスが報告されているが，年間10万人あたり3～4人で，1～3g/日の投与ではそのリスクは上昇しないという．妊娠初期投与に関するメタ解析の結果は，先天奇形との関連はなかった[14]．一方ピオグリタゾンはFDAのカテ

ゴリー (C) であり，その使用は限定される．われわれは，ピオグリタゾン投与は基礎体温上高温相の 2 週までとしており，月経がくればそのまま継続している．副作用として比較的多いのは浮腫であるが，当科ではこれまで 200 例以上に投与しているが，4〜5 例である．また副作用には男女差があるようで，女性では男性のような重大な副作用は報告されていない[15]．

メトフォルミンの投与法は，海外の報告とは異なり，本邦では副作用の軽減のため最初の 2 週間は 500 mg/日を投与し，その後 750 mg/日まで増量する方法が広く行われている．メトフォルミンの効果として，Velazquez らはインスリン抵抗性の改善，血中アンドロゲンの低下，フリーアンドロゲン・インデックスの低下，体重減少，月経の回復，排卵の回復などを初めて報告している[16]．

当科でのピオグリタゾンの投与方法は，7.5 mg/日を基本としている．これは通常量の半分であるが，糖尿病ではないためか，この量で大半の症例に有効である．ただ，体重が 80 kg 以上でマーカーの下がりが悪い場合は，15 mg/日に増量した例もあるが，インスリン抵抗性合併の PCOS の場合は，この量が投与量の上限と考えている．効果としては，当科での経験では，インスリン抵抗性の改善はもちろん，テストステロンの低下，アンドロステンジオンの低下をはじめインスリン感受性アディポサイトカインであるアディポネクチンの有意な増加作用など，複合効果として排卵の回復が認められた[15]．

hMG (FSH) 投与症例に対するメトフォルミンの併用効果について，メタ解析で，ゴナドトロピン単独よりも，メトフォルミンを併用したほうが妊娠率が上昇し，OHSS の発症率が低下する．ただ生産率には変化がなかったという報告もある[17]．

d）流産防止，GDM に対するメトフォルミンの効果

17 の RCT 研究のメタ解析ではクロミフェンにメトフォルミンを併用しても流産予防効果はないと否定的である[18]．GDM に対して大規模 RCT: metformin in gestational diabetes trial (MiG) では，新生児合併症，母体血糖，母体高血圧，産褥耐糖能において，メトフォルミンとインスリン治療に効果の差はないが，メトフォルミンのほうが母体の受け入れは良好であった．ただ，メトフォルミン投与例の半数はインスリンの追加投与を要し，早産率もメトフォルミンが 12.1% でインスリン投与例で 7.6%[19] であった．

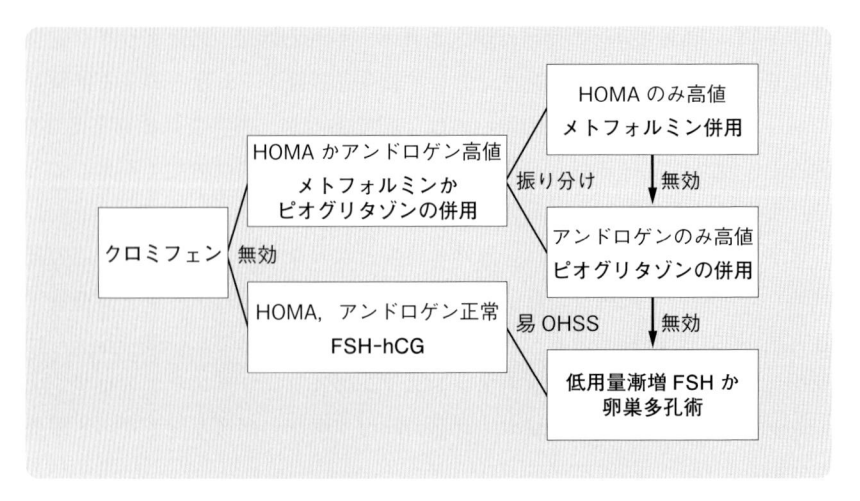

●図 1-9●インスリン抵抗性，アンドロゲン値による治療法の選択（案）

e）ピオグリタゾン投与とメトフォルミン投与の比較

最新のメタ解析では，PCOS にチアゾリジン誘導体（チアゾリネジオン，ロシグリタゾン，ピオグリタゾン）を投与するとメトフォルミンよりも遊離テストステロン，DHEA が有意に低下した．ただ排卵率，アンドロステンジオン，LH，FSH，に関してはメトフォルミンの効果を明らかな差はなかった[20]．これはメトフォルミンとチアゾリジン誘導体の効果はほぼ同等ともいえるが，男性ホルモンに関しては後者のほうがより強力と解釈できる．

以上より生殖内分泌委員会のプロトコールを若干改変すると図 1-9（私案）のようになる．

ただ，メトフォルミンもピオグリタゾンも PCOS そのものに対しては保険適応になっていないため，IRB を通すことや投与に当たっては充分な説明と同意が必要である．

2　IVM について

日本産科婦人科学会生殖・内分泌委員会は，PCOS 排卵誘発法として ART の際の一手段として IVM（in vitro maturation）の発展を期待している．IVM を不妊治療として PCOS に応用し，妊娠に成功したのは 1994 年の Trounson らが最初である[21]．日本では福田らが初めての 1999 年の妊娠成功

例を報告し[22]，翌年には IVM 胚の凍結融解胚を移植して妊娠に成功している．

PCOS では小卵胞が多数あり，ゴナドトロピンによる排卵誘発で卵巣過剰刺激症候群 OHSS が起こりやすいことから，IVM の適応としている．臨床成績は経験をつんだ限られた施設では通常の IVF-ET に匹敵する治療成績に達したとの報告もあるが，一般の不妊クリニックに広く広まっているとはいいがたい．ただ有用な治療法であることに違いはないので以下に IVM の概略を述べる．

a）IVM に適した未熟卵と採卵法

卵巣での一次卵胞からの排卵までの 85 日間の成長過程で，IVM のために採卵する卵は Gougeon の分類の class 7（GV 卵）に相当するものを使用する[23]．同じ未熟卵でも通常の COH（controlled ovarian hyperstimulation）でたまたま得られた未熟卵は，時期的には異常卵の範疇に入り，染色体異常も多く[24]，IVM には使用しない．

採卵手順は，吉田の論文によれば[25]，月経周期 7 日目頃より超音波でモニターし，主席卵胞径が 14 mm に達する前に，卵胞径が 8〜10 mm の卵胞が 2 個以上確認できた時に採卵をする．この場合，Day 7 以降に少量の FSH を投与することもある．採卵の 36 時間前には hCG を 10,000 単位投与する．これは卵の成熟率を上昇させ，成熟速度を早めるためである[26]．採卵針は，17 G と 19 G を組み合わせた double needle（IVF Osaka needle）を用いている[27]（図 1-10）．採卵の吸引圧は，150〜200 mmHg で，高すぎる場合の卵の質の低下が懸念されている．

b）未熟卵の培養

上述の論文[25]によれば，培養の基本は，顆粒膜細胞と一緒に卵子を成熟培養液で培養する．成熟培養液は TCM199 に FSH および hCG を添加し，さらに 20％の患者血清を添加する．26 時間培養後，卵丘細胞を除去し，卵の成熟度をチェックし，第一極体を確認できた成熟卵に ICSI を施行する．24 時間後の前核の確認，以後培養を続け，分割卵の移植か胚盤胞移植にするなど，通常の IVF と同様の操作に入る．また，黄体ホルモンの補充や，凍結保存した際の処置も通常と同様である．

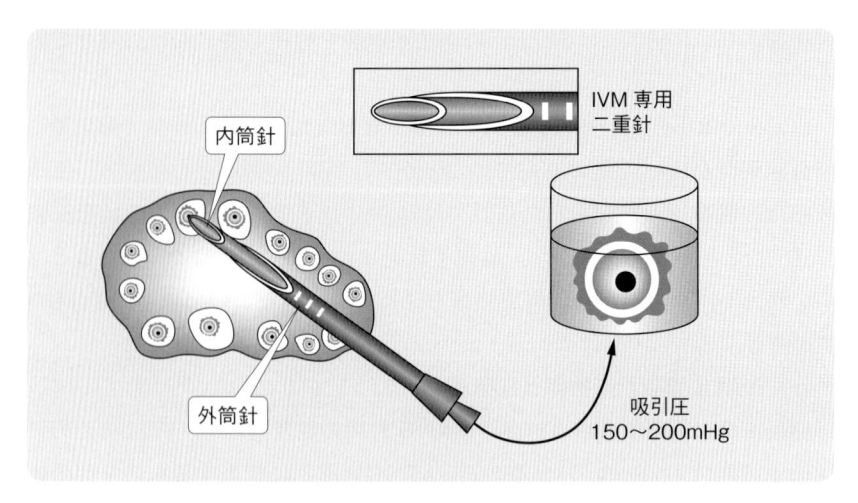

●図 1-10●IVM-IVF 用特殊二重採卵針（文献 26 より）

c）治療成績と問題点

　日本での主要施設での胚移植当たりの妊娠率は，IVF 大阪クリニック 45.1％[27]，セント・ルカ 34.8％[28]，吉田レディースクリニック 29.6％[25]と通常の IVF と比較しても高成績である．

　ただ，一般的にこのようなレベルに達しているわけではなく，橘らのまとめによると諸外国でも妊娠率 22～34％，生産率 13～29％と高くはない[29]．その理由として未熟卵の培養では多核などの核の異常や[30]，細胞質と核の成長の差が指摘されている[31]．また流産率が高いという報告もある[32]．しかし，生まれた児に関しては通常の異常発生率と変わりがない[33]と報告されている．これまでのエピジェネティクス的異常も今のところ問題はないという[34]．ただ一方で発展を期待しつつも，まだ発展途上とされている[12,29]．

　IVF に比べて圧倒的に実施されている症例数は少なく，未知の部分も多々あり，胚あるいは児の安全性も含めて今後のデータの蓄積が待たれる．

むすび

　以上のように PCOS は頻度が高く重要な疾患でありながら，病態が必ずしも画一でないことからその診断基準も変遷してきた歴史がある．ただメタボリック・シンドロームのハイリスクグループであることが判明していること

から，その重要性は生殖内分泌領域に留まらない．排卵誘発などの治療は，通常は視床下部性排卵障害に準ずるが，OHSS を発生しやすいなど得意な反応を示すため，ゴナドトロピン療法の際は注意を要するし，またインスリン抵抗性改善薬が奏効する場合も多い特徴がある．ART の領域では IVM の最もよい適応疾患である．PCOS にはこれらを留意して対応すべきである．

■文献

1) Knochenhauer ES, Key TJ, Kahsar-Miller M, et al. Prevalence of the polycystic ovary syndrome in unselected black and white women of the southeastern United States: a prospective study. J Clin Endocrinol Metab 1988; 83: 3078-82.
2) Azziz R, Marin C, Lalima H, et al. Health care-related economic burden of the polycystic ovary syndrome during the reproductive life span. J Clin Endocrinol Metab. 2005; 90: 4650-8.
3) 遠藤俊明, 斉藤　豪, 森　崇英. PCOS の発生病理に関するアンドロゲン暴露説. In: 森　崇英, 編. 卵子学. 京都: 京大出版会; 2011. p. 996-1012.
4) 森　崇英. 卵胞発育におけるアンドロゲンの意義-FSH/アンドロゲン主軸論. Hormone Frontier in Gynecology. 2011; 16: 76-86.
5) Orisaka M, Orisaka S, Jiang JY, et al. Growth differentiation factor 9 is antiapoptotic during follicular development from preantral to early antral stage. Mol Endocrinol. 2006; 20: 2456-68.
6) Stein I, Leventhal M. Amenorrhea associated with bilateral polycystic ovaries. Am J Obstet Gynecol. 1935; 29: 181-91.
7) Rotterdam ESHRE/ASRM-sponsored PCOS Consensus Workshop Group. 2004 Revised 2003 consensus on diagnostic criteria and long-term health risks related to polycystic ovary syndrome (PCOS). Hum Reprod. 2004; 19: 41-7.
8) 日産婦生殖内分泌委員会報告（杉本　修, 青野敏博, 他）. 本邦における多囊胞性卵巣症候群の診断の基準設定に関する小委員会（平成 2 年～平成 4 年度）検討結果報告. 日産婦誌. 1993; 45: 1359-67.
9) 日産婦生殖内分泌委員会報告（水沼英樹, 苛原　稔, 久具宏司, 堂地　勉, 藤井俊策, 松崎利也）. 本邦における多囊胞性卵巣症候群の診断の基準設定に関する小委員会（平成 17 年～平成 18 年度）検討結果報告. 日産婦誌. 2007; 59: 868-86.
10) 松崎利也, 岩佐　武, 木内理世, 他. 不妊診療のすべて：わたしはこうしている　新しい排卵誘発法. 産婦人科治療. 2011; 102: 753-60.
11) Thessaloniki ESHRE/ASRM-Sponsored PCOS Consensus Wokeshop

Group. Consensus on infertility treatment related to polycystic ovary syndrome. Fertil Steril. 2008; 89: 505-22.
12) 平成 19 年度日産婦生殖内分泌委員会報告（久保田俊郎, 苛原　稔, 小辻文和, 原田　省, 藤原敏博, 松崎利也）. PCOS 排卵障害の治療法. 日産婦誌. 2008; 60: 1216-17.
13) Tang T, Lord JM, Norman RT, et al. Insulin-sensitaizing drugs (metformin, rosiglitazone, pioglitazone, D-chiro-inositol) for women with polycystic ovary syndrome, oligoamenorrhea and subfertility. Cochrane Database Systemic Review. 2010; 20(1): CD003053.
14) Boomsma CM, Fauser BC, Macklon NS. Pregnancy complications in women with polycystic ovary syndrome. Semin Reprod Med. 2008; 26: 72-84.
15) 遠藤俊明. インスリン抵抗性改善薬の使い方. 日産婦誌. 2012; 64: 62-7.
16) Velazquez EM, Mendoza S, Hamer T, et al. Metformin therapy in polycystic ovary syndrome reduces hyperinsulinemia, insulin resistance, hyperandrogenemia, and systolic blood pressure, while facititating nomal menses and pregnancy. Metabolism. 1994; 43: 647-54.
17) Moll E, vander Veen F, vanWely M. The role of metformin in polycystic ovary syndrome: a systematic review. Hum Reprod Update. 2007; 13: 527-37.
18) Palomba S, Falbo A, Orio F Jr, et al. Effect of preconceptional metformin on abortion risk in polycystic ovary syndrome: a systematic review and meta-analysis of randomized controlled trials. Fertil Steril. 2009; 92: 1646-58.
19) Rowan JA, Hague WM, Gao W, et al. MiG Trial Investigators. Metformin versus insulin for the treatment of gestational diabetes. N Engl J Med. 2008; 358: 2003-15.
20) Li XJ, Yu YX, Liu CQ, et al. Metformin vs thazolidinediones for treatment of clinical, hormonal and metabolic characteristics of polycystic ovary syndrome: a meta-analysis. Clin Endocrinol (OxF). 2011; 74: 332-9.
21) Trounson A, Wood C, Kausche A, et al. In vitro maturation and the fertilization and developmental competence of oocyte recovered from unstimulated polycystic patients. Fertil Steril. 1994; 62: 353-62.
22) 福田愛作, 森本義晴. 未熟卵体外成熟顕微授精胚の凍結融解胚移植による妊娠例. 産婦の実際. 2001; 50: 1871-6.
23) Gougeon A. Dynamics follicular growth in the human: a model from preliminary results. Hum Reprod. 1986; 2: 81-7.
24) Emery BR, Wilcox AL, Aoki VW, et al. In vitro oocyte maturation and

subsequent delayed fertilization is associated with increased embryo aneuproidy. Fertil Steril. 2005; 84: 1027-29.
25) 吉田仁秋. IVM（未成熟卵子体外培養による体外受精）の実際. 産婦の実際. 2009; 58: 1895-902.
26) Chian RC, Buckett WM, Too LL, et al. Pregnancies resulted from in vitro matured oocytes retrieved from patients with polycystic ovary syndrome after priming with human chorionic gonadotropin. Fertil Steril. 1999; 72: 639-42.
27) 福田愛作. in vitro maturation（IVM）法. 東京: 医歯薬出版; 2010. p. 134-9.
28) 宇都宮隆史. IVM の現状と将来. 産と婦. 2011; 79: 981-6.
29) 橘 直之, 柴原浩章, 菊池久美子, 他. ゴナドトロピン療法に抵抗性の PCOS 患者に IVM を行い, 流産の転帰をとった 1 症例. 産婦の実際. 2008; 57: 2053-9.
30) Nogueira D, Staessen C, Van de Velde H, et al. Nuclear status and cytogenetis of embryos derived from in vitro-matured oocyte. Fertil Steril. 2000; 74: 295-8.
31) Combelles CM, Cekleniak NA, Racowsky C, et al. Assessment of nuclear and cytoplasmic maturation in-vitro matured human oocytes. Hum Reprod. 2002; 17: 1006-16.
32) Buckett WM, Chian RC, Dean NL, et al. Pregnancy loss in pregnancies conceived after in vitro oocyte maturation, conventional in vitro fertilization, and intracytoplasmic sperm injection. Fertil Steril. 2007; 90: 546-50.
33) Buckett WM, Chian RC, Holzer H, et al. Obstetric outcomes and congenital abnormalities after in vitro maturation, in vitro fertilization, and intracytoplasmic sperm injection. Obstet Gynecol. 2007; 110: 885-91.
34) de Mouzon JD, Goossens V, Bhattachrya S, et al. Assisted reproductive technology in Europe, 2004: results generated from European registers by ESHRE. Hum Reprod. 2010; 25: 1851-62.

【遠藤俊明・馬場　剛・齋藤　豪】

【1】一般不妊治療―女性不妊症

4 鏡視下手術

　不妊症治療における腹腔鏡検査は，クラミジア性癒着や子宮内膜症などの骨盤内病変の診断のための有用な検査であることは疑う余地はない．また，子宮鏡検査も不妊症患者の子宮内腔病変の確定に有用である．これらの鏡視下検査は，一般不妊治療において妊娠にいたらない場合に精密検査として施行されるのみではなく，診断に引き続き癒着剥離や病巣除去などの外科的治療が可能であることから，病変を疑われる症例にはよく施行されている．しかしながら，最近の生殖補助医療の進歩に伴い，不妊診療における鏡視下手術の位置づけに変化が認められるように思われる．そこで本稿では，まず不妊症における腹腔内の癒着性病変と子宮内腔病変に対する鏡視下手術について概説した後，子宮，卵管，腹膜因子による不妊症患者における鏡視下手術と体外受精による治療を比較し，鏡視下手術の位置づけについて再考したい．

A 腹腔内癒着病変に対する鏡視下手術

1 癒着性病変の発生機序

　癒着性病変は，感染，子宮内膜症などにより形成される．感染は主に性交時などにより侵入した微生物が上向性に広がり附属器さらには骨盤腔内に達することによる．起炎菌として古くから淋菌が知られているが，現在は，大腸菌，クラミジアによるものが多い[1]．感染が発生した場合に抗生物質投与により保存的治療が可能なことが多いが，その過程で炎症を生じ卵管内や卵

管開口部周辺に癒着が生じてしまう[2]. 一方，子宮内膜症は，子宮内膜あるいはその類似細胞が，骨盤腹膜などに着床，増殖したものであるが，種々の程度で炎症をきたすことや子宮内膜症細胞接着分子の分泌により，子宮内膜症の存在部位およびその周辺に癒着をきたす．これらにより形成された癒着は，薬物療法では改善されず，外科的な癒着剥離術などが必要となる．

2 癒着により不妊症をきたす機序

妊娠成立のためには，排卵された卵子が卵管采にとらえられ卵管内を輸送される必要がある．卵巣に癒着が生じると卵管采との位置関係が悪くなり卵管采の卵子捕捉が障害される．また癒着により卵巣からの卵子排出，すなわち排卵自体が障害されることもある．卵管に癒着が生じると卵管采の卵子捕捉や卵管内の卵子輸送が障害されるものと考えられる．以上のようなことから癒着による不妊症となる機序として第一に卵子の子宮内への運搬が障害されることが考えられる．また，高度の癒着が生じると卵巣，卵管への血流が障害され機能低下が生じることや治療中の薬物の卵巣への流入が障害されることが考えられる．実際，体外受精において癒着の程度と回収卵胞液中/血清中のhCG濃度比に負の相関があることが報告されている．すなわち投与されたhCGが，卵巣内に充分に到達していないことを表している[3]．このことから癒着に伴う血流障害により，内因性および外因性のゴナドトロピンの卵巣への到達量の低下を招くことが示唆される．さらに癒着の原因が感染や子宮内膜症であった場合には卵巣周辺にエンドトキシンや各種炎症性サイトカインが貯留することとなりこれらが卵巣機能，卵子の質，着床機構などに影響を与える可能性がある．子宮内膜症は，種々のサイトカインを産生することが知られているが，癒着によりこれらのサイトカインのクリアランスが障害され卵巣周囲に停滞する可能性がある．また，感染性癒着である場合，癒着により腹腔内，卵管内にエンドトキシンやサイトカインが貯留し卵巣，卵母細胞に悪影響を与える．さらにこれらは子宮内に逆流し，子宮内膜分化に影響し着床障害を起こすことも考えられる．

以上のように癒着は，単に機械的，物理的な卵子捕捉の障害にとどまらず，2次的に卵巣の血流障害や生殖器内・周辺のサイトカインなどの貯留の原因となることを理解する必要がある．これらの2次的影響は体外受精における

治療成績にも影響を与えると考えられ，後に述べるように鏡視下手術の施行を考える重要な要素となると思われる．

3 鏡視下手術の実際

　鏡視下に骨盤内の癒着の正確な観察が可能である．しかしながら，癒着と不妊との関連性を定量化することは困難であると考えられる．実際，AFS（ASRM）の癒着スコアは，癒着評価の代表的なスコアリングと考えられているが[4]，これは附属器の癒着の評価に客観性があり有用であるものの妊娠予後との関連性については明らかとなっていない．そのためこの癒着スコアの改善を指標として癒着剥離を行うことには意味がないように考えられる．このようなことから現段階では，物理的に卵管采が卵子を捕捉しやすい状態とすることを第一に考え手術を施行せざるを得ない．すなわち卵巣と卵管采との位置関係の矯正と卵管采の状態改善である．さらに卵巣の血流が障害されるような血流路の屈曲やサイトカインが貯留すると思われる閉鎖腔が存在している場合には，これらを修復しておく必要がある．

　以下，子宮内膜症性癒着と感染性癒着に対する手術方法を別に述べる．

　無治療の子宮内膜症患者における2〜3年間の累積妊娠率の検討から，軽症（I〜II期）で24〜57％，重症（III〜IV期）で5〜10％と報告されている．この結果は子宮内膜症から産生されているサイトカインも深くかかわると考えられていることから，癒着の存在の有無にかかわらず子宮内膜症不妊が腹腔鏡の適応となると考えられる．子宮内膜症に対する腹腔鏡下手術の効果としてstageを考慮しない場合，ART施行前の累積妊娠率は22〜49.1％と報告されている．手術に際しては，子宮内膜症の病巣の除去・焼灼を行い，サイトカイン産生源としての子宮内膜症病巣の除去をイメージしながら手術する必要があると考えられる．子宮内膜症による癒着は卵管より卵巣を中心とした癒着が多い．卵巣病変が存在した場合には，卵巣とその周囲の腹膜，特に子宮広間膜後葉との癒着を認められることが多い．この癒着を剥離する場合は，卵巣と腹膜間の癒着を頭側から剥離していくのが一般的である．患側の鉗子を卵巣と子宮広間膜の間に挿入し，対側の鉗子を利用し卵巣を腹側に持ち上げるように操作すると癒着が剥離できる（図1-11）．ダグラス窩閉塞を認めた場合，その癒着剥離による妊孕性の影響は未だに議論のあるところ

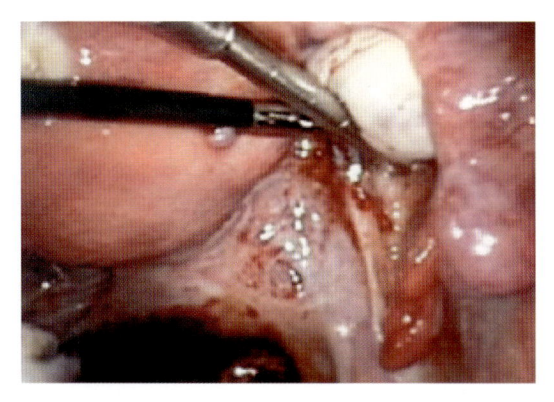

●図 1-11●子宮内膜症による癒着
子宮内膜症は，卵巣および子宮広間膜後葉を中心に発生し，癒着もその部位に起こる．カウンタートラクションをかけ癒着剥離を行う．また，レーザー等で子宮内膜症を蒸散する．

であるが，子宮内膜症組織のボリュームを減らすとの観点から，カウンタートラクションをかけ丁寧に剥離する．このようにして癒着の間に存在する子宮内膜症を切除，焼灼することにつとめるようにする．

　感染性の癒着である場合，子宮内膜症と異なり最も癒着が生じるのが卵管および卵管周囲である．重症になると卵管采は癒着により完全に閉鎖して卵管瘤膿（水）腫の状態となり，多くの場合で卵管采周辺は癒着の中に埋もれている．このようなことから手術の際には，癒着剥離が可能で卵管機能が回復し自然妊娠が期待できるのか，それとも速やかに体外受精に移行すべきかを判断しながら手術を行う必要がある（図 1-12）．この判断には，術前に施行した子宮卵管造影の所見と組み合わせて行うとよいが，腹腔鏡施行時にも再度通水試験を行い，卵管の疎通性を確認しておくべきである．卵管采を含む卵管遠位部の癒着を腹腔鏡で治療できた群は，ART 施行前の累積子宮内妊娠率は 23.2～64.3％と報告されている．手術の際には，内視鏡により拡大視できる利点を最大限に生かし癒着部分を繊細に剥離していく．卵管周囲癒着剥離により卵管の遊離性，卵管開口術や卵管采形成術により卵管采の機能的な回復を期待することとなる．

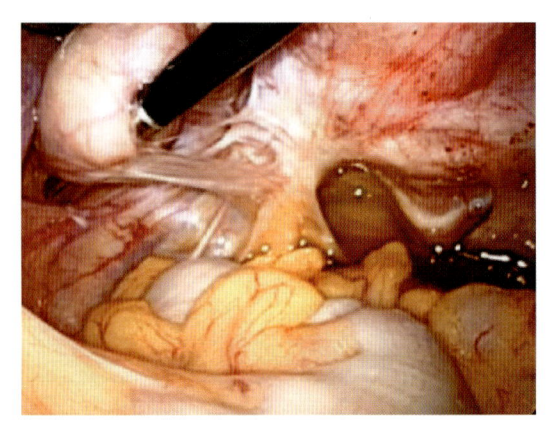

●図 1-12● 卵管炎による卵管水腫および卵管采周囲癒着
感染性の癒着は，主に卵管を中心に起こる．図は，左卵管が水腫様となり卵管采部が閉塞し周囲と膜様の癒着を形成しているのがわかる．鏡視下に卵管を温存し卵管采形成を行うべきか，体外受精に期待すべきか判断する．

B 子宮内腔病変に対する鏡視下手術

1 子宮内腔病変により不妊症をきたす機序

　子宮は胚が着床し，その後の妊娠が成立する場であることはいうまでもない．そのため子宮内腔の病変は，着床機構に影響し不妊症の原因となると考えられる．子宮腔内に突出する腫瘍性病変の代表として子宮筋腫がある．
　子宮筋腫が不妊症の原因となることはよく知られている．粘膜下子宮筋腫は核出により妊孕性の回復が期待でき，核出後の妊娠率は53～70%と報告されている．また，内腔に突出している割合が50%を超える粘膜下筋腫では，核出により妊娠率の改善を認めることがRCTにより確認されており，体外受精を行う前には核出することが勧められている．
　一般に粘膜下子宮筋腫により子宮内腔の変形により着床障害をきたし不妊症に至ると考えられるが，粘膜下筋腫に限らず子宮筋腫は子宮の異常な収縮を惹起し不妊症をきたしている可能性がある．Yoshinoらは筋層内筋腫をcine-mode-display MRIで解析し，頻回に子宮蠕動運動を惹起するものが存在し，それらの群においてその後4カ月間の妊娠率が低下することを報告している[5]．また，彼らは筋腫核出により子宮蠕動運動の回数が減少すること

も示している．子宮蠕動運動の異常が，子宮筋腫による不妊と深く関わっているものと考えられる．

2　鏡視下手術の実際

　粘膜下子宮筋腫を切除する際には，レゼクトスコープを使用することが多い．有茎性の粘膜下筋腫の場合は，原則としてその起始部を断ち切るように切除する．ただし，筋腫が大きく子宮外への取り出しが困難と思われる場合には，筋腫壁から切除を開始し筋腫体積の減量と胎盤鉗子による牽引を容易とするために扁平な形状とした後，起始部を切断する．

　ドーム状に子宮内腔に突出する子宮筋腫の場合は，子宮内腔に突出する部分の摘出から開始する．子宮内面と平行に切り込み，周囲の正常子宮内膜面と同程度の高さまでを目安として，ドーム状部分を切除する．筋層内に埋もれている筋腫核の残存部分に対する安全な方法として，一旦手術を終了し，8週間の GnRH アゴニストを追加投与して子宮腔に再び盛り上がってきたものを再手術する方法が報告されている[6]．当科では，一期的に摘出することを目的として，$50\,\mu g/mL$ に希釈した PGF2α を子宮筋層に局注して，一過性の子宮収縮を誘導して埋没している残存子宮筋腫の子宮腔内への圧出を誘導

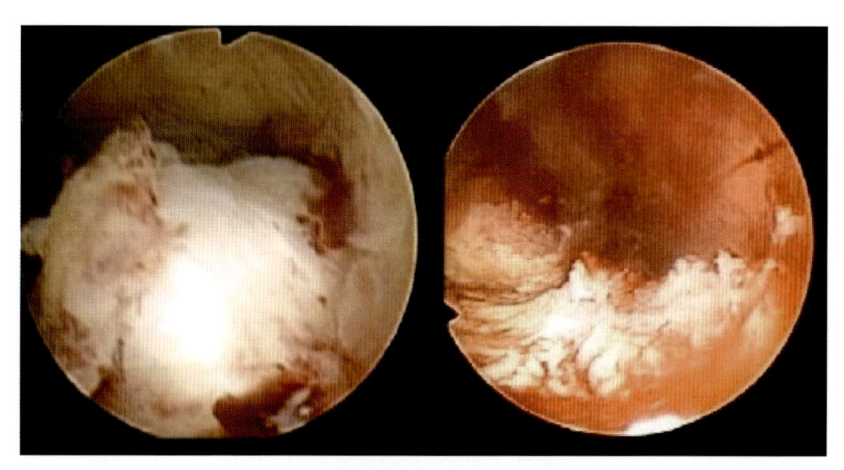

●図1-13●子宮筋腫に対する子宮鏡下手術
粘膜下子宮筋腫は，胚着床の障害をきたす．PGF2α やピトレシンを子宮に筋注し粘膜下に突出させ（写真左），子宮筋腫をレゼクトスコープで切除する（写真右）．

する方法も行っている[7]（図1-13）．子宮筋腫と正常子宮筋層との間に明瞭な層を確認することができた場合は，その間を通電することなく鈍的，機械的に剥離して核出を行う．

C 不妊症診療における鏡視下手術の位置づけ

　不妊症のスクリーニング検査において子宮内膜症や骨盤内に何らかの癒着が疑われる場合には，積極的に腹腔鏡検査を施行することが望ましいと考える．子宮内膜症取扱い規約においても[8]，一般不妊検査で子宮内膜症が疑われた場合は，腹腔鏡を施行し，子宮内膜症の確定診断，臨床進行期（rAFS），卵管周囲・卵管采の癒着などの評価を行い，年齢を考慮に加え治療することとなっている．これは腹腔鏡により初めて子宮内膜症の状態，癒着の状態が正確に把握できるためである．腹腔鏡は検査に引き続きそのまま病巣除去，癒着剥離術が施行でき，また低侵襲で患者の回復が早く従来の開腹術と比べ術後癒着も少ない利点がある．以上より自然妊娠を期待し妊孕性を回復させるには最適な方法である．さらに腹腔鏡で一般不妊診療では妊娠が望めないと判断した場合は，速やかに体外受精に移行する判断が可能である．以上のことから子宮内膜症，骨盤内癒着病変，特に卵管閉塞が疑われる場合は，まず腹腔鏡を施行することがスタンダードと考えられる．

　一方で体外受精は，男性因子，高齢，腹腔鏡検査で妊娠が望めないと判断された子宮内膜症や卵管因子，腹腔鏡下手術で妊孕性の改善を図ったにもかかわらず妊娠に至らなかった症例などに適応となる．男性因子，高齢などのように即適応となるものもあるが，上述のように卵管因子，子宮内膜症においては，腹腔鏡下手術後に施行することが従来の考えであった．しかしながら，近年の体外受精の発達，妊娠率の改善などによりこの流れに即さない患者が増加しているように思われる．これは手術における腹腔鏡の発展と同様に，体外受精においても患者に負担が少ない方法が開発されてきていることも大きな要因と考えられる．一部で行われるクロミフェン投与などの低刺激下の体外受精は，その施行中に来院する回数が少なく，無麻酔下に採卵が行われ病院内の滞在時間も非常に短い[9]．これらの時間的，肉体的負担は，腹腔鏡よりも少ないと考えられる．さらに胚凍結技術も発達し，クロミフェンの連用による子宮内膜菲薄化が生じた場合にも胚を凍結保存することも可能

表1-12 一般不妊診療後の次の治療方針決定に考慮すべき疾患と状態

- 鏡視下手術を選択すべき疾患と状態
  - 子宮内膜症
  - 骨盤内癒着（卵管閉塞を含む）
  - 子宮粘膜下筋腫
  - 原因不明
  - 自然妊娠を希望

- 体外受精を選択すべき疾患と状態
  - 男性因子
  - 高齢
  - 社会的要因

であり，1回の採卵当たりの妊娠率も比較的良好と考えられる．これらのことから患者サイドからすると体外受精の程度の負担は，一般不妊診療により近いものとして受けいれられつつある．社会的な背景から数日でも入院が困難な症例は，腹腔鏡より体外受精を選択されると思われる．

　以上をまとめ，一般不妊診療後の治療方針の決定に考慮すべき疾患および要素を表1-12に示した．これらの要素を考慮し，一般不妊検査・治療後に鏡視下手術と体外受精のどちらを選択するかを考慮する．子宮内膜症，骨盤内癒着，子宮粘膜下筋腫，原因不明，自然妊娠の希望などが鏡視下手術を選択する要素となり，男性因子，高齢では，まず体外受精の施行を考慮していると考えられる．

　次に子宮内膜症を例とし，腹腔鏡手術を選択した場合にその後どのように診療を進めるかについて述べる．これは子宮内膜症取扱い規約に記載されているアルゴリズムによくまとめられている[8]．図1-14は，この子宮内膜症取扱い規約のアルゴリズムを改変し，男性因子と腹腔鏡を施行しなかった場合を付け加えたものである．この中で腹膜病変の程度，癒着の程度と年齢を考慮し次のステップに進むこととなっているが，これは腹腔鏡施行後の累積妊娠率の調査に基づいている．年齢を1（〜25歳），2（26〜30歳），3（31〜35歳），4（36歳〜）の4階層，腹膜病変の程度をrAFS分類に基づき0（0点），1（1〜3点），2（4点〜）の3階層，癒着の程度をrAFS分類に基づき0（0点），1（1〜15点），2（16〜40点），3（41点〜）の4階層に分類し，それぞ

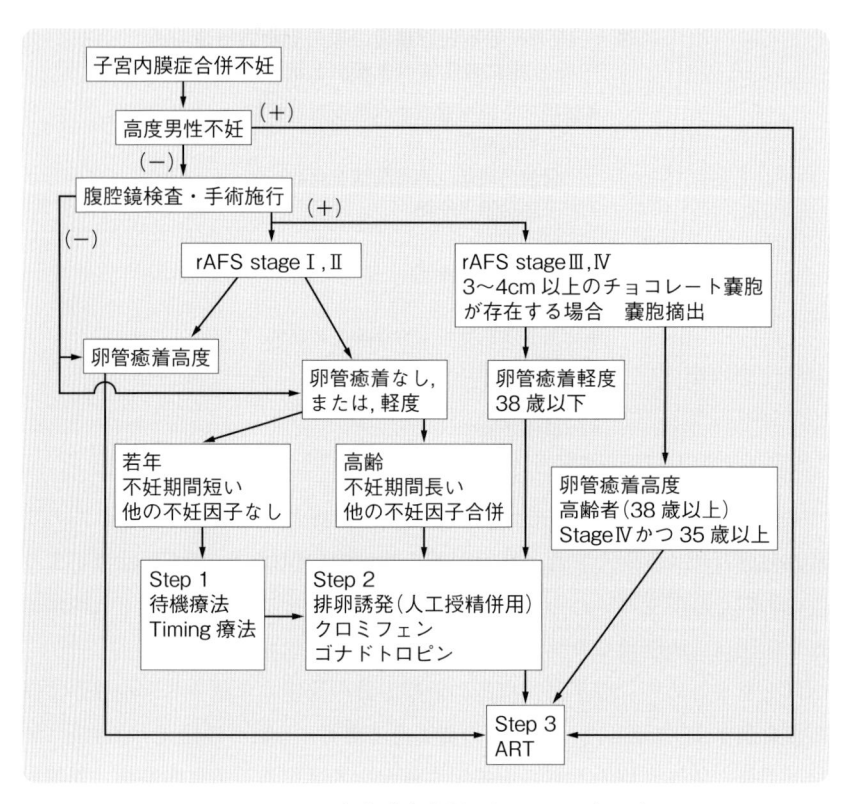

```
子宮内膜症合併不妊
    │
    ▼
  高度男性不妊 ──(+)──→
    │(−)
    ▼
  腹腔鏡検査・手術施行 ──(+)──→
    │(−)
    ▼
  rAFS stageⅠ,Ⅱ          rAFS stageⅢ,Ⅳ
                          3～4cm以上のチョコレート嚢胞
                          が存在する場合 嚢胞摘出

  卵管癒着高度   卵管癒着なし,  卵管癒着軽度
                または, 軽度   38歳以下

  若年          高齢          卵管癒着高度
  不妊期間短い   不妊期間長い   高齢者(38歳以上)
  他の不妊因子なし 他の不妊因子合併 StageⅣかつ35歳以上

  Step 1        Step 2
  待機療法      排卵誘発(人工授精併用)
  Timing療法    クロミフェン
                ゴナドトロピン

                Step 3
                ART
```

●図1-14●子宮内膜症合併不妊のアルゴリズム

れの項目につき腹腔鏡施行後の累積妊娠率が解析されている．手術後30カ月の自然妊娠率は25歳以下と26～30歳で共に約50％，31～35歳で約30％，36歳以上で約20％となっている．腹膜rAFS分類0点と3点以下では共に約40％，4点以上では約30％となっている．癒着rAFS分類0点で約50％，1～15点で約35％，16～40点と41点以上が共に約25％となっている．これらのことから自然妊娠する可能性が低い症例に対しては，早期のステップアップが必要と考えられるが，その要素を表1-13にまとめた．これらの要素は常に念頭におき診療に取り組むべきである．

次に子宮および腹腔内病変で体外受精の妊娠率に影響を与える疾患・状態，その病態，鏡視下手術の方法を表1-14に列記した．これらの疾患・状態のため卵胞発育障害をきたす場合と着床障害をきたす場合がある．子宮内膜症や

●表1-13● 鏡視下手術後に早期にstep upしたほうがよい要素

- 重症子宮内膜症
- 高度骨盤内癒着（卵管癒着を含む）
- 卵管閉塞
- 高齢
- 長期不妊

●表1-14● 子宮内腔，腹膜，卵管病変において体外受精の妊娠率に影響を与える疾患・状態，病態と鏡視下手術の方法

卵胞・胚発育障害となる 可能性がある状態	着床障害となる 可能性がある状態
疾患・状態 　癒着による卵巣の変位 　子宮内膜症 　附属器炎 病態 　排卵誘発剤などの卵巣への流入障害 　サイトカインなどによる卵巣機能障害 　エンドトキシンなどによる卵巣機能障害 手術方法 　癒着剝離術 　子宮内膜症病巣除去，卵管形成術，卵管切除術	疾患・状態 　粘膜下および筋層内筋腫 　子宮内膜症 　附属器炎 病態 　子宮収縮の異常，物理的な着床障害 　サイトカインによる胚受容能障害 　エンドトキシンなどによる胚発育，胚受容能障害 手術方法 　子宮筋腫切除術 　子宮内膜症病巣除去，卵管形成術，卵管切除術

卵管因子は，体外受精の適応であるが，これらの疾病自体が体外受精の成績にも影響することも理解すべきである．よって，表1-14に示すような疾患・状況の程度が体外受精での妊娠成立に明らかに悪影響をもたらすと考えられる場合は，鏡視下手術を先行させるべきであると思われる．また，体外受精を先行させた場合においても妊娠が成立しない場合には早期に鏡視下手術を行うよう柔軟に対応すべきである．子宮内膜症病巣除去，卵管形成術，子宮筋腫核出術の意義・効果については前述した通りである．最近になり卵管留水症に対し腹腔鏡下卵管切除術による妊娠率の改善が報告されている．Johnsonらは，4つのRCTを解析し卵管切除と無治療群を比較にて体外受精胚移植法による妊娠率が改善されると報告している（OR: 2.31　1.48-

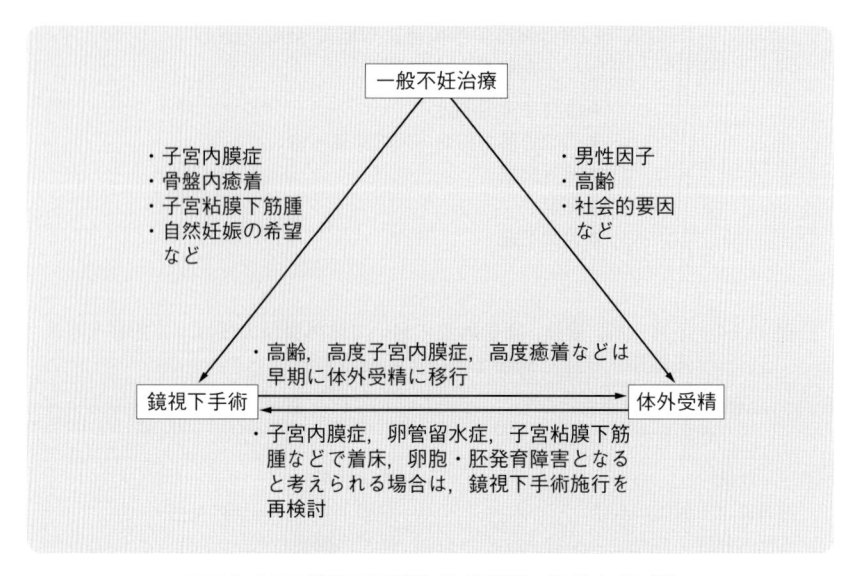

●図 1-15● 鏡視下手術と体外受精の特性と相補性

3.62)[10]. これらの術式を施行することに際しては，手術前のインフォームドコンセントが重要であると思われるが，この術式はまさしく体外受精胚移植法を治療の中心としている患者に対しその治療成績を向上させるための手術であると考えられる．

一般不妊検査・診療後に鏡視下手術と体外受精のどちらを選択するのかを考えることは重要である．また，鏡視下手術を選択した場合にどのタイミングで体外受精に移行するかを考えること，逆に先に体外受精に進んだ場合に存続している疾患によっては体外受精の妊娠率を低下させていることを理解し柔軟に鏡視下手術の施行を再度検討することは大変重要である．すなわち図 1-15 に示すように鏡視下手術の特性と体外受精の特性を理解し相補的に診療していくことが重要であると考える．

むすび

鏡視下手術は子宮内膜症，腹腔内（卵管）癒着性病変，子宮内腔病変による不妊に対して大変有効な治療方法であり，第 1 選択となるべきものであると考えられる．その一方でこれらの疾患に対して鏡視下手術を施行する前に

体外受精を施行する症例も増加しているように思われる．これは体外受精児の長期予後はわかっていないながらも体外受精に対する信頼性が増し，肉体的負担が少ない体外受精が開発されてきているためと考える．体外受精を先行させ治療を行った場合においては，これらの存続する疾患が2次的に卵胞・胚発育障害，着床障害をきたすことを念頭にいれ，体外受精不成功例に対しては鏡視下手術の施行を再度考慮することが肝要であると考えられる．

■文献

1) Pellati D, Mylonakis I, Bertoloni G, et al. Genital tract infections and infertility. Eur J Obstet Gynecol Reprod Biol. 2008; 140: 3-11.
2) Witz CA. Cell adhesion molecules and endometriosis. Semin Reprod Med. 2003; 21: 173-8
3) Nagata Y, Honjou K, Sonoda M, et al. Peri-ovarian adhesions interfere with the diffusion of gonadotrophin into the follicular fluid. Hum Reprod. 1998; 13: 2072-6.
4) Marana R, Catalano GF, Muzii L, et al. Correlation between AFS classification systems of adnexal adhesions and distal tubal occlusion, tubal mucosa at salpingoscopy and reproductive outcome of the patient. J Am Assoc Gynecol Laparosc. 1994; 1: S20.
5) Yoshino O, Hayashi T, Osuga Y, et al. Decreased pregnancy rate is linked to abnormal uterine peristalsis caused by intramural fibroids. Hum Reprod. 2010; 25: 2475-9.
6) Donnez J, Gillerot S, Bourgonjon D, et al. Neodymium：YAG laser hysteroscopy in large submucous fibroids. Fertil Steril. 1990；54：999-1003.
7) 村上　節. 無茎性粘膜下子宮筋腫に対する子宮鏡下手術の工夫：一期的摘出法標準化の試み. 日本産科婦人科学会雑誌. 2006; 58: 1818-24.
8) 日本産科婦人科学会編. 子宮内膜症取扱い規約　第2部　治療編・診療編，第2版．2010.
9) 寺元章吉. 体外受精・顕微授精　卵巣刺激と採卵　クロミフェン周期. 産婦人科の世界. 2004; 56: 66-74.
10) Johnson N, van Voorst S, Sowter MC, et al. Surgical treatment for tubal disease in women due to undergo in vitro fertilisation. Cochrane Database Syst Rev. 2010; 20: CD002125.

【木村文則・村上　節】

【1】一般不妊症治療―女性不妊症

5 漢方製剤による女性不妊症治療

　近年の不妊治療の発展は目覚ましいが，原因不明の難治性不妊も存在する．原因不明不妊患者のなかに漢方薬で妊娠する例が存在することを，われわれは報告してきた[1]．本稿では，西洋医学を中心とした不妊診療において，漢方療法の理論と実践について概説する．

A 漢方療法と西洋療法の考え方の違い

1 西洋医学的不妊治療

　西洋医学では，妊娠現象をどの臓器がどのように機能するかを時間軸でとらえる．不妊検査は，排卵，精液，卵管機能，着床の4つに分類される（表1-15）．排卵には，視床下部・下垂体・卵巣系の内分泌機構が背景にある．精液検査では運動精子の数・運動性を評価し，必要があれば内分泌あるいは解剖学的に精子減少症の原因を検索する．卵管機能は，子宮卵管造影で疎通性や腹腔鏡で卵管周囲癒着の評価がなされ，着床では基礎体温・血中プロゲステロン値測定を中心とした内分泌環境・内膜日付診や筋腫内膜ポリープなどの子宮の形態学的評価が行われる．そして，個々の病態に合った治療法を選択する．
　それぞれの臓器が妊娠するために最低限の機能を果たす場合は，その機能を促進あるいは補う治療を行う．クロミフェン投与やプロゲステロン補充がこれに相当する．しかし，ある臓器の機能が全く欠落した場合は，すなわち，

●表 1-15●当科における不妊検査

1．外診・内診・超音波検査：甲状腺腫大，乳汁分泌など
2．排卵因子：基礎体温，尿中 LH，超音波検査
3．内分泌検査：
卵胞期　LH，FSH，PRL，(FT$_4$，TSH，TRH test)
黄体期　エストラジオール，プロゲステロン
4．男性因子：精液検査（マクラーチャンバー）
5．卵管因子：子宮卵管造影，選択的卵管通水
6．着床因子：基礎体温，超音波検査，子宮鏡検査
7．抗精子抗体（精子不動化試験）

原因不明不妊の定義は上記検査で異常のないものとした．

完全な卵管閉塞や無精子症などでは外科的療法（卵管形成術）や IVF（体外受精）-ICSI（顕微授精）といった欠落した機能を補完する治療法を選択する．

2　漢方療法における不妊治療

　東洋医学的解析には，視診・触診・問診による陰陽・虚実・表裏・寒熱などの判定が必要である．その理論により，根本的体質（陰陽）・免疫反応状態（虚実）・病邪の存在位置・寒熱（冷えなのか熱がこもっているのか）を診断し，生体の状態を細かく分類している（いわゆる「証」）．

　治療のエンドポイントが機能や検査データの正常化である西洋医学と異なり，東洋医学ではバランスのよい状態，つまり中庸の状態が治療目標になることが多い．具体的には，体内に気・血のエネルギーが不足すれば補い（補気剤・補血剤），分布が悪ければ分布を均一化する（理気剤・駆瘀血剤・利水剤）．体内に熱があればそれを取り去り，冷えがあれば温める．それぞれの患者の東洋医学的状態（「証」）に合った漢方薬の選択が，治療成功の鍵になる．実際に，漢方薬が効果の高い症例の共通点は，方剤（漢方薬）がもつ特異的な証と患者自身の証が一致していることである[1]．

　ある1つの臓器が担う生殖機能が廃絶した状態を，漢方薬単独で治療することは難しい．それぞれの臓器が最低限の生殖機能を果たす場合は，漢方薬単独での治療は可能で，西洋療法との相乗効果も期待できる．

B 不妊における東洋医学的異常と漢方療法の効果

　今まで，当科で行ってきた研究で明らかになったポイントをあげる．ちなみに，当科では八綱弁証法と気血水を中心に東洋医学的評価を行っている．

1　原因不明不妊の東洋医学的解析でわかったこと
〔漢方薬の効果発現には数カ月かかると思われているが，証の合致した方剤であれば1～2週間でその効果は発揮される〕

a）研究方法
　当科の不妊患者のうち原因不明不妊患者10名に漢方療法を単独で行った．証の所見を，投与前，投与後1カ月，投与後3カ月，妊娠時に記録し，妊娠例と非妊娠例の違いを検討した．なお，原因不明不妊の定義は，当科における検査（表1-15）で異常が認められないものとした．すべての症例は人工授精まで行い妊娠が成立しないため，通常であればIVFへ移行する症例であったが，同意が得られず漢方療法を選択した．症例の背景は表1-16に示した．

●表1-16●症例の背景と成績

症例	年齢	妊娠歴	不妊期間	方剤	証改善時期 1M	証改善時期 3M	妊娠成立時期(月)	改善した証
K.U	28	2-0-8-2	2年	八味地黄丸	○	—	1	腰冷え
F.C	33	0-0-1-0	7年	加味逍遥散	○	—	2	イライラ
H.Y	33	0-0-0-0	7年	桂枝茯苓丸	○	—	2	月経痛
H.J	36	0-0-0-0	10年	温経湯	—	○	3	腰冷え
N.S	32	0-0-3-0	5年	当帰芍薬散	—	—	26	—
O.M	33	0-0-0-0	5年	加味逍遥散	—	—	—	—
K.T	41	0-0-1-0	2年	加味逍遥散	—	—	—	—
K.N	35	0-0-0-0	8年	当帰芍薬散	—	—	—	—
M.M	42	1-0-2-1	3年	桂枝茯苓丸	—	—	—	冷え
K.H	35	0-0-0-0	10年	苓姜朮甘湯	—	—	—	—

■は早期妊娠例

●表1-17●症例と方剤の証一致率

症例	虚実	気	血	水	病位	舌	脈	腹力	冷え	腹証	証の改善	妊娠成立	方剤
K.U	虚	＋	－	＋	少陰	虚	中	弱	腰	小腹	あり	早期	八味地黄丸
F.C	中	鬱	虚	－	少陽	実	中	弱	手足	瘀血	あり	早期	加味逍遥散
H.Y	実	－	－	＋	少陽	実	実	中	－	月経	あり	早期	桂枝茯苓丸
H.J	虚	＋	－	－	少陰	中	虚	弱	腰	出血	あり	早期	温経湯
N.S	中	－	＋	－	太陰	中	中	中	手足	腹痛	－	遅い	当帰芍薬散
O.M	中	鬱	－	－	少陽	虚	中	中	手足	－	－	－	加味逍遥散
K.T	中	鬱	－	－	少陽	虚	虚	中	手足	－	－	－	加味逍遥散
K.N	実	－	－	＋＋	少陽	実	実	実	－	実	－	－	当帰芍薬散
M.M	実	－	－	－	少陽	実	実	中	腰	小腹	－	－	桂枝茯苓丸
K.H	中	－	－	＋＋	少陽	中	虚	中	－	中	－	－	苓姜朮甘湯

▨は症例と方剤の証が一致した項目

b）成績（表1-17）

妊娠例は，①方剤と患者の証の一致率が高い，②投与後1カ月で証が改善し，③治療開始から早期に妊娠している．などの共通点があった．一方，非妊娠例では，①東洋医学的異常所見に乏しい，②方剤の証と一致しない，③投与開始後の証の改善がみられない特徴があった．原因不明不妊の中核となる証は冷え，瘀血（月経痛），気虚であった．

c）考察

原因不明不妊の中には，西洋医学的には正常でも東洋医学的には正常に近い例から著しい異常を示す例まで多彩な症例が存在した．東洋医学的異常所見として，気虚，瘀血，冷えの3つが存在し，この異常所見を示す原因不明不妊症例は漢方療法単独で妊娠した．方剤の効果が高いと考えられる典型的な証を示す症例は，証が1～2週間以内に改善し3カ月以内に妊娠した．不妊治療においても漢方薬の随証治療の重要性を再認識させられた．

2　クロミフェンで黄体機能不全が改善されたにも関わらず妊娠しない症例に，温経湯を投与したところ妊娠した[2]．

〔温経湯単独でもクロミフェン同様の黄体機能不全改善効果があるが，インスリン抵抗性合併例は両者の併用療法のほうが有効だった〕

a）方法（図 1-16）

対象は，黄体機能不全（基礎体温高温相 9 日以下 or 黄体期中期血中プロゲステロン値が P_4 値＜10.0 ng/mL と定義）と診断し，クロミフェン療法で黄体機能不全が改善したのにも関わらず妊娠しなかった 22 名である（表 1-18）．クロミフェン療法直後から，温経湯 7.5 g/day へ切り替え，原則として，温経湯単独療法 3 周期で妊娠に至らない場合には，両剤を併用し，その治療成績を後方視的に検討した．

b）成績（表 1-18〜1-20）

黄体機能不全患者の主な証は冷えと血虚であった．クロミフェンで妊娠しなかった 22 症例のうち，温経湯への切り替えから 4 周期以内に 6 例が妊娠．温経湯周期では，クロミフェン周期に比較して頸管粘液減少の頻度が低い．温経湯による妊娠例は，クロミフェンで子宮内膜菲薄化がみられ，温経湯の

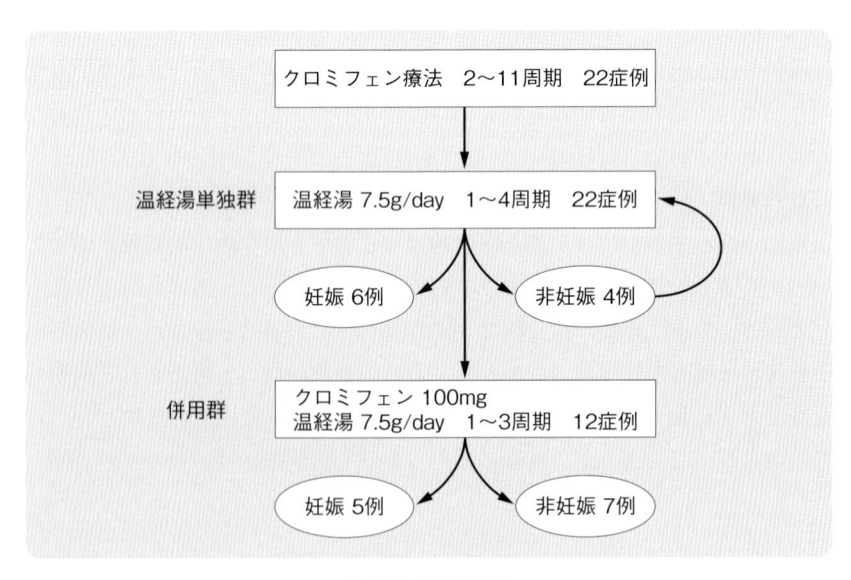

●図 1-16●対象

● 表 1-18 ● 患者背景

薬剤 妊娠		温経湯 非妊娠	妊娠	併用 非妊娠	妊娠
n		4	6	7	5
年齢	（歳）	31.0±4.1	34.5±3.7	35.9±5.6	30.8±4.4
不妊期間	（年）	5.5±2.4	3.9±3.0	4.4±1.8	2.9±3.4
黄体機能 不全の主 原因	高 PRL PCOS 甲状腺 視床下部	1 2 1 0	4 1 1 0	4 0 0 4	1 2 1 0
	インスリン抵抗	3	1	0	3

● 表 1-19 ● 温経湯単独療法群の証

氏名	年齢 （歳）	虚実	気	血	水	冷え	妊娠	予後
KS	28	実	−	瘀血	水滞	足	−	
NE	37	実	気虚	血虚	水滞	手足	−	
TM	30	虚実	気虚	虚瘀	−	足	−	
IS	29	虚実	気逆	瘀血	水滞	手足	−	
SaR	31	虚	気逆	瘀血	水滞	手	＋	満期
MN	31	虚	気鬱	虚瘀	口渇	手ほてり	＋	流産
YY	34	虚	気逆	瘀血	−	手ほてり	＋	満期
DR	36	虚	気逆	血虚	口渇		＋	満期
NK	41	虚実	気逆	血虚	−	背中	＋	満期
MK	34	虚	気逆	血虚	水滞	足	＋	満期

証をもつ特徴があった．併用例での妊娠例の特徴は，証が一致しなくても妊娠し，温経湯単独が妊娠しにくかったインスリン抵抗性合併例も妊娠した．クロミフェン周期に比較して温経湯単独周期で着床期内膜が厚い症例が妊娠しやすいことも明らかになった．冷えと血虚の改善が妊娠につながった

c）考察

排卵障害を対象とした温経湯単独療法に関する報告は少ない．後山ら[3]に

● 表 1-20 ● 併用療法群の証

氏名	年齢(歳)	虚実	気	血	水	冷え	妊娠	予後
AsM	45	虚	気鬱	瘀血	─		─	
MT	35	実	気逆	─	─	手ほてり	─	
MaM	35	虚実	気虚	瘀血	口渇	背中	─	
UR	34	虚実	気虚	血虚	口渇	手足	─	
MoM	39	虚	気虚	血虚	口渇	─	─	
MA	30	虚実	気虚	瘀血	口渇	手ほてり	─	
ArM	42	虚	気虚	血虚	水滞	手足	─	
SoM	32	実	─	血虚	小腹	足	＋	14w
SM	30	虚実		血虚	─	─	＋	流産
IT	37	実	─	血虚	口渇	手ほてり	＋	満期
SA	29	虚	気虚	虚？	口渇	腰	＋	満期
SiR	31	虚	気虚	虚瘀	─	足	＋	外妊

よると，無月経に対する温経湯単独療法の排卵率は20％と低い．無月経のなかでも，第一度無月経のようにGnRH分泌が軽度に障害された症例での温経湯の排卵誘発効果は高く，GnRH分泌が高度に障害された第二度無月経例では低い[4]．無月経に対する温経湯の適応範囲は，クロミフェンほどは広くない．また，温経湯はプロラクチン分泌抑制作用も有する[5]といわれ，温経湯単独療法がプロラクチン分泌異常に起因する不妊患者に特に奏功した一因とも考えられた．

以前より，不妊患者に対するクロミフェンと温経湯併用療法の有用性に関する報告は多い[6-8]．われわれの検討でもクロミフェンあるいは温経湯単独では妊娠しなかったが，併用療法で妊娠した例を経験し併用療法の有用性を確認できた．クロミフェンと同様なFSHとLHの律動的分泌を改善する温経湯の中枢性作用[3]が，クロミフェンとの相乗的作用を発揮した結果かもしれない．また，末梢作用に注目すると，クロミフェンは卵巣顆粒膜細胞のIGF代謝系に働きその排卵誘発効果を促進し[9]，また，温経湯は*in vitro*系ではあるが卵巣顆粒膜細胞内のステロイドホルモン代謝改善作用[10]を介して，

各々が妊娠率向上に寄与したとも考えられる．安井ら[11]は，クロミフェン単独療法よりも，温経湯との併用法において黄体期中期のプロゲステロン値が上昇すると報告している．

3 不正性器出血を合併する子宮腺筋症に対する芎帰膠艾湯の止血効果に関する研究

〔子宮腺筋症で，実証では痛み，虚証では不正子宮出血が中心の症状になる．血虚を改善すると，虚証例では痛み・不正出血ともに改善する症例が存在した〕[12]

a）方法

過長月経を主訴とする子宮腺筋症患者のうち14日以上の過多月経をもつ5症例に芎帰膠艾湯投与を行った．子宮腺筋症の診断はMRI所見（腫瘍境界が不明瞭で，散在性の腫瘍内血液貯留所見）などで行った．なお，子宮鏡と子宮内膜組織診で子宮内膜ポリープ，子宮内膜増殖症や子宮内膜がん症例は除外した．証の所見を，原則として投与前，投与後は3カ月毎にとり，月経状態の詳細も記録した．月経状態の評価は，月経量・月経痛に関してはVAS (visual analogue scale：治療前を10点と定義）で行った．月経期間が8日未満に短縮したものを著効，14日未満を有効，変わらないものを不変と定義した．VASが投与前と投与後の比が50％以下のものを著効，50～99％を有効，100％を不変，101％以上を悪化と定義した．

b）成績（表1-21～1-23）

過長月経を呈する子宮腺筋症患者の証の特徴は瘀血・血虚であった．虚実は様々であった．芎帰膠艾湯の薬効の特徴は以下のとおりである．①月経痛に関しては，5例中2例で改善がみられた．②過長月経に関しては，著効2例，有効例2例，不変1例，悪化はみられなかった．5例中3例が投与1カ月，1例が3カ月で改善．投与中止後も2例に止血効果の持続がみられた．③血虚をもつ症例はすべて過長月経が短縮し，血虚がなく実証だった症例は効果がなかった．

c）考察

虚証から虚実中間証で血虚をもつ症例はすべて過長月経が短縮し，血虚がなく実証だった症例は全く効果がなかった．したがって，芎帰膠艾湯が止血

●表1-21● 子宮腺筋症症例の背景

症例	年齢	妊娠歴	身長cm 体重kg	主訴	月経痛	腺筋症	芎帰膠艾湯 投与期間	内膜症	特記事項
MR	33	0-0-0-0	160 48	痛み	高度	後壁・6 cm	1 M	両側 chocolate	嚢胞核出後
NH	35	0-0-0-0	164 56	痛み	高度	後壁・7 cm	3 M	右 chocolate	嚢胞核出後
TY	40	2-1-0-1	156 56	痛み	高度	前壁・2 cm	4 M	右 chocolate	嚢胞核出後
KM	33	0-0-0-0	158 65	不妊	高度	後壁・2 cm	4 M	両側 chocolate	高インスリン血症 嚢胞核出後
TK	47	2-0-1-2	156 106	貧血	軽度	後壁・8 cm	2 M	なし	糖尿病 脳血栓

●表1-22● 腺筋症症例の臨床成績

症例	月経量 前	月経量 後	月経痛 前	月経痛 後	月経期間(日) 前	月経期間(日) 後	過長	改善 血虚	改善 瘀血	過長月経再燃 投与中	過長月経再燃 投与終了後
MR	10	10	10	8	14	7	1 M	○	△	なし	3周期目 低用量ピル
NH	10	10	10	3	14	7	1 M	○	○	なし	1周期目
TY	10	10	10	10	14	10	3 M	○	△	なし	4周期目
KM	10	10	10	10	21	10	1 M	△	○	なし	1周期目
TK	10	10	10	10	14	14	×	—	×	—	—

■著効　■有効　□不変

●表1-23● 腺筋症症例の証

症例	六病位	気	血	水	瘀血	舌	脈	腹力	冷え	腹証	過長 月経改善
MR	太陰	虚	虚	+	++	虚	虚	弱	腰	小腹	著効
NH	太陰	++	虚	-	++	虚	虚	弱	手足	なし	著効
TY	太陰	虚	虚	+	+		虚	弱	腰	なし	有効
KM	少陽	-	虚	+	++	実	実	中	手足	急結	有効
TK	少陽	虚	-	-	++	実	実	強	なし	心下痞	不変

■帰膠艾湯と一致する所見

作用を発揮するには，症例の虚実よりも血虚所見のほうが重要であるとも考えられた．

一般に，芎帰膠艾湯には抗腫瘍効果や月経痛（瘀血）を改善する直接的効果はなく，子宮の器質的出血（いわゆる内膜組織自体に異常が存在する内膜増殖症や内膜ポリープなど）が原因の子宮出血に対しては止血効果が低いといわれる[13]．しかし，芎帰膠艾湯は機能性子宮出血ばかりでなく，子宮筋腫や腺筋症の不正出血にも有効である[13]と報告され，本研究でも同様の結果が得られた．

4　不妊と気の異常

〔不妊治療において，気の異常の改善は重要である〕

a）方法

当科不妊外来で治療を行った患者のうち，漢方療法（クロミフェン併用例も含む）を行い妊娠に至った 15 例（妊娠群）と妊娠に至らなかった 11 例（非妊娠群）を対象とした．

b）成績

妊娠群での主な証は気逆・瘀血・水滞で，非妊娠群は気虚・血虚・水滞・冷えであった．妊娠群 15 例のうち，8 例は漢方薬により，気の異常が改善されていたが，非妊娠群では気虚が改善されないままの症例が 11 例中 8 例に存在した．非妊娠群の 1 例は，加味逍遙散で月経痛・月経前のイライラが改善したのち，水滞改善目的で六君子湯に変更したところ，気虚も結果的に改善し，妊娠が成立した．

c）考察

漢方療法で妊娠に至らなかった症例は，方剤により気虚が改善されない特徴があることが明らかになった．冷えや血の異常の改善だけでは妊娠に至らない症例では，特に，気の異常を改善する方剤へ変更するなどの工夫が必要である．

假野ら[14]は卵巣機能不全不妊症患者で，随証漢方治療により妊娠成立し生児を分娩できた漢方妊娠 100 症例を対象に，種々の疾患による不妊症症例 2,737 例をコントロール群として比較し，その詳細を報告している．漢方妊

娠群における漢方医学的特徴は虚51例，少陽（半表半裏）69例，上熱下寒52例，気逆47例，瘀血71例，水毒67例であったという．つまり，漢方療法妊娠例に気逆の症例が多いことを報告している．今回の検討では，妊娠群は虚・中間・実証が均等に存在し，非妊娠群の頻度と同様であり，假野らの報告と母集団の東洋医学的背景が異なっている可能性がある．しかし，妊娠群では気逆の症例が多かったことは，假野らの報告とほぼ一致していた．漢方薬が気逆改善に貢献し，その結果として妊娠したことが本研究で明らかになった．

このように，東洋医学的異常を有する不妊症例は必ず存在し，その異常を改善することにより妊娠する．

C 処方の具体例

ストレス・イライラなどの気の異常がある時は，気の異常から治療を開始する．キーワードをあげ，処方しやすいようにしている

＜精神的異常（気の異常）＞

気虚

①補中益気湯：胃腸が弱く，疲れやすい

②六君子湯：胃もたれ，水毒

気逆

③柴胡加竜骨牡蠣湯：ストレスが強く，不眠，不快な夢

④加味逍遥散：イライラ，瘀血，不眠

気鬱

⑤半夏厚朴湯：胸のつかえ，ヒステリー球

＜排卵障害・冷え＞

⑥温経湯：冷えと血虚

⑦当帰芍薬散：血虚・水毒（むくみ）

⑧桂枝茯苓丸：瘀血，気逆，下半身の冷え，のぼせ

⑨八味地黄丸：下半身の冷え，冷えで腰痛，足裏が熱い

⑩当帰四逆加呉茱萸生姜湯：しもやけ，頭痛，冷え

＜乏精子症＞

①八味地黄丸：腰の冷え，乏精子症，

②牛車腎気丸：腰の冷えにくわえ，浮腫，精子無力症
③六君子湯：胃もたれしやすい
④補中益気湯：胃腸が弱く，疲れやすい

D 漢方療法の問題点と対策

1 漢方療法の問題点

　東洋医学的解析を行うには，視診・触診・問診などから，気血水・八網弁証法などの東洋医学的評価を駆使する必要がある．しかし，的確な東洋医学的解析の会得は必ずしも容易ではない．

　日本では，臓器異常の観点から疾病を分析する．これは，生理学・解剖学という西洋医学を基盤とした医学教育システムの賜物である．しかし，東洋医学的パラメータである虚実・陰陽などの数値化や視覚化は困難で，その概念は抽象的で理解しにくい．症例を常に詳細に観察し，分析・診断・投薬（方剤の選択）・治療評価の反復を行い，各々の症例から学びとるしかない．エキス製剤だけでも100種以上は存在し，それらを使い分けるのは至難の業であるので，最初は，方剤を5種類ぐらい限定して適切に使い分けるのが漢方療法のスキルアップの近道であろう．

2 漢方療法の位置付け

　不妊患者が来院した場合，当初から漢方療法を開始することはあまりなかった．西洋医学による不妊治療で限界を感じた時に，漢方療法を補助的に用いてきた．

　最近は，多くの不妊患者の中から，漢方薬に向く症例を探し出すことがポイントと考えている．漢方薬の一番の強みは，気の異常，すなわち，ストレスの軽減を図ることが可能な点である．向精神薬のように排卵障害をもたらさない．われわれの経験でも，気の異常を改善することにより，速やかに妊娠した症例も経験している[15]．また，東洋医学と西洋医学の相乗効果で，より早くより確実な妊娠が期待できるからである．

E 漢方療法の副次効果と今後

　漢方療法を導入してから，脈をとり，腹診をし，舌をみて，顔色・姿勢な

どと，患者を詳細に観察するようになった．西洋医学的解析と東洋医学的解析を同時に行う癖がつき，いろいろな未知の病態をも解明できるようになった．クロミフェンと温経湯の併用療法のようにそれぞれの欠点を補完する新たな療法の開発にもつながる．

　西洋薬には，気や血の異常，冷え性を改善する薬はなかなかない．逆に，西洋薬で東洋医学的にどのような変化がもたらされるのか，同じような治療薬（クロミッドやセキソビッド）でも東洋医学的には害になるような西洋療法もあるかもしれない．

　今後は，①これまで通り，よりわかりやすく，より実践的で，より簡便な漢方療法を考案する．②西洋療法が東洋医学的病態にどのような影響を与えるか，悪影響があるとすればその対策を検討することを研究テーマにしたい．

■文献
1) 沖利通, 堂地勉. 東洋医学的観点からみた原因不明不妊の病態. 産婦人科漢方研究のあゆみ. 2007; 24: 43-7.
2) 沖利通, 堂地勉. 黄体機能不全に対するクロミフェンと温経湯の治療効果の相違. 産婦人科漢方研究のあゆみ. 2009; 26: 70-4.
3) 後山尚久, 坪倉省吾, 井本広済, ほか. 排卵障害例に対する温経湯の投与による内分泌変動について ゴナドトロピンの律動性分泌を含めて. 日本不妊学会雑誌. 1990; 35(1): 80-5.
4) 五十嵐正雄. 温経湯と当帰芍薬散の不妊症 とくに排卵障害と黄体機能不全症に対する効果. 漢方医学. 1985; 9(10): 85-8.
5) 後山尚久, 坪倉省吾, 佐伯理男, ほか. 体重減少性排卵障害に対する温経湯の投与による内分泌変動 とくにゴナドトロピンの律動性分泌について. 日本不妊学会雑誌. 1991; 36(4): 787-91.
6) 石津綾子, 辻勲, 金村和美, ほか. 多嚢胞性卵巣症候群（PCOS）による排卵障害に対する温経湯併用クロミフェン療法の自験例. 産婦人科漢方研究のあゆみ. 2009; 26: 84-5.
7) 安井敏之, 苛原稔. 【女性のライフサイクルと漢方】排卵障害と漢方. 産婦人科治療. 2004; 89: 427-33.
8) 保條佳子, 浅井光興, 鈴木正利, ほか: 不妊症に対するクロミフェンと温経湯の併用療法について. 漢方医学. 2000; 24(4): 176-7.
9) Bützow TL, Kettel LM, Yen SS. Clomiphene citrate reduces serum insulin-like growth factor I and increases sex hormone-binding globulin levels in women with polycystic ovary syndrome. Fertil Steril.

1995; 63: 1200-3.
10) 小山嵩夫, 下地祥隆, 大原基弘. 幼若雌ラットにおける温経湯の視床下部内 LH-RH, 下垂体内 LH, FSH に及ぼす影響について. 日本不妊学会雑誌. 1991; 36(3): 621-5.
11) 安井敏之, 高橋久寿, 吉田順一, ほか. クロミフェン無効の正プロラクチン血性排卵障害症例に対するクロミフェン-温経湯併用療法の検討. 日本不妊学会雑誌. 1990; 35(1): 86-93.
12) 沖利通, 堂地勉. 不正性器出血を合併する子宮腺筋症に対するきゅう帰膠艾湯の止血効果. 産婦人科漢方研究のあゆみ. 2008; 25: 57-61.
13) 岩淵慎助. 芎帰膠艾湯による機能性子宮出血の止血効果. 日本東洋医学雑誌. 2000; 50: 883-90.
14) 假野隆司, 土方康世, 清水正彦, ほか. 随証漢方療法で生児を獲得した卵巣機能不全不妊症 100 例の漢方医学的ならびに西洋医学的解析. 日本東洋医学雑誌. 2008; 59: 35-45.
15) 沖利通, 堀新平, 河村俊彦, ほか. 不妊治療における気の異常改善の重要性. 産婦人科漢方研究のあゆみ. 2012; 29: in press.

【沖　利通】

特別コラム①

わが国における不妊症治療の発展について

　日本生殖医学会の前身である日本不妊学会の発足が昭和31年（1956年）で，この頃から不妊症が医療の対象となってきた．当時は，人工授精（AIH，AID），開腹子宮・卵管形成術，タイミング法，Kaufman療法（rebound現象利用）や妊馬血清（PMSG）注射による排卵誘発が主な治療法であった．その後，クロミッド，hMGなどの排卵誘発剤が登場し，ホルモンの免疫学的測定，抗精子抗体測定，腹腔鏡検査，超音波検査が不妊診療に導入され，不妊原因の追及が可能となったが，難治性不妊症に対する治療法の開発が伴わなかった．

　1978年にイギリスで世界最初の体外受精児が誕生し，わが国でも，大学病院を中心にすぐにこの先端的医療技術の導入が計られ，1982年に日本受精着床学会が設立された．当初は，自然またはクロミッド排卵周期で，2〜4時間毎の尿中LH測定と全身麻酔による腹腔鏡下の採卵で，採卵針，培養液の調達はすべて自前であった．1983年にわが国最初の体外受精児が誕生して以来，hMG＋GnRHアナログによる調節卵巣刺激，経腟超音波ガイド下での採卵，採卵針と培養液の購入が可能となり，IVF-ET治療は大学病院から不妊専門クリニックへと普及していった．

　その後，顕微授精（ICSI），胚盤胞移植，胚凍結保存の導入により生殖補助医療は著しく進歩したが，品胎以上の多胎妊娠が急増し大きな社会問題となり，日本産科婦人科学会では会告により胚移植は原則3個（1996年）から1個（2008年）となった．ICSIの登場により多くの難治性不妊症は解決したが，子宮欠損，早発閉経などの絶対不妊症では代理懐胎，配偶子提供しかなく，その実施に当たっては倫理的・社会的・医学的問題が提起され，社会的コン

センサスが待たれている.

　最近, マウスではGS細胞, ES細胞, iPS細胞由来の始原生殖細胞を精巣に移植して作製した精子で体外受精し, 代理母マウスに移植して子孫の誕生することが証明され, その臨床応用についての生命科学的研究が2005年設立の日本生殖再生医学会で討議されている.

【香山浩二】

【1】一般不妊治療—男性不妊症

6 精液検査法の標準化

　男性不妊症の原因の8割以上は造精機能障害であり（表1-24），男性不妊症に対する診療の第一歩は精液検査である．泌尿器科における男性不妊症専門外来ではもちろんのこと，不妊クリニック（婦人科）でも精液検査を施行しない施設はないと断言できるほど，臨床的にはありふれた検査である．しかし，一口に精液検査といえども，その検査手順は必ずしも明確ではなく，診断基準も曖昧である．実際，精液検査を目視で行っている施設もあれば，自動測定器を用いている施設もある．当然ながら信頼のおける検査法の確立と普及が望まれてきた．その意味では，最も信頼される精液検査法として，以前から「WHO laboratory manual for the examination and processing of human semen（以下，WHOラボマニュアル）」に解説された手順が知られて

●表1-24●男性不妊症の原因

造精機能障害	83.0%
原因不明	56.1%
精索静脈瘤	35.9%
その他	8.0%
精路通過障害	13.7%
性機能障害	3.3%

（平成10年度厚生省分担研究—臼井班—より）

おり，さらに日本における検査法の統一を目指した「精液検査標準化ガイドライン」もすでに発刊されている．ただ，いずれも臨床応用における問題点が指摘されてきた．

ここでは，精液検査法の標準化を目指した経緯と，精液検査が抱える問題点について解説する．

A 精液検査法の標準化を目指す必要性

精液検査法の標準化を目指す理由として，以下の3点があげられる．

1点目は，他施設とのデータ比較についてである．たとえば，不妊患者の紹介などにおいて，別の検査法で行われた精液検査であれば結果が微妙に異なり，そのため紹介元と紹介された側で治療内容が変更されることも予想される．施設間で統一した検査法を行い，結果の信頼度を増す努力は当然のことであろう．

2点目は，ARTや男性不妊症に対する治療成績に関する情報の公開についてである．泌尿器科医が行う精索静脈瘤に対する外科的治療についても，治療前後で異なった精液検査法で精子数や運動性を算出していた場合，治療成績を正しく評価したとは言い難い．実際このことが，精索静脈瘤に対する治療の有用性に未だ一定の結論がでていない一因にもなっている．また精子減少症や運動無力症に対して行う内科的治療についても，小規模な臨床研究で様々な薬剤の有用性が報告されているが，施行した精液検査法によりその反応性が異なって報告されている可能性が指摘されている．同様にARTに対する成績についても，いかなる状態の精液を用いたかにより，その意味合いは異なるであろう．したがって，治療成績を解析するため，あるいはその情報の公開においても，統一した検査法が必要となろう．

最後に，最も重要な問題として，疫学調査でのquality controlという点があげられる．実は，この数十年間においてヒト男性の精子数が減少しているという衝撃的な報告がいくつかなされ，議論をよんだ（図1-17）[1]．しかし，年代を超えた疫学調査を行う場合，時代に左右されない普遍的な検査法が必要となる．また，臨床の現場で施設間の検査法の統一が重要であったように，疫学調査の結果を都市別，国別で比較検討するには，疫学調査機関においても信頼のおける検査法の全世界的な普及が必要となる．

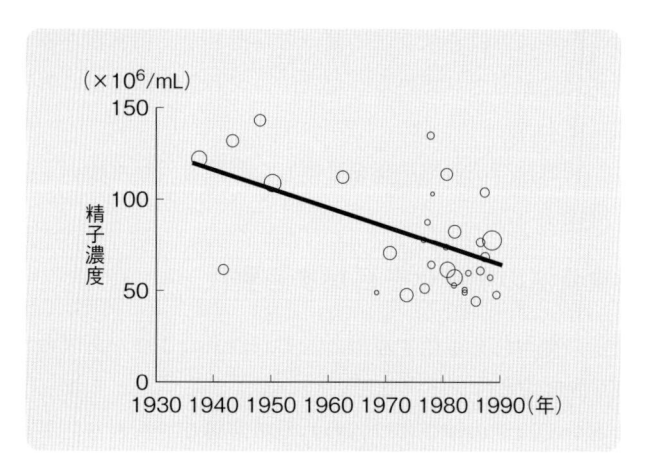

●図 1-17● 精子濃度の推移

　これらの理由から，精液検査法の標準化が重要と認識されるようになった．

B 日本の精液検査法の現状と精液検査標準化ガイドライン作成の経緯

　精液検査測定値の施設間におけるばらつきは以前から指摘されている[2]．しかし，それでも日本における精液検査法は，未だ統一された状態とはいえない．

　一般に，外来診療中に精液検査を実施する場合は時間的制約がある．臨床の現場で頻用されるマクラーチャンバー（図1-18）は，よほど精子濃度が高い精液を除けば基本的に精液原液を用いて検査が行えるため，検査時間が短縮され，外来診療に適している．また，マクラーチャンバーは，精子濃度と精子運動率を同時に評価し得る利点も有している．ただ，測定値，特に運動率についての誤差が以前から指摘されてきた．測定する精液量を 5 μL とした時，運動率のばらつきが最も少ないとされているが（図1-19），用いる精液量まできちんと確認している施設は，実際には少ない．ましてや正常形態率はマクラーチャンバーによる測定では，感覚的な評価に留まっている感がある．

　一方，施設によっては，自動測定器を導入しているところもある．自動測定器の中で最も信頼されているものが，精子運動解析装置 computer aided sperm analysis（CASA）であろう．しかし，CASA で得られた測定値の問題

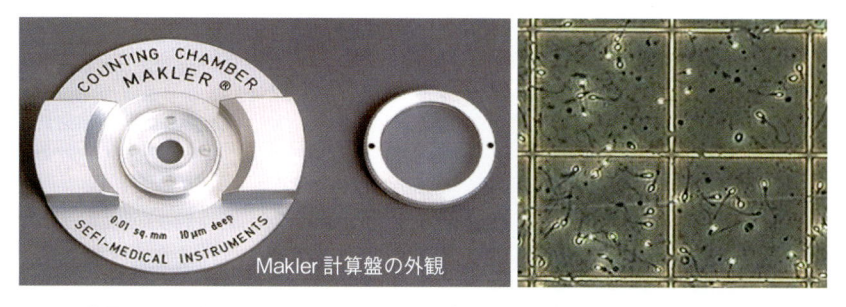

●図1-18●マクラーチャンバー（左）と顕微鏡下像（×200）（右）

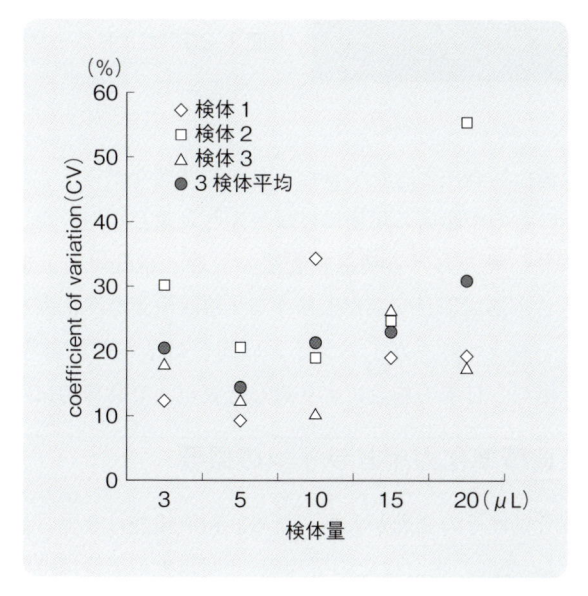

●図1-19●マクラーチャンバーによる精子運動率測定時の検体量と誤差

点も数々報告されているうえ[3]，測定に時間がかかることから臨床の現場での使用は困難とされる．また，高額であることも導入を躊躇させる理由になっている．したがって，現状ではCASAも研究レベルでのみ用いられていることが多く，精液検査法は未だ自動測定器により標準化できる段階ではない．

信頼度の面からは，国際的に推奨されているWHOラボマニュアルによる

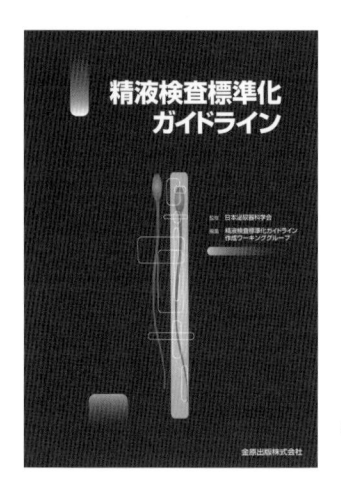

●図 1-20●ガイドライン表紙
（文献 4 より）

検査手順が最適な検査法とされてきた．しかし残念ながら，この WHO ラボマニュアルそのものが臨床の現場にはほとんど普及しなかった．こういった背景の中，より信頼のおける精液検査法の浸透と精度の向上を目指して，2003 年 7 月，日本泌尿器科学会が監修する「精液検査標準化ガイドライン」[4]が発刊された（図 1-20）．ガイドラインの内容は基本的には WHO ラボマニュアルを準拠し，日本の施設により適した表現法で具体的に示された．

C 精液検査標準化ガイドラインの概要

　一般に精液所見はその変動が大きいため，精液検査は 3 カ月以内に少なくとも 2 回施行し，2 回の場合はその平均値，3 回以上の場合はその中央値を採用する．採取場所は 1 時間以内に持参可能なところであり，1 時間以内に持参できない場合は施設内での採取とする．採取した検体は 37 度に保温した状態で運搬することなどが推奨されている．射精直後のヒト正常精液はゲル状で精嚢由来の膠様物を含むかなり粘稠な灰色がかった黄色調で，射精後約 20 分で液状化される．液状化を待たないと運動率の低下を認めるので注意を要する．そのためガイドラインでは採取後 37 度で約 15～60 分間，静置した後，計測することとしている．精液はマスターベーションにより広口びんに採取し，採取の際コンドームなどは使用せず，禁欲期間は 2 日（48 時間）以上 7 日以内としている．精液が何時に採取されたか，全量採取されたかどう

うか，唾液などの混濁がないかなどを事前に確認する．

　実際の測定においては，精子濃度と精子運動性を別々に評価することとしている．まず混和，均一化した精液 10 μL をスライドグラスにのせ，400 倍で観察し，5 カ所以上の視野で 200 個以上の精子について，A: 速度が速く，直進する精子，B: 速度が遅い，あるいは直進性が不良な精子，C: 頭部あるいは尾部の動きを認めるが，前進運動していない精子，D: 非運動精子の 4 つに分類する．この分類を 3 回行い，平均値を運動性の測定値とする．次に，運動率測定に使用した標本を用いて 1 視野（400 倍）に見える精子の数により，希釈液（0.1% TritonX-100，1.0% ホルマリン）を用いて正しく 5 倍希釈，10 倍希釈，20 倍希釈，50 倍希釈のいずれに希釈し，精子濃度を測定する．測定には，Burker-Turk または改良型 Neubauer 血球計算盤を用いる．さらに正常形態率の測定には，精液 5〜20 μL を塗抹処理し，パパニコロー染色などを行い，Kruger らの strict criteria[5] に基づき判定することとしている．

D WHO ラボマニュアル第 5 版

　2010 年，WHO がラボマニュアルを改訂し，第 5 版を発刊した[6]ので，ガイドラインとの相違点を中心に概要を解説する．

　運動性については，200 倍または 400 倍の位相差顕微鏡を用いて 200 個の精子を反復測定することを原則とし，その評価は，これまでと異なり，前進運動精子（PR）: 速度に関わりなく，非常に活発に，直線的にあるいは大きな円を描くように動いている精子，非前進運動精子（NP）: 前進性を欠いた様々な運動性を有する精子，例えば小さな円を描くように動く，精子頭部の位置をほとんど動かすこともできない程度の尾部の運動性，鞭毛運動だけが観察

● 表 1-25 ● 精液検査基準値

精液量	1.5 mL 以上
精子濃度	1500 万/mL 以上
総精子数	3900 万以上
運動率	40% 以上
正常形態率	4% 以上（奇形率 96% 未満）
総運動精子数	1560 万以上

される精子，不動精子（IM）：動きがみられない精子の 3 段階に分類することとなった．精子濃度については，基本的にはこれまでと同様で，適切な希釈倍率，適切な計算盤の使用が改めて推奨され，1 検体あたり少なくとも 200 個の精子を計測するとしている．精子運動性，精子濃度を含めた基準値はこれまでよりやや低い値となった．基準値を表 1-25 に示す．

E 臨床上の問題点

　精液検査標準化ガイドライン，あるいは WHO ラボマニュアルに基づいた精液検査法は，操作がきわめて煩雑であり，スタッフに余裕のない医療施設で日常的に行うのは困難である．精液検査の精度が上がり，結果の信頼度が増すにしても，臨床での使用が躊躇されれば決してベストの検査法とは言えない．実際，日本泌尿器科学会が監修したガイドラインも，泌尿器科内ですら，さほど浸透しなかった．ましてや，婦人科が診療を行う不妊クリニックでは，ガイドラインの存在すら認知されてこなかった．

　標準化を目指した指針で推奨される検査法の煩雑さに加えて，精液検査が抱える問題点を 3 点指摘する．まず，前述のごとく，精液検査所見はその変動が大きいため，同じ患者であっても検査日によって測定値が異なる．したがって，1 回の精液検査でどれほど厳密に数量的評価を追求する必要があるのかという問題である．突き詰めれば，1000 万/mL の精子濃度結果が，仮に厳密に検査して 1100 万/mL と再評価されたとしても，どれほどの意味をもつのかという点に集約される．実際，変動が激しいからこそ，複数回検査を施行し，精子濃度がどの程度かという大まかな情報さえつかめれば，細かい数値にはこだわらないとする施設が多いように思われる．このことは，研究や疫学調査は別にして，臨床における精液検査自体が抱える最大の問題点といえよう．

　第 2 に，ガイドラインに基づいた検査法の精度管理の問題である．以前，男性不妊症の治療や研究を日常的に行っている本邦 5 施設で，ガイドラインに従い精液検査を行い技術者間の精度管理を行ったところ，得られた数値にばらつきが存在したと報告された．おそらく，さほど専門的に施行していない施設で精液検査を行えば，ばらつきはさらに大きくなるであろう．すなわち，精液検査においては検査する者（医師や技師）間でのばらつきがどうし

ても存在すること，さらにこのばらつきを解決するには，あらかじめ精子濃度や運動率が判明しているサンプルを用いた共通のトレーニングシステムが必要となることなど，信頼度における問題点が指摘される．ガイドラインでは，既知のサンプルを CD により配布することで精度コントロールを試みたが，未だ充分解決をみた段階ではない．

　さて，より現実的な問題点として，保険診療点数の低さがあげられる．一部，精液検査を自費診療で行っている施設もあると聞くが，一般には保険診療内で施行されていることが多い．精液検査の診療報酬点数は 70 点である．診療行為の採算性の面からみれば，設備投資や人材の確保，教育に見合った点数とは言えない．これでは，仮に精液検査の重要性を認識したとしても，新たな検査法の導入などコストのかかる試みは敬遠されるであろう．

F 今後の方向性

　ガイドラインによる検査法の抱える問題点は根深い．検査手順が煩雑で，同時にその習得や維持にはトレーニングが必要となり，さらにそれだけ精度の高い検査を施行しても診療報酬が低いとなると，標準化の道は容易ではない．したがって，今後望まれるのは，できるだけ手間がかからず，ガイドラインでの測定値と遜色のない精度で，短時間のうちに測定結果を得られる検査法であり，その意味から，よりシンプルかつ信頼度の高い自動測定器も候補の1つであろう．われわれは以前，様々な精子濃度，運動性の精液サンプルに対して，ガイドラインに従った測定で得られた測定値と精子運動解析装置 sperm motility analysis system（SMAS）で得られた測定値の比較を行った（図1-21）[7]．126 例における検討で，精子濃度においては相関係数 0.985，精子運動性においては相関係数 0.945 ときわめて高い相関性が確認された．ただし，CASA 同様，精子以外の細胞を精子と認識してしまう危険性も否定できず，実際，精子濃度が低いサンプルでは誤差が大きく，必ずしも測定値すべてにおいて満足のいく結果ではなかった．

　現状では，ガイドラインに従った目視法を凌駕する，信頼のおける検査法は存在しない．また精子形態については目視に頼らざるを得ない現実も存在する．困難な命題ではあるが，臨床に即した新たな検査法が普及し，同時に新たな検査法には，検査法に見合った診療保険点数が収載されることを期待

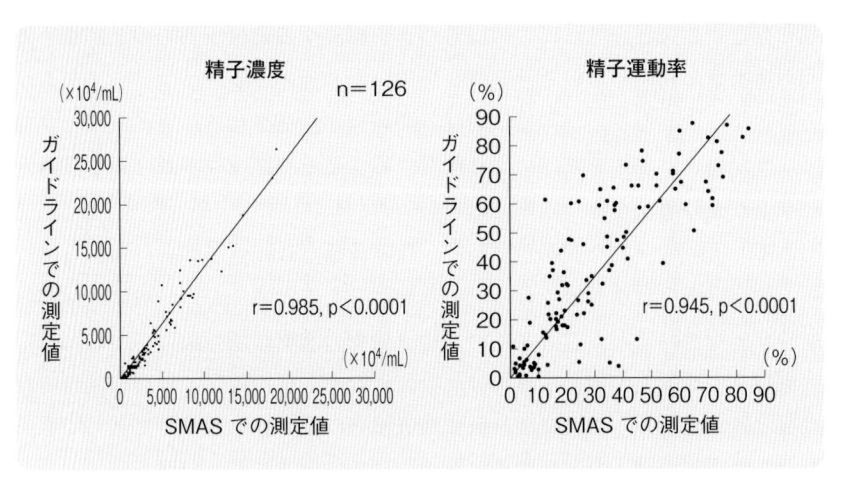

●図1-21●ガイドラインとSMASでの測定値比較（文献6より）

したい．

■文献
1) Carlsen E, Giwercman A, Keiding N, et al. Evidence for decreasing quality of semen during past 50 years. BMJ. 1992; 305: 609-13.
2) Jorgensen N, Auger J, Giwercman A, et al. Semen analysis performed by different laboratory teams: an intervariation study. Int J Androl. 1997; 20: 201-8.
3) Holt W, Watson P, Curry M, et al. Reproducibility of computer-aided semen analysis: comparison of five different systems used in a practical workshop. Fertil Steril. 1994; 62: 1277-82.
4) 精液検査標準化ガイドライン作成ワーキンググループ. 精液検査標準化ガイドライン. 東京: 金原出版; 2003.
5) Kruger TF, Acosta AA, Simmons KF, et al. Predictive value of abnormal sperm morphology in in vitro fertilization. Fertil Steril. 1988; 49: 112-7.
6) WHO. WHO laboratory manual for the examination and processing of human semen, 5th Edition. 2010.
7) Komori K, Tsujimura A, Ishijima S, et al. Comparative study of sperm motility analysis system and conventional microscopic semen analysis. Reprod Med and Biol. 2006; 5: 195-200.

【辻村　晃・宮川　康】

【1】一般不妊症治療—男性不妊症

7

男性不妊治療
～薬物療法～

　男性不妊症とは，不妊原因が男性側に認められる場合でありWHOの報告では不妊症の約半数を占める．このような多数の男性不妊症ではあるが，薬物療法にはいくつかの問題点がある．①疾患の特殊性が関与するためか過去にrandomized control test（RCT）が行われた薬物が少ない，②男性不妊症の75％までが原因の不明な特発性精子形成障害であり[1]，病因特異的な治療ができない，などである．反面，視床下部下垂体性障害のように病因特異的薬物療法の効果が期待できる領域もある．さらに近年の生殖補助医療 assisted reproductive technology（ART）の急速な進歩に伴って薬物療法の意義にも変革が認められる．挙児希望夫婦の願いは，「自然妊娠」による出産であることは異論がないところであるが，現在では夫婦の希望に応じてARTの適応を考慮した治療をするべき時代になったといえる．薬物療法の効果判定には精液検査が用いられる．従来の精液検査法としてはマクラーチャンバーを用いた方法が世界的に主流であったが，同法には施設間の比較ができないなどの欠点があった．このために最近本邦では新しい精液検査ガイドラインが使用され始めたが，一部では手技の煩雑さも指摘されている．さらに射出精液による精液検査の場合に重要なことは，現在のところ薬物が精子形成のどの段階で効果を及ぼしているのかがわかっていないため，精子形成開始時点から精巣内および精巣上体を通過するのに要する平均75日間は評価期間として必要であるという認識をもつことである．また，ART時代になった薬

物療法の効果が全て精子数や運動率などのいわば古典的パラメータに反映されるわけではなく，現在の精子機能検査以外にも新しく有用かつ簡易な判定法が求められる．本稿では，ホルモン療法と非ホルモン療法に大別して従来の薬物療法と今後期待される薬物に関して概説したい．

A ホルモン療法

原則として低ゴナドトロピンや低アンドロゲン血症が適応である．しかし筆者は非ホルモン療法が奏功しない特発性症例などに患者の希望があれば本療法を行うこともある．

1 GnRH療法

以前には生理的分泌に類似させるために自動注入ポンプを用いる間歇的皮下投与が施行された[2]が，次項のゴナドトロピン療法との効果に差はなく現在はその管理の困難さからもほとんど施行されない．またより簡便な経鼻GnRHアナログ療法が症例を選んで行われたことがあったが，他の療法に比べての有用性は証明されていない．

2 ゴナドトロピン療法

従来よりhCG製剤とhMG製剤を単独や併用で投与する治療法が行われてきたが，注射製剤のために大半が青壮年で多忙な患者の頻繁な来院を必要とする欠点があった．最近，自己注射が保険適用となった遺伝子組み換え型ヒト卵胞刺激ホルモン製剤 recombinant human FSH（r-hFSH，ゴナール F®）が利用できるようになったことは診療上の大きな進歩である[3]．頻度としては男性不妊症の1％以下であるが，低ゴナドトロピン性性腺機能低下症 male hypogonadotropic hypogonadism（MHH）が本来の適応であり，公費助成制度もある．投与法は通常hCG製剤を1000～5000 IU，週2～3回皮下注して血中テストステロン値の正常化後も精子出現がなければ，r-hFSH製剤を150～300 IU，週3回併用投与する．ただしhCGとr-hFSHを最初から併用したほうが精子形成導入が促進される．

3 抗エストロゲン療法

抗エストロゲン剤は，視床下部レベルでの内因性のエストロゲンへの競合阻害により，ネガティブフィードバックを抑制することで GnRH，さらにゴナドトロピンの分泌を促進させる．本邦では主にクロミフェンクエン酸塩（クロミッド®）が用いられる．筆者は，クロミッド®25 mg 1日1回を連日投与している．過去に多くの RCT がなされ，ART との併用で一定の成績を認める報告もあるが，自然妊娠率向上への有効性は証明されていない．したがってこの薬剤は副作用は少なく安価ではあるが，3カ月毎に効果の評価を行い漫然と長期投与すべきではない．

4 アロマターゼ阻害薬

アンドロゲン（テストステロン）からエストロゲンへの変換に関与するアロマターゼの酵素反応を選択的に阻害して，精子形成に抑制的に働く血中エストロゲンを低下させる．主に testolactone が用いられた．しかし RCT では妊娠率への効果はなかった．

B 非ホルモン療法

血中ホルモン値を含めて特異的な原因が不明な特発性精子形成障害への非特異的薬物療法は，精子のエネルギー代謝，DNA 合成や酸化的ストレスに対する薬物効果を期待したものが中心である．

1 カリクレイン製剤
a）カリクレイン

カリクレインは，膵や腎など生体内に広く分布した kinin-releasing enzyme (or kininogenase) の1つであり脈管系の血圧調節や毛細血管の透過性亢進，レニン-アンギオテンシン系を介した血圧調節，腸管吸収への機能など多彩な生物活性を有している．生殖系においてもカリクレインは精漿中の kininogen から bradykinin と kallidin を解離させて精子の運動性やエネルギー代謝を亢進させている．そのため臨床的にカリクレイン製剤が薬物として使用されており特に精子運動率への有用性が報告されてきた．しかし in vitro では精液への添加により精子の運動を改善させるため ART での精液

調整に応用されるが，内服による精液所見や妊娠率の改善はRCTレベルでは明らかにされてはいない[4]．

2 ビタミン製剤

a）ビタミンB_{12}（メチコバール®）

悪性貧血患者の精子が増加していたことをきっかけに薬効が知られるようになった．特に補酵素型のメチコバール®は活性が強くメチル基転移反応を介して生体内のDNA合成，蛋白合成，リン脂質合成の促進作用を有する．そのため精細胞へのDNA合成などへの効果を期待して男性不妊症でも使用されている．過去のRCTでは6000 μg/日投与によりLH正常などの一定の条件下の症例で治療効果が認められた[5]．

b）葉酸（フォリアミン®）

葉酸は精子形成過程で重要なDNA合成に必須の成分である．亜鉛との併用投与の二重盲検試験により精子濃度の改善が報告されている[6]．

3 酵素製剤

a）ATP（アデホス®）

ATPは高エネルギーリン酸結合を介した生体内の重要なエネルギー伝達物質である．人工受精用凍結精子保存液にATPを添加することによって融解後の精子の蘇生率や運動性が良好になったことで臨床応用され始め，精子の受精能への改善効果も示されIVFにも利用されている[7]．また精子運動性改善に対するカリクレイン製剤との相互作用も報告されている．

b）Coenzyme Q_{10}（Co-Q_{10}，ノイキノン®）

Co-Q_{10}はミトコンドリア内膜に存在するユビキノンであり，細胞の有機的な呼吸によりエネルギーが産生される際に消費される．抗酸化作用を有しているので抗酸化療法の項で詳述する．

4 漢方製剤

複数の生薬の混合である漢方製剤は組成成分が抗ストレス作用，末梢血管拡張作用，蛋白質合成促進作用，ステロイド様作用を有している．生殖機能に対しては精巣内蛋白合成やテストステロン分泌促進，精子運動能保持作用

●表1-26●非ホルモン内服薬物処方の例

補中益気湯（人参養栄湯）	2.5 g/日，1日3回
메チコバール	1.5 mg/日，1日3回
カルナクリン	150 IU/日，1日3回
ユベラ	300 mg/日，1日3回
シナール	1200 mg/日，1日3回

が証明されている．男性不妊症にも副作用が少ないなどの利点があり以前よりよく使用されている．臨床的には，補中益気湯，人参養栄湯，八味地黄丸，牛車腎気丸，柴胡加竜骨牡蛎湯などが用いられるが，現在までにRCTでの有効性を示したエビデンスはない．

筆者の非ホルモン内服薬物療法の処方を表1-26に示す．

C 今後期待される薬物療法（抗酸化剤を中心に）

最近抗酸化剤を含む食品の摂取量が少ないほど精液所見が低下しているという結果が報告された[8]．いわゆる活性酸素類 reactive oxygen speieces (ROS) とは不対電子を1つ以上もつ分子であり，細胞内で酸化剤として代謝エネルギーに利用された酸素から発生し周囲の細胞に有害となる．生殖系においては少量のROSはむしろ生理的に必要であり精子の受精能獲得などに関与する．一方，細胞膜内に不飽和脂肪酸が多い精子はROSに対して脆弱であるといわれる (oxidative stress; OS)．さらに最近ではROSが精子DNAにも影響を及ぼすことが知られている．細胞が恒常性を保つためにROSを消去するスカベンジャーが作用するが，特発性精子形成障害にこのシステムの不備によるOSが関与している可能性があるという観点から最近は男性不妊症においても抗酸化療法が注目されている．

a）カルニチン

カルニチンはヒトではほぼ全て食事からの摂取が必要な親水性の抗酸化剤であり，ミトコンドリア内での遊離脂肪酸の有効利用の促進，細胞膜の脂質過酸化の抑制などにより精子のエネルギー代謝に関係し，精子運動における主要なエネルギー源となる．実際精子はカルニチンやアセチルLカルニチンが高濃度の精巣上体内で運動能を付加される．したがって生体内でカルニチンが不足すると精子の運動性低下につながり，ROSによる精子への攻撃

も増強する．過去の報告では，2～4 g/日の内服により精子運動性のみならず正常形態率の向上も認められた[9]．なお精液検査では投与6カ月時点で効果が固定される．

b）ビタミンE

代表的な脂溶性抗酸化剤であり，細胞膜に局在し脂質過酸化を抑制することで他のスカベンジャーの活性を増強させている．単独やビタミンCとの併用により精子運動率や妊娠率の向上に有用との報告がある[9]．他剤との併用では精子DNA断片化率も改善させている．ただし精子形態への改善効果の報告はない．

c）ビタミンC

代表的な水溶性抗酸化剤であるが，ROSの捕捉により細胞膜上で生成されたビタミンEラジカルの再還元作用を介してビタミンEとの相乗作用が推定されている．また精漿中に多量存在しており多種のROSから精子を保護している[9]．以上の観点より筆者は，1日ビタミンE 300 mgおよびビタミンC 600～1200 mgの併用で投与している．

d）Coenzyme Q_{10}（Co-Q_{10}，ノイキノン®）

ATP合成やエネルギー産生に関する以外の抗酸化作用の機序としてはビタミンEをリサイクルさせることが知られている．Co-Q_{10}は精漿中に高濃度に含まれており精子では大半が中片部のミトコンドリア内膜に局在する．臨床的には，内服により精子運動率の改善や，60 mg/日の内服でICSIでの受精率の向上に寄与したとの報告がある[8]．

e）セレン

生体内の必須微量元素であり抗酸化作用のある酵素（セレノプロテイン，グルタチオンペルオキシダーゼ等）の構成成分にもなっている．生殖系では精子DNAをOSから保護することにより精巣発育や精子形成に必要とされる．血清セレン低下のある不妊患者での内服（100 μg/日）による精子運動率改善[10]や最近ではセレンとそれに協調するビタミンE併用投与によるRCTで有意の精子運動率改善と脂質過酸化の抑制が報告された．

f）亜鉛

必須微量元素であり抗酸化酵素を含む生体内の多数の酵素の活性に関与する．不妊症患者とコントロール間で精漿中亜鉛濃度には有意な差が認められ

● 表 1-27 ● 主な抗酸化剤の単独あるいは併用療法の妊娠率への効果(文献 13 より改変)

抗酸化剤	抗酸化剤の妊娠率への効果（対コントロール）
ビタミン E	21% (11/ 52) vs 0% (0/ 35), p=0.003
亜鉛	22% (11/ 49) vs 4% (2/ 48), p<0.03
セレン, ビタミン A, C, E	11% (5/ 46) vs 0% (0/ 18), p=0.15
カルニチン	13% (4/ 30) vs 0% (0/ 26), p=0.04
アセチル L カルニチン, カルニチン	22% (22/101) vs 2% (2/118), p<0.01
L カルニチン, アセチル L カルニチン	20% (9/ 44) vs 20% (3/ 15), p=1
ビタミン A, C, E, N アセチルシステイン, 亜鉛	5% (1/ 20) vs 0% (0/ 22), p=0.95

ている．また亜鉛欠乏は精子形態異常に関係するとの報告や，葉酸（5 mg/日）と亜鉛（66 mg/日）の併用で正常形態精子数の有意な改善が報告されている[6]．

g）グルタチオン

生体内で最も多い還元剤であり細胞の構成成分を OS から保護している．グルタチオンペンオキシダーゼを媒介として種々の ROS を還元し解毒する．600 mg/日，2 カ月間の筋注により精子の前進運動性への有意な改善効果が報告されている[11]．

h）リコピン

ビタミン A 活性をもたないカロチンであり ROS を低下させる抗酸化物質であるが，体内では合成されない．トマトの赤い色素に含まれる．4 mg/日，3 カ月間のリコピン投与での精子数および運動率の改善が報告されたが高度乏精子症には効果を認めていない[12]．

最後に，各々の抗酸化剤での治療の妊娠率の成績を表 1-27 にまとめた．

D 男性機能障害への薬物療法

最近，erectile dysfunction（ED）や射精障害などの性機能障害による不妊症が増加している．また近年の ART の進歩とともにその際に使用する精液

採取の機会が増えているが，そのような治療過程での続発性 ED も問題となりつつある．治療として，ED に関してはバイアグラ®，レビトラ®，シアリス®などの PDE5 阻害剤，射精障害には塩酸イミプラミン（トフラニール®），アモキサピン（アモキサン®）などの服用が適応となる．この際に配偶者あるいはその妊孕能への特別な副作用がないことを説明することが望ましい．

E その他の薬物療法

膿精液症として認められる生殖系の感染症による不妊症が考えられる場合，その大半が前立腺炎由来であることより前立腺炎の治療に準じて抗菌剤が使用される．頻度は高くないが抗精子抗体が検出される免疫不妊症に対してステロイド療法が施行されていた時期もあったが，現在では ART が治療の主体である．

むすび

現在における男性不妊症への薬物療法を概説した．最終治療手段として，ART の選択が可能な時代の薬物療法にはその副作用や配偶者の条件も含めた適応の妥当性などを充分に説明して患者や配偶者の理解を得る必要があり，的確な効果判定とむしろ中止時期の判断が重要ともいえる．反面，特別な処置を必要としない薬物療法のみで自然妊娠を獲得することが望ましいのは異論のないところであり，今後も効果の確立された薬剤を求めて研究が必要である．さらにはメタボリック症候群が問題となる時代にあって高 BMI と精液所見低下の関連が報告される[1]ように，薬物療法以前にダイエット療法なども状況に応じて考慮すべきである．

■文献
1) Rittenberg V, El-Toukhy T. Medical treatment of male infertility. Hum Fertil. 2010; 13: 208-16.
2) Morris DV, Adeniyl-Jones R, Wheeler M, et al. The treatment of hypogonadotrophic hypogonadism in men by the pulsatile infusion of luteinising hoemone-releasing hormone. Clin Endocrinol. 1984; 21: 189-200.
3) Liu PY, Turner L, Rushford D, et al. Efficacy and safety of recombinant

human follicle stimulating hormone (Gonal-F) with urinary human chorionic gonadotrophin for induction of spermatogenesis and fertility in gonadotrophin-deficient men. Hum Reprod. 1999; 14: 1540-5.
4) Keck C, Behre HM, Jockenhövel F, et al. Ineffectiveness of kallikrein in treatment of idiopathic male infertility: a double-blind, randomized, placebo-controlled trial. Hum Reprod. 1994; 9: 325-9.
5) 熊本悦明, 丸田 浩, 石神襄次, 他. Oligozoospermiaに対するMecobalaminの臨床効果 ―二重盲検比較試験による検討―. 泌尿器科紀要. 1998; 34: 1109-32.
6) Wong WY, Merkus HM, Thomas CM, et al. Effects of folic acid and zinc sulfate on male factor subfertility: a double-blind, randomized, placebo-controlled trial. Fertil Steril. 2002; 77: 491-8.
7) Rossato M, La Sala GB, Balasini M, et al. Sperm treatment with extracellular ATP increases fertilization rates in *in-vitro* fertilization for male factor infertility. Hum Reprod. 1999; 14: 694-7.
8) Mendiola J, Torres-Cantero AM, Vioque J, et al. A low intake of antioxidants is associated with poor semen quality in patients attending fertility clinics. Fertil Steril. 2010; 93: 1128-33.
9) Agarwal A, Sekhon LH. The role of antioxidant therapy in the treatment of male infertility. Hum Fertil. 2010; 13: 217-25.
10) Scott R, MacPherson A, Yates RW, et al. The effect of oral selenium supplementation on human sperm motility. Br J Urol. 1998; 82: 76-80.
11) Lenzi A, Culasso F, Gandini L, et al. Placebo-controlled, double-blind, cross-over trial of glutathione therapy in male infertility. Hum Reprod. 1993; 8: 1657-62.
12) Gupta NP, Kumar R. Lycopene therapy in idiopathic male infertility―a preliminary report. Int Urol Nephrol. 2002; 34: 369-72.
13) Ross C, Morriss A, Khairy M, et al. A systematic review of the effect of oral antioxidants on male infertility. Reprod Biomed online. 2010; 20: 711-23.

【近藤宣幸】

【1】一般不妊症治療—男性不妊症

8 男性不妊症診療
~手術療法~

　男性不妊症に対する手術療法の適応となる疾患として，精索静脈瘤，非閉塞性無精子症，閉塞性無精子症，射精障害などがある．精索静脈瘤は，男性不妊外来に訪れる患者の実に4人に1人が罹患しているといわれており，手術の適応となる患者も多い．また，無精子症に対しては精巣内精子採取術 testicular sperm extraction（TESE）にて精子採取が可能であれば顕微授精（ICSI）にて挙児のチャンスがあるといえる．本稿では，一般的に男性不妊症外来でも適応となる患者が多い精索静脈瘤手術とTESEについて解説する．

A 精索静脈瘤手術

　WHOの報告によれば，造精機能障害のある患者の25.4%に精索静脈瘤があるとされている．造精機能障害が起こる原因として，精巣にかかる酸化ストレス，陰嚢温度の上昇，低酸素，アシドーシス，腎および副腎からの代謝産物への曝露などが指摘されている．Eversらは，精索静脈瘤手術の治療成績についてsystemic reviewを行い，手術は有効な治療法とはいえないという男性不妊を扱う泌尿器科医にとって衝撃的な報告をした[1]が，最近のmeta-analysisの多くは，触知可能な精索静脈瘤患者に対して，手術の有効性を報告している[2,3]．

　不妊患者の触知可能な精索静脈瘤に対する手術手技として高位結紮術（Palomo法），腹腔鏡下手術，顕微鏡下低位結紮術（inguinal/subinguinal）が

●表1-28● 精索静脈瘤手術の手術別検討

手技	自然妊娠率	再発率	陰嚢水腫形成率
Palomo	37.69%	14.97%	8.24%
Laparoscopic	30.07%	4.3%	2.84%
Ivanissevich	36%	2.63%	7.3%
Microscopic (inguinal/subinguinal)	41.97%	1.05%	0.44%
Radiologic embolization	33.2%	12.7%	—

あるが，自然妊娠率，再発率，術後陰嚢水腫形成率を考慮すると，顕微鏡下低位結紮術が最も有効であると考えられる（表1-28）[5]．顕微鏡下低位結紮術の利点としては，侵襲性が低い，動脈の温存が可能である，外精静脈の結紮を行うことができるということがあげられる．欠点として，顕微鏡を扱う技術が必要であることや，多数の分岐した内精静脈を処理する必要があることが考えられる．思春期以後で，触知可能な精索静脈瘤を認め，さらに①精液所見が異常，②疼痛，違和感などの有症状例，③精巣容量に左右差がある，のいずれか1つでも該当する症例は手術の適応となる．

　顕微鏡下低位結紮術施行時の麻酔は，局所麻酔，腰椎麻酔，全身麻酔のいずれかで行われる．外鼠径輪より末梢側を3cmほど皮膚切開し，精索を同定してペンローズドレーンを精索の下に通して固定する．精索には外精筋膜，内精筋膜の層があり，切開して剥離する（図1-22）．その際，精管と精管動静脈系を剥離し，内精索系のみをペンローズドレーンで固定する．精管系と内精索系の間は鈍的に剥離が可能である．精巣動脈はドップラーを用いて同定し，内精静脈のみを結紮切断し，動脈は温存する．術中，動脈に攣縮が発生した場合は，パパベリンを用いる．リンパ管は，可能な限り温存する．われわれの施設では，精管静脈は結紮していない．内精筋膜，外精筋膜を5-0 PDSで連続縫合し，皮膚は4-0 PDSで埋没縫合する．ダーマボンドで創を固定して手術を終了する．

　近年の報告では，精液検査所見に異常を認める触知可能な精索静脈瘤患者に対して手術群と無治療群を比較したところ，手術群において有意に妊娠率が高いことが報告されている（36.4〜33% vs 20〜15.5%）[2,3]．これらの結果を考慮すると，精索静脈瘤患者に対する手術は有効であると考えられる．

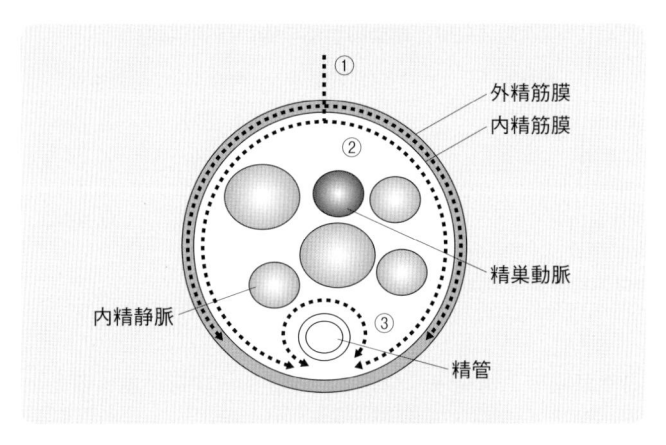

図 1-22 精索血管系の遊離
①外精筋膜の剥離
②内精筋膜の剥離
③精管の剥離

B 精巣内精子採取術
testicular sperm extraction（TESE）

　TESE は，射精液中に精子の認められない無精子症や射精障害の患者に対して，精子を獲得する手段として行われる．この結果得られた精巣精子は受精能がないため，通常の体外受精では用いることができず，すべて顕微授精（ICSI）に供されることになる．したがって，TESE-ICSI で 1 つの完結した ART の治療単位である．

　無精子症は，精路閉塞がその原因である閉塞性無精子症 obstructive azoospermia（OA）と精子形成障害が原因である非閉塞性無精子症 non-obstructive azoospermia（NOA）に分けられる．OA の治療の第一選択は精路再建であるが，精管欠損や閉塞距離が長いため再建不可能な場合には，TESE ないしは顕微鏡下精巣上体管精子吸引術 microsurgical epidydimal sperm aspiration（MESA）が行われる．TESE に比較して MESA のほうが運動精子を多数獲得できるため，施設によっては OA に対して MESA を行っている場合もあるが，採取された精巣上体液中に白血球の混入が多いことや，術後の疼痛が TESE よりも強いこと，また術前に OA と考えられてい

た症例の5%ほどがNOAである可能性があることから,多くの施設ではTESEが行われている.

　射精障害の場合は,その多くは腟内射精障害であり,心因性や思春期からのマスターベーション方法の誤りが原因となっている場合が多く,難治性である.また,一度も射精できたことのない原発性射精障害や,脊椎損傷や骨盤内手術や末梢神経障害による射精障害では経直腸電気刺激(必要な器具は本邦薬事未承認)や精囊精管膨大部前立腺マッサージ(ASAP massage)[6]で精子回収を試みるが,不可能な場合にはTESEが行われる.

　TESEには,conventional TESEとmicrodissection TESEがある.conventional TESEは従来行われていた精巣生検である.多くの場合,精巣を陰囊外に脱転もしくは陰囊内にて,精巣白膜に切開を加えて精細管組織を採取する.無作為に決定した1カ所で,精巣白膜を小切開し,精子回収を試みる.採取組織を細切して観察用顕微鏡(×200-400)で調べて精子回収できなければ,片側6カ所程度まで生検箇所を増やしている.採取される精細管組織量はmicrodissection TESEよりも多くなる.また,麻酔は局所麻酔・脊椎麻酔・全身麻酔が用いられている.

　microdissection TESEは,陰囊皮膚切開して精巣を陰囊外に脱転させてから,顕微鏡下に白膜を切開(多くの場合精巣長軸方向)し,精細管組織を白膜から剥きおろして可及的広範囲を検索することにより,精子形成のありそうな精細管を特定して,それを採取する(図1-23).精子形成のある精細管は太く,色調がやや白色調であり,精子形成のない細い精細管の中に島状に点在している場合が多い[7-9].採取される精細管組織量はconventional TESEと比較して格段に少なくなる.また,顕微鏡下手術であるため,精細管組織中を横断する血管を温存することが可能であり,conventional TESEの際に損傷することが多い白膜直下の血管網を損傷することなく白膜縫合ができるため,術後の精巣萎縮の危険性は低い.採取された精細管組織量が少ないため,エンブリオロジストが精子を探し出しやすいという利点も有している.しかし,マイクロサージェリーの技術・手術用顕微鏡が必要なこと,長時間手術(1～2時間)になるため,できるだけ全身麻酔が望ましいという欠点も存在する.採取された精細管の断面の組織像と採取された精巣精子を図1-24に示す.

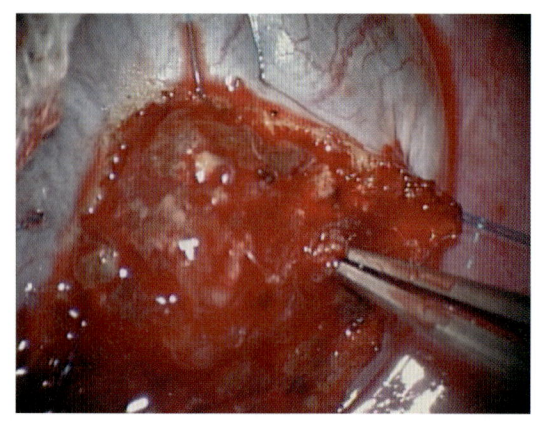

●図1-23● 太く乳白色調を呈する精細管を採取する

●図1-24● 採取した精細管組織から精子を抽出する

 NOA患者では，conventional TESEと比較してmicrodissection TESEの回収率は際だって高いため，NOAに対してはmicrodissection TESEを行うべきであると考えられる（表1-29）．OAであればconventional TESEでもmicrodissection TESEでも精子回収が可能であるため前者でよいと考えら

● 表1-29 ● TESEの手技による精子回収率(%)の差

	conventional TESE	microdissection TESE
閉塞性無精子症	100	100
非閉塞性無精子症	16.7	44.6

● 表1-30 ● conventional TESEとmicrodissection TESEの比較

	conventional TESE	microdissection TESE
適応	主にOA	主にNOA
麻酔	局麻・脊麻・全麻	原則全麻
手術用顕微鏡	不要	必要
マイクロサージェリーの技術	不要	必要
採取組織量	採取箇所数により多くなる	少量
血流障害の発生頻度	高い	低い
術後精巣萎縮の可能性	高い	低い

れるが，OAかNOAかの術前判断が困難な場合はmicrodissection TESEを選択すべきである．表1-30にconventional TESEとmicrodissection TESEの比較をまとめた．

むすび

ICSIの技術発展により，男性不妊症に関して，病態解明や造精機能の改善よりも，早期の段階でARTが選択される傾向にある．確かに卵巣刺激のような女性に関する研究は進んだが，精巣刺激といった精子形成を促すような研究は少ない．しかし，不妊症の原因の半分が男性由来とすると，男性に対する不妊治療も当然必要になると考えられる．婦人科の先生方も是非泌尿器科を利用していただき，女性だけでなく男性に対する不妊治療を併せて行っていくことが重要であると考える．

■文献

1) Evers JL, Collins JA. Assessment of efficacy of varicocele repair for male subfertility: a systematic review. Lancet. 2009; 374: 1171-8.
2) Ficarra V, Cerruto MA, Liguori G, et al. Treatment of varicocele in

subfertile men: The Cochrane Review-a contrary opinion. Eur Urol. 2006; 49: 258-63.
3) Marmar JL, Agarwal A, Prabakaran S, et al. Reassessing the value of varicocelectomy as a treatment for male subfertility with a new meta-analysis. Fertil Steril. 2007; 88: 639-48.
4) Agarwal A, Deepinder F, Cocuzza M, et al. Efficacy of varicocelectomy in improving semen parameters: new meta-analytical approach. Urology. 2007; 70: 532-8.
5) Cayan S, Shavakhabov S, Kadioğlu A. Treatment of palpable varicocele in infertile men: a meta-analysis to define the best technique. J Androl. 2009; 30: 33-40.
6) Okada H, Fujisawa M, Koshida M, et al. Ampullary, seminal vesicular and prostate massage for obtaining spermatozoa from patients with anejaculation. Fertil Steril. 2001; 75: 1236-7.
7) Okada H, Dobashi M, Yamazaki T, et al. Conventional versus microdissection testicular sperm extraction for nonobstructive azoospermia. J Urol. 2002; 168: 1063-7.
8) Tsujimura A, Miyagawa Y, Takao T, et al. Salvage microdissection testicular sperm extraction after failed conventional testicular sperm extraction in patients with nonobstructive azoospermia. J Urol. 2006; 175: 1446-9.
9) Schlegel PN, Li PS. Microdissection TESE: sperm retrieval ain nonobstructive azoospermia. Hum Reprod Update. 1998; 4: 439.

【小堀善友・岡田　弘】

特別コラム②

特発性男性不妊症の病態解明に迫る

　精子形成機構は複雑に交差し，ジェネティックな異常とエピジェネティックな異常に集約される．後者は，対象として「ゲノムの屑」と考えられていたゲノム DNA を扱うことが多く，自ずとゲノムの機能解析に向かうことになる．特に，ここ数年精細胞系の DNA メチル化および microRNA（miRNA）などが注目されてきた．

　細胞内トランスクリプトーム（転写産物）は，タンパクに翻訳されない多量の small non-coding RNA（sncRNA）を含んでいる．当初，Y 染色体上精子形成候補遺伝子 DAZ，RBMY などは，RNA 結合（RNA に結合する定型的な構造）をもち，non-coding RNA（タンパクをコードしない RNA）が精子形成に重要な役割をもつことを示唆していた．今日，精巣には piRNA（PIWI interfering RNA；生殖細胞に特異的発現をする small RNA）とよばれる sncRNA が特異的に多量に存在し，さらに新規内在 small RNA（18〜30 塩基程度の小分子 RNA であり，25 塩基を越える比較的長い RNA は精子形成に関与している）も同定されるに至っている．piRNA は精細胞特異的に多種類（数千種）発現していることが知られるようになった．実際，これらは，ゲノム内に散在する繰り返し配列「長鎖散在反復配列」（long interspersed nuclear element；LINE）などのトランスポゾンの発現産物である．一方では LINE-1 などのように機能的遺伝子が存在し，RNA 結合タンパクも発現翻訳されている[1]．これらの調節には，LINE のメチル化が大きく関与している[2]．

　ゲノム解読プロジェクトにより，遺伝子をコードしている DNA はわずか数％に過ぎないが，ゲノム内の繰り返し配列は，ヒトゲノムの 70％以上に及

んでおり，この領域の重要性が明らかになってきた．さらに，ゲノム分析において，性染色体（X，Y）と精子形成機能に関する研究はゲノム DNA の視点からまだ端緒についたところである．精細胞の分化（精子形成）は減数分裂という激烈な過程を経ているが，性染色体の発現は meiotic sex chromosome inactiviation（MSCI；対染色体の1つから遺伝子が発現するが，他方を不活性化する機構）によって不活性化されている[3]．近年の知見では，精細胞の減数分裂期に X と Y の染色体の相同領域が対合されないため，MSCI の機構が働かず，性染色体にリンクした遺伝子が発現し続けることによって，男性不妊を惹起する可能性も考えられている[4]．同様に，常染色体にもある相同染色体の遺伝子量 gene dosage の調節，すなわち不活性機構において，対となる相同染色体の過剰な減数分裂時の不活性化によって精細胞分化の抑制が生じている．減数分裂不活性化機構は，47，XXY などの染色体数異常症の病因に関与している可能性が高い．

　以上，特発性男性不妊症の病態解明には様々な研究を要するが，当面はゲノムを用いたエピジェネティックな分析，とりわけ miRNA と相同染色体の不活性化が注目される．

■文献

1) Xu M, Medvedev S, Yang J, et al. MIWI-independent small RNAs (MSY-RNAs) bind to the RNA-binding protein, MSY2, in male germ cells. Proc Natl Acad Sci. 2009; 106: 12371-6.
2) Reuter M, Berninger P, Chuma S, et al. Miwi catalysis is required for piRNA amplification-independent LINE1 transposon silencing. Nature. 2011; 480: 264-7.
3) Turner JMA. Meiotic sex chromosome inactivation. Development. 2007; 134: 1823-31.
4) Mueller JL, Mahadevaiah SK, Park PJ, et al. The mouse X chromosome is enriched for multicopy testis genes showing postmeiotic expression. Nat Genet. 2008; 40: 794-9.
5) Sin HS, Ichijima Y, Koh E, et al. Human postmeiotic sex chromatin and its impact on sex chromosome evolution. Genome Res. 2012; 22: 827-36.

【髙　栄哲・並木幹夫】

【1】一般不妊症治療―カウンセリング

9 生殖遺伝カウンセリング

　生殖補助医療 assisted reproductive technology（ART）は標準的な不妊治療として広く臨床応用されており，不妊治療の成績を大きく向上させており，その高い治療効果は明らかである．また安全性にも大きな問題はないとされているが，各種報告をみるといくつかの課題が浮かび上がってくる[1-4]．また生殖医療と遺伝との直接的な関連では，カップルのもつ遺伝的な原因で不妊や習慣流産を起こすこともある．こうした点は遺伝カウンセリングとして対応するのが最も適切であると思われるので，いくつかの定型的な課題と対応を示す．

①妊娠前：不妊や習慣流産の原因としてカップルのいずれかが染色体異常保因者である可能性
②妊娠後から出生時：顕微授精では染色体異常を有する児の出生率が上昇する可能性
③出生後：小児の悪性腫瘍やゲノム刷り込み現象による疾患の発症率が自然妊娠より増加する可能性
④次世代への影響：男性不妊において，自然妊娠が困難な遺伝的要因による造精機能障害の治療では，要因が次世代の男児へ伝わる可能性

　こうした課題は生殖医療を行うには不可欠な「生殖遺伝カウンセリング」として新たな領域を確立しつつある．

A 不妊や習慣流産の原因としてカップルのいずれかが染色体異常保因者であるケース

　不妊治療を行っている患者の染色体異常の頻度は，その病態によって異なり，正常排卵周期を有する一般不妊治療を行っている不妊患者では0.58%（1/172人）程度で一般女性と差がない．一方でARTの段階に進んだ女性では染色体異常率は上昇する2.5%（1/40人）．そしてARTの段階に進んだ不妊原因不明女性では10%近い女性に染色体異常（主に構造異常）を認める．原因不明不妊症でconventional IVFやICSIを行っても，良好胚をえられないようなケースではカップルの染色体検査を考慮する．

　また習慣流産については，①流産組織の染色体検査で，染色体の構造異常が認められた場合，②連続しているかどうかにかかわらず3回以上の流産既往がある場合，にはカップルの染色体検査は不可欠である．習慣流産カップルの約5.5%にいずれかが，相互転座やロバートソン転座などの，均衡型構造異常を有しており，これは一般頻度の10倍程度に上昇していると考えられる．

　染色体検査を行う場合は，できるだけカップル2人とも同時に実施するほうがその後の方針を明確にする上で望ましい．しかし，その場合には染色体異常がみつかった場合に，それが2人のどちらであるかを明らかにして欲しくないというカップルもあるので，検査を実施する際と結果に異常があって説明する際には，充分な遺伝カウンセリングを行って，必ずカップルにその意向を確認してから告知する．

　不育症でカップルのいずれかに染色体の均衡型構造異常が判明した場合に，その後の治療をどのように行うかは判断が難しい．すなわち自然妊娠を継続して試みるか着床前診断 pre-implantation genetic diagnosis（PGD）に移行するかである．そのまま自然周期で経過をみた場合でも，最終的に健常な児をもうけている確率は40〜50%という欧米の報告や，61.1〜72.4%（保因者は相互転座）というわが国の報告もある．結果的にはPGDとほとんど同じ生児獲得率を得ていることになる．一方で相互転座保因者は反復流産をきたした場合に，その次の妊娠での流産率が68%と保因者でない群の28%よりも有意に上昇している．PGDを実施したところ，この流産率は自然周

期の81～88％からPGD周期では13～21％に低下したという．PGDを行った場合の妊娠率はEuropean Society of Human Reproduction and Embryology（ESHRE）の報告では，1回の胚移植あたり相互転座で20％，ロバートソン転座で30％程度とされていて，妊娠率は通常の体外受精とほとんど差はない．以上をまとめると，自然妊娠を継続的に試みると次回妊娠での流産率は高いが，何度も試みているうちにいつか成功する可能性がある．一方でPGDを行うと妊娠した場合の流産率は低いが，自然妊娠可能な場合でもIVFが必要となり，またIVF自体の成功率も考慮する必要がある．最終生児獲得率はどちらも同じ程度とすると，いずれを選択するかはカップルの判断となる．なお自然妊娠を何度も試みて児が得られるかどうかの判断の一助になる方法として，カップルのうちの保因者のほうの両親の染色体検査を行うという方法もある．もし両親のいずれも保因者であれば，その両親からその方は生まれたのであるから，可能性はあると考えることもできる．両親が保因者でない場合は突然変異であり，可能性は推定できない（不可能と断定できるわけではない）．

B ART妊娠で出生した児の一般的な先天異常のリスクをどう考えるか

　新生児の先天異常の一般頻度は，約2.5～3％（1人/33～40人）で，これらの児は何らかの医療的対応を必要とする形態的先天異常を認めるとされる．これに精神発達遅滞・遺伝性疾患を加えると3～4％に新生児異常を認める．不妊治療自体が新生児異常を増加させる明確なデータはないが，結果的に不妊治療妊娠では新生児異常率が上昇すると思われる．自然妊娠とART妊娠を比較すると一例としては3％が3.9％程度に軽度増加するという程度の報告が多く，またART群では通常の体外受精 conventional IVF（cIVF）群とICSI群とでは有意に差はないと思われる．自然妊娠と比較した場合にはART群では不妊女性に特有の不利な条件がいくつかあり，たとえば不妊治療群では高齢に片寄る傾向があり，不妊原因としてカップルのいずれかが染色体構造異常の保因者という場合があったり，高度男性不妊症では精子に染色体異常を生じる可能性が上昇したりという点である．不妊治療が原因ではないが結果的に不妊治療を受けたカップルから出生する児の先天異常率は上

昇するということになる．

C ART妊娠の出生児と悪性腫瘍発症についての関連性のとらえ方

　ARTによる妊娠においては受精〜胚発育初期の環境（培養環境や胚盤胞移植，凍結胚，孵化補助法）が自然妊娠の卵管〜子宮という自然環境とは異なる．そしてcIVFではこのような環境の違いが小児の悪性腫瘍の増加を引き起こす可能性があるのかどうか，また顕微授精や着床前診断においては顕微操作micromanipulationという卵子に対する侵襲的な操作が染色体や遺伝子に障害を与えて腫瘍化に関連しないかどうか，といった点に関してのデータの解析と評価がなされてきた．

　小児期には悪性腫瘍自体は頻度の多い疾患ではないが，白血病や悪性リンパ腫，脳腫瘍，神経芽細胞腫，網膜芽細胞腫，Wilms腫瘍などがある．これらの腫瘍の発症率とARTが関連するかどうかについては，さまざまな疫学的報告がある．白血病は小児期の悪性腫瘍としては最も頻度が高い（小児の悪性腫瘍全体の約38％）が，明確なリスクの上昇は証明されていない．また，網膜芽細胞腫については明らかな因果関係は示されていない．ただし，網膜芽細胞腫は次項に示すゲノム刷り込み現象にも関連した疾患であることから，今後も観察を続ける必要がある．神経芽細胞腫についても明らかな因果関係は示されていない．悪性腫瘍全体としての発症率を調査した研究においても，ほとんどの結果はARTと悪性腫瘍の発症率に関連はないとする結果を得ている．遺伝カウンセリングでも基本的なスタンスとしては，ARTと小児期の悪性腫瘍のリスクとは明確な関連は示されていないとしてよいと思われる．しかし体外受精児が誕生してまだ30年程度であり，悪性腫瘍が多くなるのは成人期以降であり，これらの時期の発症についてはまだデータがないことや，小児の悪性腫瘍についても，ART妊娠での出生が急増しているのはこの10年程度であり，症例数の点から以前の統計では得られなかった新たな報告がなされる可能性はある．

D ゲノム刷り込み現象（インプリンティング）の異常による疾患発症について

　ゲノム刷り込み現象とは父親由来の遺伝子と母親由来の遺伝子の発現が異なる現象である．通常の遺伝子は父親または母親由来の染色体のどちらにあっても発現の制御は等しく受けるのが基本であるが，一部の遺伝子は父親または母親由来のどちらかのみが発現する．この場合に発現しないほうの遺伝子は刷り込みを受けていると表現する．これは遺伝子のメチル化による不活性化がその本態とされている．本来発現するべき父親または母親由来の遺伝子が何らかの原因（遺伝子変異や欠失）により正常に発現しなかった場合や，本来は父親と母親から1本ずつ由来すべき染色体が，2本ともいずれか不活化遺伝子をもつほうのみに由来する変異を起こした場合（片親性ダイソミー）には，遺伝子が不活性化されてしまい，疾患につながることがある．このゲノム刷り込み遺伝子が関連する疾患としてPrader-Willi症候群やAngelman症候群，Beckwith-Wiedemann症候群，Silver-Russell症候群，網膜芽細胞腫などが知られている（表1-31）．

　ARTによる妊娠でゲノム刷り込み遺伝子の関連する疾患の頻度が上昇する可能性が指摘されている．ARTによるゲノム刷り込み現象の異常の増加はICSIにより生まれた児にAngelman症候群の児が2名みられたという報告が契機となった．この報告でAngelman症候群の原因は母親の遺伝子の不活化を示すゲノム刷り込み遺伝子の異常が示されたことから，ICSIがゲノム刷り込み遺伝子に影響を与える可能性が指摘され，他の同じ発症機序による疾患への影響が危惧される状況となった．またBeckwith-Wiedemann症候群についても複数の報告によりARTによる妊娠での増加が報告された．

● 表1-31 ● ゲノム刷り込み現象が関連する疾患とARTとの関連

疾患名	ARTとの関連性
Prader-Willi症候群	関連するという報告はない
Beckwith-Wiedemann症候群	増加の報告が多い
Angelman症候群	増加の報告はあるが，否定的報告も多い
網膜芽細胞腫	増加の報告はあるが，否定的報告も多い
Silver-Russell症候群	1症例報告のみ，増減は不明

なお，Prader-Willi 症候群は ART による妊娠例での増加は報告されていない．Silver-Russell 症候群は，子宮内発育遅延，出生後は発達障害，比較的巨大頭蓋による逆三角形の顔貌を特徴とするまれな症候群である．ART 妊娠後に罹患が判明した症例が 2 例報告されているが，頻度が増えるかどうかは不明である．

　ART 治療群では Beckwith-Wiedemann 症候群の児の出生頻度が増加しているのは事実として，ART 治療がその原因かもともと難治性不妊症のカップル自体に内在する要因が関連しているのかは明確ではなく，実際の出生頻度（数千人に 1 人程度）からみて過剰な心配をする必要はないと思われる．少なくとも今後は ART とゲノム刷り込み現象の異常を解明するためには，ART で生まれた児の大規模な追跡調査（コホート調査）と理論的な裏付けとなる基礎的研究が不可欠である．

E 顕微授精と染色体異常妊娠との関連性について

　卵細胞質内精子注入法（ICSI）による顕微授精妊娠は，1992 年に初めて報告されて以来，胎児異常とくに染色体異常妊娠との関連についての情報が蓄積されてきた．ICSI の安全性について当初不安をもたれたのは，大きく 2 つの理由があり，1 つは ICSI という人為的な受精操作自体が受精卵～胚に影響を及ぼす可能性と，当初の適応であった男性不妊すなわち高度の乏精子症患者の精子を用いることの安全性の 2 点であった．このうちの前者は大きな問題はないことが明らかとなった．しかし，ICSI 妊娠での染色体異常の頻度はまったく自然妊娠と同じというわけではない（表 1-32）．

　現在，信頼のある多数症例の解析報告の 1 つは，2002 年に Bonduelle らが多数の ICSI 妊娠の症例をまとめ，出生前診断による染色体異常の頻度として報告したものである[5]．それによると 1586 例の ICSI 妊娠での出生前診断による染色体異常は 47 例（2.96％）で，このうち親由来と考えられる転座型などの構造異常が 22 例（1.39％），それを除外した純粋な突然変異 de novo の染色体異常が 25 例（1.58％）となっている．この 25 例のうち性染色体異常は 10 例（0.63％），常染色体の数的異常が 8 例（0.5％），転座などの構造異常が 7 例（0.44％）となっている．これらの染色体異常率はいずれも文献報告による一般頻度の 3～5 倍程度に増加している．しかし，このうち常染

● 表 1-32 ● ICSI 妊娠による染色体異常妊娠の頻度について

染色体異常	Bonduelle ら 2002 年報告 対象 1586 例		Jozwiak ら 2004 年報告 対象 1136 例		Gjerris ら 2008 年報告 対象 556 例		一般頻度
	n	(%)	n	(%)	n	(%)	(%)
突然変異	25	(1.58)	14	(1.2)	16	(2.9)	(0.45)
性染色体異常	10	(0.63)	7	(0.62)	1	(0.2)	(0.19)
常染色体異常	15	(0.95)	7	(0.62)	15	(2.7)	(0.26)
数的異常	8	(0.50)	3	(0.26)	10	(1.8)	(0.14)
構造異常	7	(0.44)	4	(0.35)	5	(0.9)	(0.11)
親からの遺伝	22	(1.39)	3	(0.26)	8	(1.4)	(0.47)
均衡型構造異常	21	(1.32)	3	(0.26)	8	(1.4)	(0.45)
不均衡型構造異常	1	(0.06)	0	(0)	0	(0)	(0.023)
合計	47	(2.96)	17	(1.5)	24	(4.3)	(0.92)

色体の数的異常（21 トリソミーなど）は ICSI 妊娠の妊婦の年齢が比較的高齢であることから，年齢を考慮すると異常率の増加は説明できる．しかし性染色体異常と構造異常の頻度は年齢の影響はほとんどないとされており，高齢妊娠では説明できず，ICSI 妊娠で染色体の構造異常と性染色体異常は増加していると考えざるをえない．ただし，これらの染色体異常がみられた症例は ICSI の適応が男性因子であり，重症乏精子症男性では本人の染色体は正常であったとしても，精子が染色体異常を有している比率が一般頻度より高いと報告されていることから，もともとの精子での染色体異常の増加が ICSI で性染色体異常と構造異常が増加する原因と考えられる．

その後の 2004 年の Jozwiak らや 2008 年の Gjerris らの報告，我々が実際に経験した兵庫医科大学の症例の分析でも，ほぼ同様の傾向がある[6,7]．以上のような報告をまとめると，ICSI を用いた妊娠では，染色体異常の児が生まれる確率が上昇すると思われる（表 1-32）．その理由は ICSI を含めて不妊治療患者全体に当てはまるが，1 つは高齢妊娠の割合が高くなることによりダウン症などのトリソミーの増加である．もう 1 つは構造異常と性染色体異常であるが，これらの異常は男性因子を適応として ICSI を行った場合に増加することが示唆されていること，実際に乏精子症や精子無力症の場合には染色体異常を有する精子の割合が高くなるという報告があることから，男性因

子を適応としてICSIを実施した場合に，常染色体の構造異常や性染色体異常が増加すると考えられる．ICSIの操作自体が胚に障害を与えて染色体異常が増加するわけではないとしても，結果的にはICSIによる妊娠での染色体異常は一般頻度に比べて増加することになると考えられる．ICSI実施対象者にはこうした点を事前に説明しておくことが必要と考える．

F 重度乏精子症におけるY染色体の微小欠失と次世代への伝播の問題

重度乏精子症や非閉塞性無精子症の男性の約3〜15％にY染色体長腕に位置するazoospermia factors（AZF）遺伝子の微小欠失が検出される（図1-25）．重度乏精子症のカップルでは，自然妊娠では妊娠不可能であったとしても，精巣生検などでICSIであれば，わずかでも精子が回収できれば妊娠が

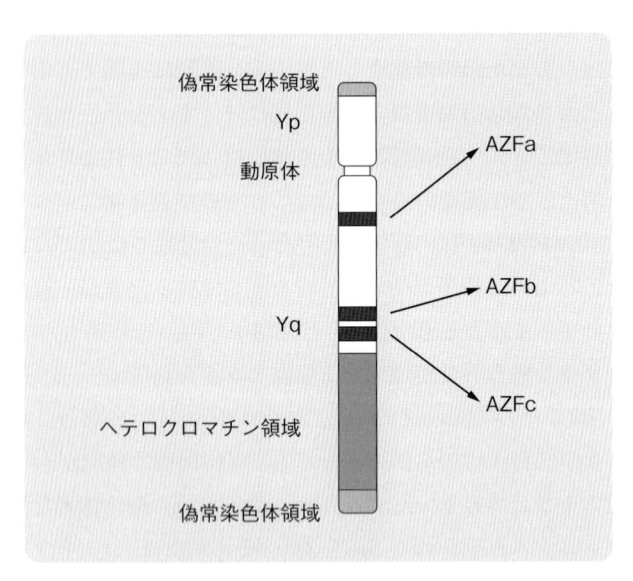

●図1-25● 無精子症因子azoospermia factor（AZF）はY染色体長腕Yqの中間部分の欠失であり，3つの領域AZFa, AZFb, AZFcが同定されている．
このうちAZFc領域には重要な遺伝子の1つであるRNA結合タンパク質のdeleted in azoospermia（DAZ）遺伝子が存在する．

可能である．2004年のSimoniらの報告ではAZFa完全欠失，AZFb完全欠失，AZFb＋c完全欠失では精巣内精子採取法 testicular sperm extraction（TESE）を行っても精子回収の可能性は極めて低いとされている．またAZFcのみの完全欠失であればTESEによる精子回収の可能性は高い（70％程度）とされている[8]．ただし，精子が回収できて妊娠できた場合に児が男児であれば，Y染色体を受け継ぐので，微小欠失も受け継ぐことになり，その男児が成人になった際にも乏精子症となる可能性が高い．またこの微小欠失は世代を経る際に新たに生じたり，拡大したりすることもあり，Y染色体の欠失をもたない，または微小欠失が非常に軽度の乏精子症の父親から受け継いだY染色体が，新たに微小欠失が生じたり，欠失の範囲が拡大して，その男児が乏精子症になったり重症化したりする可能性もある．これらはまだ充分な実証には至っていないものの可能性については留意しておく必要がある．造精機能に関わる遺伝子は常染色体上にも存在し，その機能の全体像が解明されたわけではないが，ICSIによる造精機能障害の次世代への伝達の可能性についてはARTを行う前に遺伝カウンセリングを行う必要がある．

むすび

　生殖医療は配偶子形成〜受精〜着床〜胚の発育〜胎児という生命の萌芽の過程を取り扱うことから，本質的に遺伝医療とは密接な関係を有している．しかし，以前の不妊治療は，排卵調節や人工授精，卵管形成などが中心で，技術的に受精現象そのものを扱うわけではなく，遺伝医療との接点は少なかった．本来ならばARTの導入時点で，遺伝カウンセリングが生殖医療にも取り入れられるべきであったと考えるが，当時の日本においてはまだ遺伝カウンセリングという概念があまり知られていなかった．その後のICSIやPGDの導入に伴い徐々に遺伝カウンセリングの必要性が認知されてきた．遺伝カウンセリングは，不妊治療を受けるカップルにとってARTの遺伝的リスクや未解明の点を理解するという点がもちろん重要である．しかし実際にはARTを提供する医療者側にとっても，一定の確率で生まれる先天異常や染色体異常のリスクをあらかじめ理解してもらっておくということは，実際にそうしたことが起こった場合のトラブルを未然に防ぐという意味でも大きな意味をもつ．これまで遺伝カウンセリングは生殖医療専門医や臨床遺

専門医などの医師によることが多かったが，近年は遺伝カウンセリングの専門職である認定遺伝カウンセラーがART施設でも活躍を始めており，充実した生殖遺伝カウンセリングが医師の負担を軽減する形でなされている．

■文献
1) 三浦清徳. ARTに伴う妊娠の臨床的問題. 産婦人科の実際. 2006; 55: 237-43.
2) 鈴森 薫. ARTと遺伝. 産婦人科治療. 2007; 95: 138-43. 特集 臨床遺伝学―診療に必要な最新情報. 臨床婦人科産科. 2007; 61: 1098-177.
3) 澤井英明. 生殖医療と遺伝カウンセリング 特集生殖医療のトピックス. 臨床婦人科産科. 2009; 63: 1444-9.
4) 澤井英明. 生殖補助医療と遺伝カウンセリング. 産婦人科治療. 2010; 100: 873-9.
5) Bonduelle M, Van Assche E, Joris H, et al. Prenatal testing in ICSI pregnancies: incidence of chromosomal anomalies in 1586 karyotypes and relation to sperm parameters. Hum Reprod. 2002; 17: 2600-14.
6) Jozwiak EA, Ulug U, Mesut A, et al. Prenatal karyotypes of fetuses conceived by intracytoplasmic sperm injection. Fertil Steril. 2004; 82: 628-33.
7) Gjerris AC, Loft A, Pinborg A, et al. Prenatal testing among women pregnant after assisted reproductive techniques in Denmark 1995-2000: a national cohort study. Hum Reprod. 2008; 23: 1545-52.
8) Simoni M, Bakker E, Krausz C. EAA/EMQN best practice guidelines for molecular diagnosis of y-chromosomal microdeletions. State of the art 2004; Int J Androl. 2004; 27: 240-9.

【澤井英明】

10 生殖心理カウンセリング

【1】一般不妊症治療―カウンセリング

A 生殖心理カウンセリングとは

　現在では女性も様々な選択肢から自分の意志で人生設計を立てることが当たり前の時代になり,「子ども」という選択も「授かる」というよりは「作る」存在になってきていることが指摘されている[1]．

　医療者は「目の前にいる患者は子どもが欲しいと望み,不妊治療を受けることを選択した」ということを前提にその目的に向かって最善の医療を提供し,そのための情報提供やインフォームドコンセントを行ってきた．そのことは医療者として当然のことであり,なにより患者が医療者に望むことであると思われる．

　しかしながら,「子どもをもつ」ということは,人生の根幹に関わることであり,いろいろな思いが絡む複雑な過程である．ましてや不妊治療は「子どもが欲しい」という気持ちだけでは解決できない様々な苦痛を伴うことが近年明らかになってきた（図1-26）．

　このようなことから最近では医療者の中から心理専門家の関与の必要性が求められるようになってきた．2003年,「日本生殖医療心理カウンセリング研究会（2005年より日本生殖医療心理カウンセリング学会）」が医師の主導の下に立ち上げられ,2005年度から学会による認定制度が発足し,現在では学会が養成・認定した生殖心理カウンセラー,生殖医療相談士（看護師など

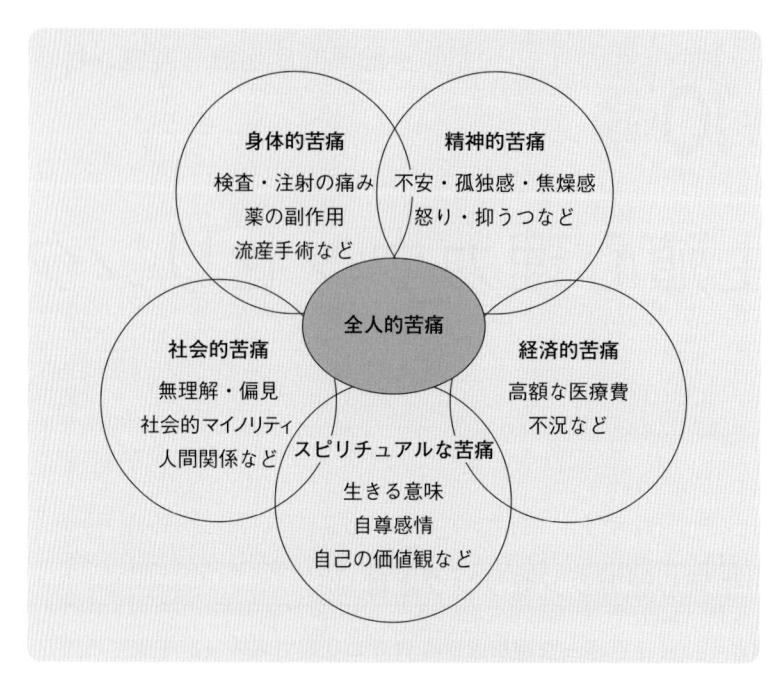

●図1-26●不妊症患者の全人的苦痛

の医療スタッフ）が現場で活躍している．

　ここで，生殖心理カウンセリングと医療者の相談やインフォームドコンセントとの違いを筆者が経験した事例を参考に述べてみたい．なお，プライバシーへの配慮のため，全ての事例は変更を加えた架空のものとなっていることをご了承いただきたい．

〔事例1．Aさん40代　IVF5回以上　2回目の流産後〕

　医師より「何度丁寧に説明しても納得した様子がなく，何度も同じ話で相談に来る」とのことで心理相談を依頼された．

#1．200X年7月

　相談室に入ってくるとすぐに先月流産したこと，その後すぐに治療に入ろうと思っていたのに休みの期間を入れなければならない（1カ月）といわれたこと，医師や看護師からの説明は理解できるが納得できないことなど，こ

れまでの治療経過に加えて医療者への不満やイライラ，自分でも怖しいほど日常生活でも攻撃的になっていることを早口に，時に涙を流しながら30分以上話された．筆者（以後 Th とする）はできるだけ口を挟まず，相槌程度にとどめ，傾聴することとした．治療がなかなか思うように進まないことや年齢からくる焦燥感などから思考の混乱や攻撃性が前面に現れているが，背後に深い悲しみが感じられた．A さんの思いをもっともなこととして受けとめ，今までの A さんの頑張りに敬意を表すと共に，流産後の心理と今の抑うつ的な状態を話した．

　その後2回のカウンセリングでは，体調もだいぶ良くなり，精神的にも落ち着いているとのことであった．また，「自分が辛い時，思いを全部出して，責められたり，説教されたりするのではなく，『あなたは充分頑張っている』といわれることがどんなに慰めになるのか体験できた」と述べ，人との接し方も変わってきたこと，治療については「自分ができることは精一杯やって体がそのうち結論を出すでしょう」と，苦しい時を過ごし，いろいろと考えて自分なりの結論を出されたようだった．

　A さんは医療者との相談の時，「どうして…でしょう」と質問という形で問いかけていた．それに対し医師も看護師も丁寧に説明をしていたのだが，A さんはなかなか気持ちが落ち着かなかった．自分でも気づかなかったその質問の背後にある気持ちを表出し，明確化したことにより，自己理解が深まり本来自分がもっている力を発揮できたのではないかと考えられる．

　このように患者が情緒的に不安定になっている場合や，心理的な悩みや問題を抱えている場合には心理カウンセリングが有効な手立てとなり得る．

　不妊治療におけるカウンセリングの役割について，Bryan ら（1995）は，①情報の提供，②影響の話し合い，③支援の提供，④必要な時点での治療の提供，の4つの側面があると述べている[2]．また ESHRE のガイドラインでは①意味づけおよび意思決定カウンセリング，②支持的カウンセリング，③治療的カウンセリングを提供するとしている．

　生殖心理カウンセリングは，本来は精神的健康度の高い人が不妊や不妊治療によって精神的に苦しい状況になっている場合に心理的支援を提供するものである．本格的な精神科領域の病が疑われた場合には，カウンセラーは医療機関に繋ぐ必要がある．

また，生殖心理カウンセラーは生殖医療チームの一員として他の専門スタッフと協働しているが，治療に焦点を当てて関わる医療スタッフの視点とは異なり，「その人の背景を視野に入れ，人として全人的に捉え，不妊治療を人生のひとこまとして意味づけ，子どもがいても，いなくても，その人らしい人生を歩んでいくために一緒に考えていく」という視点で支援していくという立場をとるものである．

　生殖心理カウンセリングがこのような役割を果たすためには，心理臨床家としての基盤に加えて，医学的な知識と不妊や不妊治療に特有の心理についての理解が必要であると同時に，共に働く医療スタッフの理解と協力が不可欠であると思われる．

B 不妊の心理的問題

　不妊に伴う悩みを心理的な視点で捉える時，様々な心理的問題があげられるが，ここでは紙面の関係上2つの重要な視点について触れたい．

1　心理的危機

　「生殖」は人にとって根源的な事象であるため，それを脅かされることは重大な意味をもっている．このような時，心理的な2つの危機の側面から捉えることができる．

a) 発達的危機

　思春期，就職，結婚など通常の発達に伴う課題の1つとして，産む，産まない，などの分岐点（発達的危機）に立っているという一面がある．

b) 状況的危機

　事故，災害，失職など予期せぬ出来事による危機という一面ももっている．多くの人にとって「不妊」は全く自分とは関係のないものとして捉えられているため，自分が直面せざるを得なくなった時，危機に直面しているように感じる．

2　喪失

　不妊や不妊治療は，毎月生理の度に繰り返しいろいろなものを失くしていくという複雑に絡み合った「多重的で複雑な喪失体験」が繰り返されるとい

う他に類を見ない特殊な体験である．この体験は，単に「子どもができない」という単純なものではなく，①授かるはずだった命，②描いていた自分像，子供像，家族像，未来像，③夫婦の絆，愛の証，④人生の意味，生きる価値，⑤経済的，⑥職業人，夫，妻，跡取り，嫁としての立場など多くのものに対する喪失感を自覚的，無自覚的に感じながら，それを充分に癒すこともないまま次の治療へと進むこととなり，「複雑で多重的な喪失」となりやすい．

C 治療段階と患者の悩み

前項では不妊に伴う代表的な心理的問題を見てきたが，不妊治療においては治療段階によって異なる心の「つらさ」「悩み」が表れる（図1-27）．

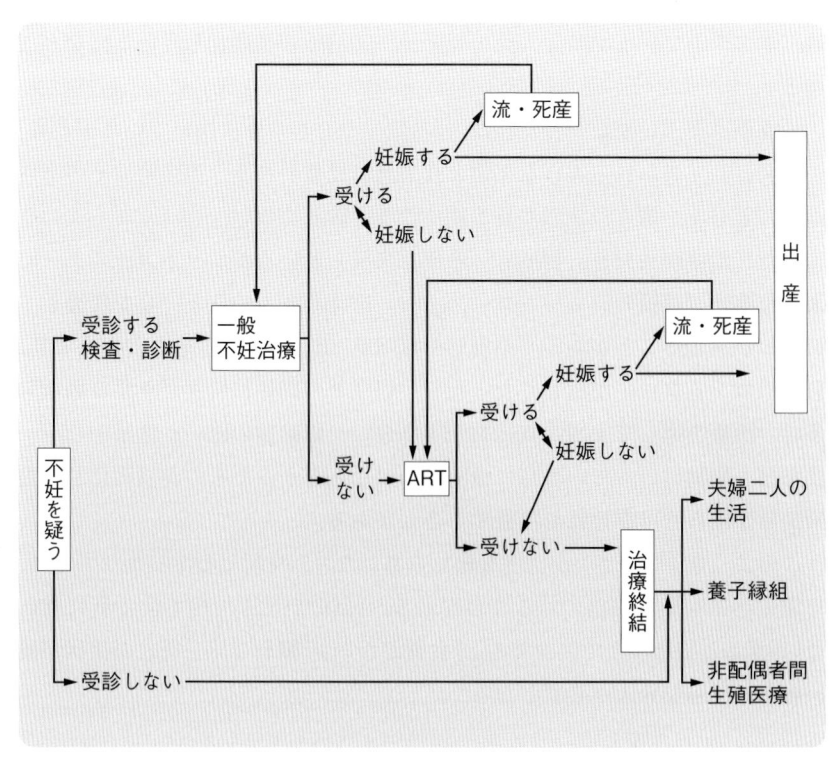

●図1-27●不妊症患者の臨床経過と心理的危機

1 治療開始前

　子どもがなかなか授からず，不妊を疑っても「そんなはずはない」「もしかしたら来月は妊娠するかも」との思いが湧いてきて自分が不妊症であることを認めるのは難しい（否認）．不妊治療は「次の治療をどうするか」の決断を常に迫られるという一面があるが，「治療をしてまで子どもが欲しいのか」という最初の決断を迫られるのがこの時である．夫婦の両方が「不妊傾向」や「治療の必要性」を受容しなければならないため，夫婦の関係性も揺らぎやすい．このようなことから医療機関を受診するまでにかなりの時間がかかることがある．また，検査や検査結果，治療という未知のものに対する不安も高い．「つらさ」は治療前から始まっていることを心に留めておく必要がある．

2 治療中

　治療中の患者が心理相談を必要とするのは，①妊娠判定がマイナスだった時，②ステップアップ時，③流・死産後，④治療が長期化している時などである．

　治療がうまくいかなかった時は，「希望」や「心の中に描いていた子ども」が一瞬にして失われ，大きな失望と喪失感に見舞われる．流産時はその辛さは特に著しく，抑うつ状態が長く続くことも珍しくない．

　また，治療が長引き，何度も「希望と失望」というジェットコースターのような感情（感情のジェットコースター）を味わっていると，心が疲弊し，抑うつが高まることがある．不安感や悲嘆感，焦燥感，孤独感などが高まり，感情のコントロールが難しくなったり，周囲との関係に悩んだりする場合も多い．治療を通して夫婦の気持ちがすれ違い，価値観の違いや性格的な不一致など，順調にいっている時には明らかにならなかったものが表面化し，夫婦関係が揺らぐ可能性にも注意する必要がある．

　このような「つらさ」が何度も繰り返されたり，長期にわたったりすると，日常生活にも影響が出てくることがある．「気分が沈んで何もする気になれない」「ふとしたことで涙がでる」「食欲がない」「眠れない」などの症状が強い場合は早急な介入が必要となる．

3 治療後の妊娠

　生殖医療が珍しくなくなったとはいえ,「体外受精で授かったことをいえない」という声は今も時々聞こえてくる．反対に「これだけのことをして生まれてきた子ども」に対する期待が非常に高く,ありのままの子どもを受け入れるのが難しい場合もある．このような場合,自分の不妊を適切に解決できていないことも考えられ,その後の育児が危惧される．また,流産や死産を経験している場合「また同じことが起こるのではないか」という予期不安や,「あの子が死んでしまったのに,喜んでよいのだろうか」など,複雑な思いでつらくなる場合もある．治療が成功したのに喜びが感じられないというのは他の人にはわかりにくく,一人でつらさを抱えていることも多い．治療後の妊娠に伴う複雑な思いを「おかしいものではない」と受けとめ,支援していくことが望まれる．

4 治療終結時

　高度な生殖医療を続けても,全ての患者が妊娠に至るわけではない．自分達夫婦の子どもが授かる可能性の低さを疑いつつも,治療を止める決断はとても難しいものとなる．

　それは,①可能性が0ではない状況,②思い描いてきた子ども像,家族像,などの喪失,③夫婦関係の直面化,④新たな生きがい（生きる意味）の獲得,という問題に取り組まなければならないからである（図1-28）．医療者はデータに基づいた情報を提供することはできるが,最終的には自分達夫婦で決断することとなり,心理的危機を味わうこととなる．

　「もしかしたら,次できるかもと思う」「治療をやめた後,ぽっかり穴があく」「子どもの成長に伴った夫婦共通の思い出がなく,寂しい」「やめる勇気も,続ける強い気持ちももてなくて,心が揺れ動く」など様々な思いが浮かび,決断までに苦しい時間が（時には何年も）続くことが多い．このような苦しい時期に,患者の悲嘆やグリーフワークを共に扱い,今後の生活,夫婦関係,生きがいを再構築していくことを支援するのも生殖心理カウンセリングの重要な仕事となる．

　また,治療終結後の生活には,①夫婦2人の生活,②養子縁組,③非配偶者間生殖医療という選択肢が考えられる．②,③を選択する場合には,自分

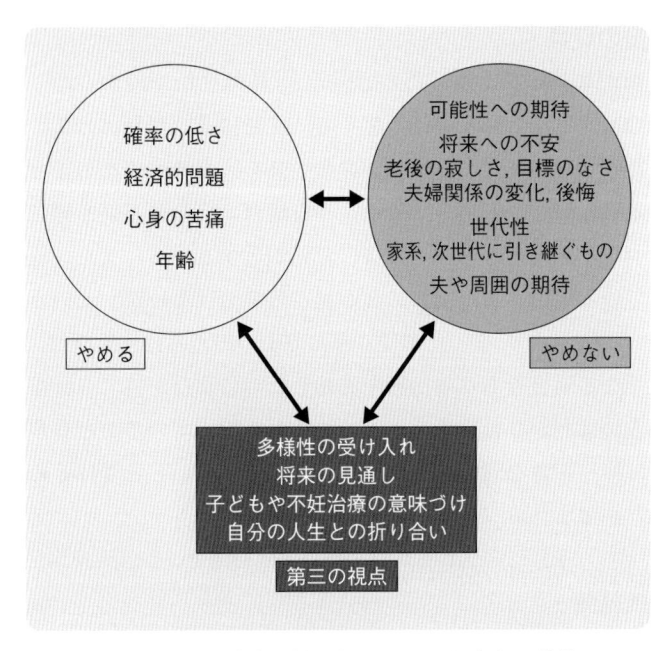

●図1-28● 治療終結を視野に入れた患者の葛藤

たち夫婦が育てようとしている子どもは「自分たち夫婦の子どもの代わり」ではなく，別の人格，人権をもった存在であることを心に刻んでおくことが重要である．そのような視点に立ったならば，子どもに対して「真実告知」を行い，「出自を知る権利」を保障することは親の義務であるということは自明のことであろう．真実の上に揺るぎのない親子関係を構築していくことが家族の真の幸せに繋がると考え，その過程を支援していくことが重要と思われる．

D 患者への心理的支援

1 個別カウンセリング

個別カウンセリングでは不妊治療に伴う悩みだけではなく，不妊という背景からくる心理的特徴を踏まえた上で，自分の置かれた状況と折り合い，周囲との関係や生き方を見直していくことを支援していくカウンセリングが求められる．

〔事例2．Bさん40代，治療期間2年，年齢因子と男性不妊，IVF5回以上，自発来談〕
#1．200X年3月

「泣きたいのに，泣けない」と来談．「泣きたくて悲しいテレビや映画を見ても泣けない．風船の中に涙がいっぱい溜まっているのに，泣けない」とのこと．つらい時の対処法をThが聞くと，「誰にも話していない」とのことであった．

本人が風船の話をしたので，Thは心の風景を知りたいと思い，心の中の風船の色，形，大きさ，中身の様子などについて質問し，イメージを語ってもらった．Bさんは「色は赤．やっと抱えられる位の大きさで，ぎゅっと口が縛ってある．その縛り口は上に向いている．中には黒いおりのようなものが入っている」「それが胸の前に乗っかって，栓をしている感じ」と自分の心の内を覗き，イメージを語った．Thが「少し縛った口を緩めてみましょうか」と声をかけたが，「怖くてできない．激しい自分が出てきそう」とためらい，「どこかに捨ててしまいたい」とのことだった．Thの「捨てることができそうですか，どこに捨てましょうか」との問いかけに，Bさんは「できれば庭に埋めて自然に帰ってもらいたい．上に花でも植えましょうか」と答えた．そして「色は赤だったんですね」とのThの問いかけに，自分のなかの激しい怒りの感情に気づき，「いろいろな感情を出さずにいられることが，大人になることだと思っていた」と自分のこれまでのやり方を振り返った．ThはBさんのこれまでの対処法を支持し，その方法では対処できない今の状態を話した．Bさんはこのセッションの途中からずっと涙を流し，「泣けないっていってたのに，おかしいですよね」と泣き笑いしてセッションを終えた．

この後，3回のカウンセリングの後，「子どもがいないことの他は全て幸せなのに，そこだけ見るから苦しいのかなとも思う．真っ白な紙に1つ黒い点があるようなもので，どこを見るのかで違うのかな，自分の見方次第なのかなとは思う」との言葉でカウンセリングを終え，その後も治療を続けて妊娠，出産された．

この事例のように「つらさ」を「当たり前」と思い，自分がどれほど傷つき，疲れているか，どのような感情が溜まっているかを自覚できなくなっている場合がある．カウンセリングという守られた環境の中で今までの過程や

自分の感情や本性と向き合い，本来の自分の力を取り戻すことができたものと思われる．

また，この事例とは反対にどうしても感情がコントロールできなくなったり，夫婦関係など人間関係に悩んだりして相談室に来られる患者さんも多い．

生殖に関する悩みは非常にプライベートな内容であるため，誰にも，夫にさえも本心や悩みを打ち明けられない場合もみられる．生殖心理カウンセリングは患者のプライバシーが守られた環境で，どのような（時には医療者には話しづらい）内容の話でも安心して相談できる場として保障されていることが必要である．

2　グループカウンセリング

不妊症患者の置かれた状況から，孤独感が強く，同じ悩みをもつ人と話したい，情報交換したいという要望が強い．このような場合にはグループでの活動が望まれるが，グループを開催するためには，参加者を守り，有効な時間となるために踏まえておかなければならない点があるので注意を要する[3]．

筆者の勤める施設では，「不妊治療を経験して子どもを授かった治療体験者を囲んで行うグループ」と「40歳以上の患者を対象にしたグループ」を看護師と筆者（臨床心理士・生殖医療心理カウンセラー）が同席して開催している．

特に孤独感が強く，治療終結も視野に入ってくる年齢の40歳以上の高齢患者を対象にしたグループは，同じメンバーで月に1回，6カ月以上続けるクローズド形式で行っている．このグループの効果として，①孤独感の解消（同じ悩みをもつ仲間との出会い），②不安の緩和（いろいろな人から得られる情報の取得），③カタルシス（充分な感情表出）などの他にも，④治療意欲，⑤活気，⑥自己理解，⑦愛他性，⑧希望などの増進や深まりが期待できることが認められた．このグループは同じメンバーで行うため，回を追う毎に話の内容が深まり，妊娠が得られないまま治療を終結していく過程も共有できる場となっている．また，患者からの要望も多く，毎年新しいグループを立ち上げている．

また，このグループから「治療終結の決断に際して経験者の話が聞きたい」

との要望が出され,「治療終結の経験者を囲む会」を毎年開催している[4].

グループカウンセリングは,個別カウンセリングには多少の抵抗感がある患者も気軽に利用でき,ストレスや孤独感の緩和,情報提供による不安の軽減などに有効である.また,グループカウンセリングが個別カウンセリングへと繋がることもあり,患者を多方面からサポートする糸口となることもあるという点でも有用である.

E まとめと今後の課題

生殖医学の進歩に伴い,以前は子どもを諦めるしかなかった夫婦にも希望がもたらされるようになってきた.しかしながら一方で,これまで述べてきたように高齢患者の増加による治療終結のサポート,非配偶者間生殖医療の選択,生まれてきた子ども達を含む家族のサポート,着床前診断における心理的負担に対するサポート,治療後の妊娠,出産までを視野に入れたサポートなど,治療中だけでなく,治療後のケア,サポートが重要になってくると思われる.今後は生殖心理カウンセラー,生殖医療相談士などこの分野の専門家を育成すると共に,遺伝カウンセラー,周産期科,産科,小児科などの分野との連携が課題となると思われる.

不妊の問題は,心の深いところに根ざし,夫婦関係,家族形成,子どもの発達などに大きな影響を与える問題であり,医療技術が発達している現在においてはますます心理臨床家の関与が求められてくる分野であると考えられる.心理臨床,生殖心理カウンセリングの立場では,不妊症や不妊治療,不妊治療後の選択などにおいて,自分の人生と折り合い,自分らしい人生の選択を援助できるよう支援していきたいと考えている.

■文献
1) 柏木惠子. 子どもという価値. 東京: 中央公論新社; 2001.
2) Bryan E, Higgins R. Infertility: new choice, new dilemmas. U K Penguin; 1995. In: 今泉洋子, 他訳. 不妊症—新たな選択とジレンマ—. 大阪: メディカ出版; 2002.
3) 上野桂子. 生殖心理のグループカウンセリング. In: 森 崇英, 他編. メディカル ART マニュアル. 大阪: 永井書店; 2006. p.260-4.
4) 上野桂子, 宇津宮隆史, 他. 不妊治療の終結における患者サポートにつ

いての検討―「妊娠に至らず治療終結を決意した元患者を囲む会」を開催して―. 産婦人科の実際. 2008; 57: 1473-8.
5) 久保春海, 編. 不妊カウンセリングマニュアル. 東京: メジカルビュー社; 2001.
6) 平山史朗. 不妊の心理概論とカウンセリング理論. In: 森 崇英, 他編. コメディカル ART マニュアル. 大阪: 永井書店; 2006. p. 237-41.
7) 渡辺利香, 宇津宮隆史, 他. 不妊症患者の「不妊による悩み」の実態調査. 日本不妊学会雑誌. 2000; 45-51.
8) 伊藤弥生. グループ・アプローチへの招待. 現代のエスプリ. 1999; 385: 126-35.
9) 上野桂子. 生殖医療と心理カウンセリング. In: 上野徳美, 久田 満, 編. 医療現場のコミュニケーション―医療心理学的アプローチ―. 京都: あいり出版; 2008. p. 247-58.

【上野桂子】

【1】一般不妊症治療—カウンセリング

11

卵子提供プログラム:
海外渡航前の日本人患者への
インフォメーション

　2010年夏，ある女性政治家が米国で卵子提供を受けて妊娠している，という発表をされた後，日本では「卵子提供プログラム」について多方面のメディアを通して詳細報道が続いた．これをきっかけに，卵子提供プログラムというものの存在が，不妊治療中の夫婦だけではなく，一般の方々にも知られるところとなった．

　これらの集中的な報道により，一般の方々には卵子提供プログラムというのは，あたかも全く新しいものであるかのように印象付けられてしまったかもしれないが，実際は，米国では1980年代後半からすでに一般的な選択肢として行われてきた治療手段である．

　現在，日本では，まだ自由に卵子提供プログラムを受けられる環境が整っていないため，海外（特に米国）でのプログラム参加を希望する夫婦が後を絶たない．当然，日本国内でこの治療が受けられるようになることを切望する夫婦は多いものの，自分達の年齢のこともあり，できるだけ早く挙児を望む夫婦が，海外でこの治療に踏み切るケースが増加している．

　自らの自由意志で渡航を決断する夫婦への卵子提供プログラムに関するインフォメーションとして，以下をまとめてみた．

A 卵子提供プログラム ＝米国においては一般的な不妊治療選択肢

　卵子提供プログラムとは，第三者の女性（卵子ドナー）から提供された卵子と，挙児を望む夫婦の夫の精子とで体外受精を行い，得られた受精卵を妻の子宮に移植するという生殖医療プログラムである（図1-29）．

　弊社 IntroMed, Inc. International Fertility Center（通称　IFC）は，1995年以来長きにわたり，生殖医療専門医カール・ハーバート医学博士（現パシフィック生殖医療センター＝Pacific Fertility Center〈通称PFC〉＝院長）の指導のもと，生殖医療全般において，日本人患者を米国サンフランシスコ市にて受け入れており，これまでに600組を超える夫婦が卵子提供プログラムによる治療を終了している．正確な統計はないが，米国全体では，おそらくこの2倍の日本人患者がこれまで卵子提供プログラムに参加されているのではないかと推測する．

　PFCは，単一ラボラトリーによる医療施設として，卵子提供プログラムの総サイクル数としては全米でも最多であることを例年のように記録する施設であるが，何もPFCが卵子提供プログラムに特化した特殊な生殖医療施設だということではない．

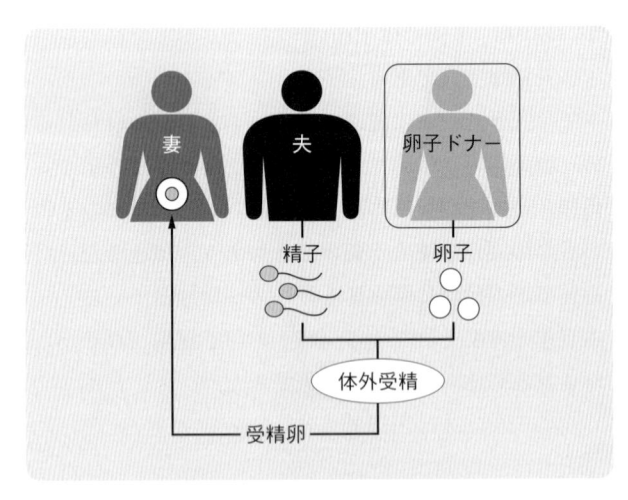

●図1-29●卵子提供プログラム

● 表 1-33 ● 非配偶者間 IVF 実施　全米施設数

2009 年度 CDC 統計	報告施設総数＝441
卵子提供プログラム	92%
受精卵提供プログラム	68%
代理出産プログラム*	83%
シングルマザー	95%

*「ホストマザー」(Gestational Carrier) のみ.
IVF により代理母と遺伝的関係のない児を出産

● 表 1-34 ● 2009 年度全米 IVF サイクル総数 (SART 統計)

	新鮮胚サイクル	凍結胚サイクル	合計
自己卵子	96,226 (91.0%)	22,607 (80.1%)	118,833 (88.7%)
ドナー卵子	9,485 (9.0%)	5,614 (19.9%)	15,099 (11.3%)
合計 (100%)	105,711	28,221	133,932

　米国 CDC (Centers for Disease Control and Prevention) の 2009 年度統計によると，米国全域から報告を提出した生殖医療施設総数 441 施設のうち，92%にも上る施設が卵子提供プログラムを実施していることがわかっている（表 1-33）．

　米国において，卵子提供プログラムは，すでに 20 年以上の歴史を経ており，米国の不妊治療の一般選択肢として広く実施されていることが，この数値からもうかがわれる．さらに，表 1-34 を参照していただくと，ドナー卵子による IVF サイクルが，米国において実数としていかに多く行われているかがわかっていただけるかと思う．

　新鮮胚サイクルでは，全体のおよそ 1 割近くが，そして凍結胚移植サイクルでは全体のおよそ 2 割が，卵子提供プログラムによるものであることがわかる．凍結胚サイクルの占める割合が高くなるのは，新鮮胚サイクルが失敗に終わったから凍結胚移植を余儀なくされたということが理由ではなく，これは全く逆に，生命力の高いドナー卵子由来の受精卵が得られることから，よい状態の余剰胚を複数個得られる確率も高くなるため，凍結胚を使用して

第2子以降の妊娠に挑戦する夫婦が多いためでもあるのではと推測する．

　実際これだけの数の卵子提供サイクルが実施されている中で，ドナーへの排卵誘発と採卵，妻への胚移植についての安全度を証明する何よりの証拠がある．これまでの一般的なインフレや医療費・医療保険加入費の高騰が常にみられる米国において，卵子提供プログラム関連費用の中で唯一価格が下がったものがある．それは，卵子提供プログラムによるIVFサイクルを開始する前に，レシピアント夫婦に対し，妻と卵子ドナーのために加入が義務付けられている傷害保険の加入費だ．この傷害保険の加入費の値下がりという事実からも，上述のように数多くのサイクルが実施されているにもかかわらず，治療中の事故発生率がいかに少ないかということがうかがい知れる．

　一般に卵子提供プログラムに参加するレシピアントの女性は，その多くが自己卵子での治療挑戦をした後に，卵子提供プログラムを選択する．つまり，卵子提供プログラムへ進む理由として，加齢による卵巣機能低下が一番多い．結果，40代の女性の参加がきわめて多くなっている．したがって，卵子提供を受けた妊婦の年齢層は，一般の妊婦の年齢層よりも高齢となっている．

　40代以上の高齢になってからの妊娠・出産においては，高血圧や糖尿症状といった妊婦にとって危険度の増す症状が出る確率が上昇するかもしれないと考えられている．しかし，米国では，そのような現実があることを注視し，事前の健康診断結果を検討し，健康状態に問題がないことをまず確認する．その上で，高齢妊娠で出るかもしれないリスクについて話し合い，妊娠を望むかどうかをインフォームドコンセントする．また，医療者側としても，確かに若干リスクは高くなる部分はあるかもしれないが，しかし，そのようなリスクの増加率が，「余り高すぎて，この治療プログラムを中止すべきだ」というようなレベルにまで決して達していない，と考えている．卵巣機能低下が著しい女性については特に，自己卵子による妊娠を望む余り，可能性がゼロ％に近くなってもその女性に排卵誘発剤を使用し続けることのほうが医療上好ましくないと感じた時，米国の医療現場では，卵子提供プログラムをその救済方法として患者に提供することが可能である．

　患者側としてもまた同様だ．米国人の国民性ともいえるが，米国人患者特有の傾向として，何か問題点があると，真っ先に声を大にし，不適切かつ患者のためにならない医療プログラムを排除していくことでもよく知られてい

る．しかし，この卵子提供プログラムについては，20年以上継続し，引き続き増加傾向にあることから，医療の具体的なあり方について厳しく意見をしがちな米国人患者も，「得られるであろう結果に比べ，リスクは許容範囲内である」と認識していると受け取ることができる．

卵子提供プログラムにおける胚移植を受けた後の妻の妊娠中のリスクの回避については，事前に行う検査内容を含め，後に具体的に述べることにする．

B PFC-IFC プログラムの現状および日本人患者の背景

卵子提供プログラムの適応症として，イメージとして漠然と「早発閉経，自然閉経，あるいは卵巣摘出」といった理由により，「完全に採卵不可能」な状態の女性が卵子提供プログラム参加を決断するように一般的に考えられているかもしれない．しかし，当方のプログラム参加者の実際としては，全体の8割が，「卵巣機能低下」や「度重なるIVFの失敗」などの理由で卵子提供プログラムへ進む決断をしている．

日本ではまだ卵子提供プログラムを自由に受けられない状況下であることから，主治医の先生を含む医療者の方々も，患者本人も，『次』の選択肢が存

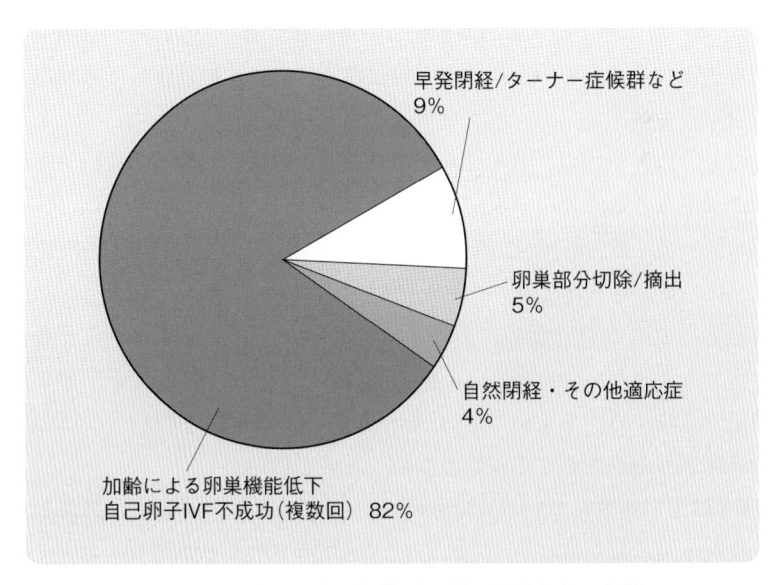

早発閉経/ターナー症候群など 9%
卵巣部分切除/摘出 5%
自然閉経・その他適応症 4%
加齢による卵巣機能低下
自己卵子IVF不成功（複数回） 82%

●図1-30●IFC 卵子提供プログラム適応症の内訳

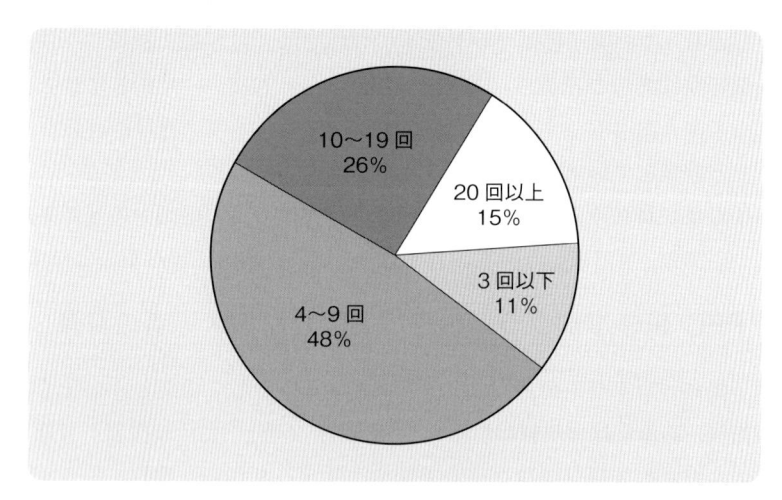

●図1-31●卵子提供プログラム参加前の治療歴：日本で受けた自己卵子IVFサイクル回数

在しないので，自己卵子による治療を継続することを余儀なくされているケースも多々あるようだ．

しかしまた，卵子提供プログラムに進む，という決断をする前には，夫婦共に，「妻の自己卵子による治療を納得のゆくまで行った」という意識もまた必要な事項であるため，そのような自己卵子による治療は決して無駄なことではないともいえる．

ただし，IVF治療は，サイクル数を重ねるごとに，心身への負担や費用の負担が加算されることは事実である．当方のプログラムに参加された日本人夫婦について，参加前の適応症（図1-30）と日本における自己卵子IVF回数（図1-31）を参照されたい．

自己卵子によるIVF治療において，満45歳で，挙児率がほとんどゼロ％になってしまうという背景から，満45歳の誕生日を目処に，「それまでは自己卵子で治療する」，あるいは逆に「それまでには卵子提供プログラムに進む」という区切りの決断をする女性が多い．

「卵子はまだ残されている．でも妊娠が成立しない/早期流産に終わる」という状況下で，頭ではわかっていても，「もしかしたら次回で…」と，自己卵子による治療終結の決断をなかなかできずにいることが多いのも当然ではあ

【1】一般不妊症治療—カウンセリング

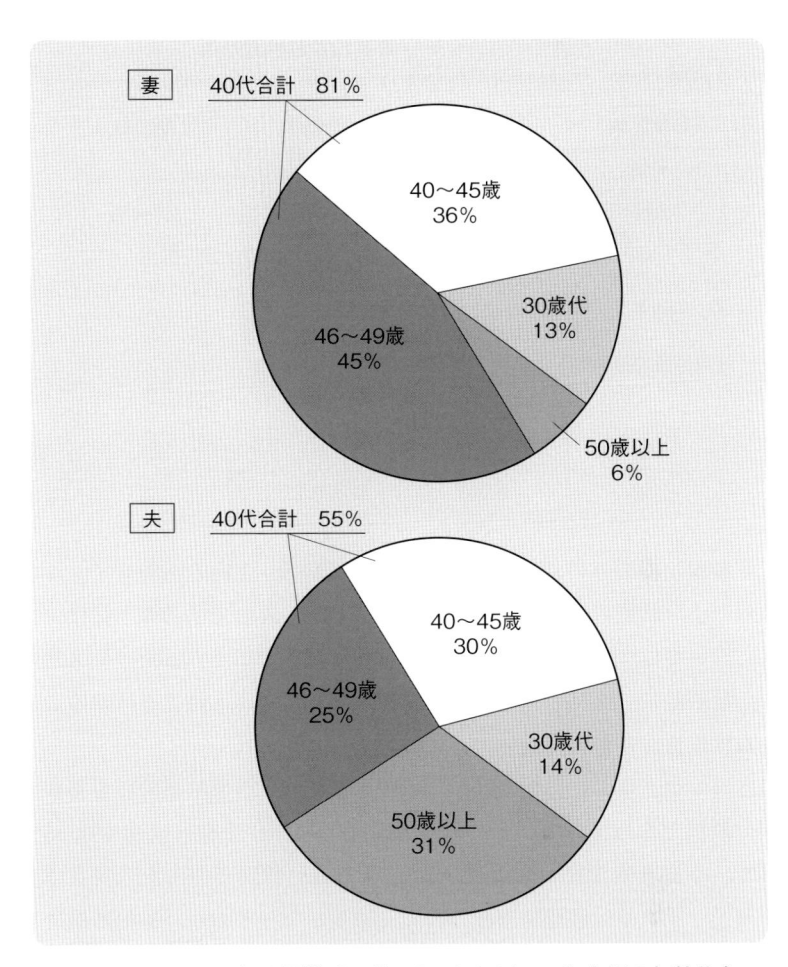

妻
40代合計 81%
40～45歳 36%
30歳代 13%
50歳以上 6%
46～49歳 45%

夫
40代合計 55%
40～45歳 30%
30歳代 14%
50歳以上 31%
46～49歳 25%

●図1-32● IFC 卵子提供プログラム：レシピアント夫婦の年齢分布

ると思う．そのため，この「満45歳の誕生日」という具体的な区切りが，1つの大きな道標になっているケースも多い．

　このことからも，やはり，当方のプログラム参加のご夫婦は，圧倒的に40代の夫婦が多い．図1-32は，参加開始時の年齢層のグラフである．

　そのような年齢層の患者で構成されている卵子提供プログラムであるが，表1-35の通り，高い成功率を安定してあげている．

　これらの数値が示す通り，成功率はきわめて高い．多胎を避けるため，現

● 表 1-35 ● ドナー卵子 IVF 妊娠成功率

《新鮮胚移植：胚盤胞（5 日間培養）》

移植胚数	成功率	双胎率	品胎率
1 個	61%	2%	―
2 個	75%以上	40～50%	2～4%

❖ 多胎のリスクを避けるため，胚盤胞 1 個の移植を強く推奨
❖ 余剰胚は，凍結保存
❖ 多胎率は，妊娠が成立した中での割合

《凍結解凍胚移植》

	成功率	双胎率
1 個	およそ 50%	―
2 個	60%	およそ 25%

在，胚盤胞 1 個のみの移植が強く推奨されている．1 回の採卵サイクルで，複数個のよい状態の胚盤胞が得られることがほとんどである卵子提供プログラムにおいては，たとえ最初の新鮮胚移植で結果が出なかったケースにおいても，最終的に，凍結胚を使い切る前に少なくとも 1 人は児を授かることができる可能性がきわめて高い．

　当方のプログラムにおいては，2006 年頃までは 3 日間培養の胚を移植するのが一般的となっており，その場合は 2 個の移植が主流，成功率は 55%であった．やはり残念ながら双胎率は 15%と高い状況であった．現在は，ドナー卵子サイクルは胚盤胞移植がほぼ 100%となっており，多胎妊娠を避けるため，1 個の胚盤胞移植が強く推奨されている．しかし 3 日間培養胚移植からの移行期には新鮮胚盤胞を 2 個移植していた時期もあった．胚盤胞を 2 個移植した場合には妊娠率は 75%以上であったが，双胎妊娠は妊娠成立者の 40～50%にみられ，このような高い多胎妊娠率は当然回避されるべきとし，胚盤胞 1 個での妊娠率が 60%を超えている成績にも助けられ，当方プログラムでは，全米施設の中でもいち早く現在の「胚盤胞 1 個の移植」という強い推奨ポリシーが設定された．

　上述の通り，ドナー卵子サイクルでは余剰胚が得られる確率がきわめて高く，よって，凍結解凍胚移植も実施可能なケースがきわめて多い．しかし，新鮮胚移植サイクルの際に一番良好であるとみられた胚をすでに移殖済でも

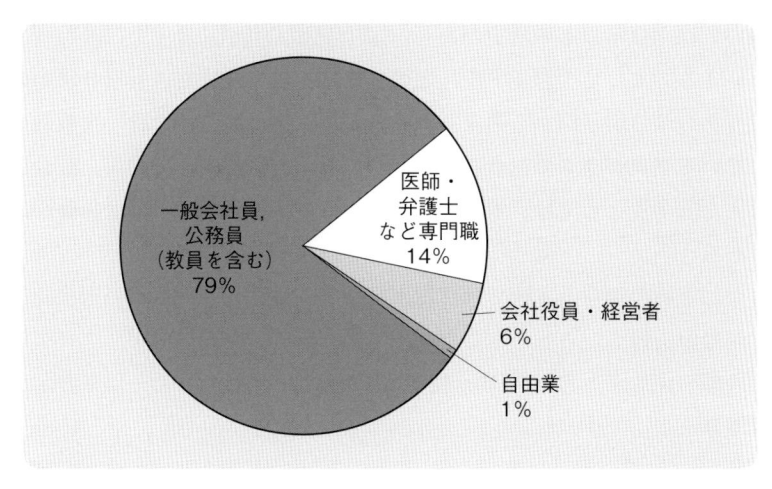

● 図1-33 ● IFC 卵子提供プログラム：レシピアント家庭の職業別分布

あり，凍結解凍胚サイクルでは2割程度妊娠率が低下する．遠く日本から渡米された方は，新鮮胚移植で失敗した場合，その後の凍結胚サイクルにおいて残された胚が最高グレードではない場合2個の移植を強く希望する患者もあり，やむなく2個移植する場合がある．その場合の妊娠率はおよそ60％であるが妊娠成立者のうち，25％が双胎になってしまっていた．そのため，現在では，初めての凍結胚移植時は特に，1個の移植を強く推奨している．

職業別分布（図1-33参照）では一般の会社員，公務員，教員の方がおよそ8割であり，医師，弁護士，会社役員，自由業の方は2割にとどまる．「海外での卵子提供プログラム参加家庭は，特殊な富裕層に限られているに違いない」という認識は誤解であることがこれでおわかりいただけるかと思う．

C 海外プログラムの選定についての助言

ご夫婦自らの「自由意志」で海外治療を選択する患者から，「どこへ行けばよいでしょうか？」と質問された際，「どこそこのプログラムがよいだろう」という具体的な推薦は，日本の医療者の方々の立場上，なかなか難しいことと思う．

米国は世界一医療費が高く，薬剤代金も高額だ．また，弁護士や専門カウンセラー・コーディネーター費用も発生する．しかし，卵子提供プログラム

については，20年以上の歴史があり，「試行錯誤の時代」はすでに終わっているといえる．よって，卵子ドナーとの契約内容は今では文言も取り決めの具体策もあらゆる切り口から熟慮されたものとなっており，今日，全般的に安定しているプログラムであることは確かである．医療面・契約面・社会面から考えた安全性としては，米国内のプログラムから選択するのは無難なことではあろう．

しかし上述の通り，米国では費用が高額であることから，別の選択肢を検討されたい夫婦もいらっしゃるだろう．米国内外にかかわらず，プログラム選択の際の注意点として，「安全性」と「信頼性」の観点から，以下のとおりあげてみる．

1 格段に「安価」なプログラムへの注意

米国だけではなく，アジア数国においても，卵子提供プログラムは行われている．中には，容認されていないにもかかわらず，水面下で実施している国もある．急激な増加傾向にある日本人患者目当てで，米国内にも，アジア内にも，ひときわ総費用を「安価」に設定して患者の興味を引いているプログラムが中には存在する．いくら「安価」とはいっても，まとまった費用が発生するプログラムではあるのは否めないが，他のプログラムと比べて「格段に安い」プログラムは，やはり医療行程において，衛生的な環境や，安全性を守るための重要プロトコールが欠落していたり，卵子ドナーの審査が充分に行われていない，あるいは，契約上の正当なステップが含まれていない，また最初に提示された「安価」な金額だけではなく，本来は予め予測できていたはずの経費が，追加料金として何度も請求され，結果的に総費用は他と変わりない，といった事実が隠されている場合もあるので注意したい．

いずれにしても，適正医療を，適正法的環境の中で，安全に，そしてスムーズに促進するためには，やはり必要な金額というものがあり，そこからかけ離れて安価である場合は，やはり要注意であろう．よって，「安い」という事実1つに惑わされないよう患者に注意をよびかけることが必要であると考える．

2 日本人ドナー登録数がきわめて多いという表示への注意

　米国では20年以上も実施されてきた卵子提供プログラムではあるが，卵子ドナー登録数の増加率は，希望夫婦の増加率よりも常に下回っているという印象がある．日本人ドナーに限らず，一般米国人ドナーにしても，登録数は決して大変多いとはいえない．3～4カ月の拘束期間や，痛みを伴う治療を第三者として参加するのであるから，多くはないのは当然のこととしいえる．

　特に，日本人ドナーについては，当方のプログラムを開始した時期に比べれば，大幅に登録数が多くなってはいるものの，最近の傾向としてはやはり希望夫婦の増加率に比べて，ドナー登録数の増加率が追いついていないのが現状である．

　また，自己卵子を諦めてまで敢えて選択する卵子提供プログラムにおいてだからこそ，ドナーの審査は重要になる．これは学歴とか容姿とか，そういうことではなく，健康状態，責任感，家族・親族の病歴などが審査事項としてきわめて重要となる．

　したがって，優良プログラムにおいては，ドナー志願者のすべてが審査に合格し，登録できるわけではない．当方のプログラムにおいて紹介を依頼しているドナーエージェンシーでは，仮に10人の志願者がいたとして，最終的に登録に至るのはそのうちの1～2人に過ぎない．それだけ細心の注意を払って登録前の審査を行わなくてはならない．

　ところが，昨今の急激な日本人ドナーの需要の増加により，充分な審査を行わずにドナー登録をさせているプログラムも出現しており，ドナー登録者数の多さをインターネットなどで謳っている場合があるので，これは要注意である．

　例えば，日本とは異なり，カリフォルニア州では成人は満21歳であるため，21歳以上でなければ，成人として契約書に署名できない．しかし，少しでもドナー登録を増やすべく，成人前のドナーを紹介しているところもあるようだ．

　ドナーというのは，夫婦の将来の児となる「生命」のもととなる生殖細胞を提供する女性である．もちろん，どんなに厳しい審査をしても，人間の身体であり，ドナーにも各々の人生があるのだから，絶対に100％うまくいくという保証はない．しかし，だからこそ，できるだけのリスクを回避する，

という目的で，審査を充分に行うエージェンシーからのドナー紹介が重要であることは間違いない．

3　日本人患者受け入れ体制の整っている医療施設の選択

　医療施設の選定としては，卵子提供プログラム実施の実績が長く多く，かつ長年日本人（レシピアント夫婦および卵子ドナー）の受け入れを行っており，日本人女性特有の治療データが豊富である医療施設が理想であろう．欧米人とは体格も体質も違う日本人女性の治療，そして心のケアの面からも日本人特有の社会的・文化的な要素の理解は必須である．

　事務連絡面としても，言語の違い・遠距離環境・時差といったことを理解した上での対応に慣れていなければ，多大な時間と費用の無駄，あるいは最悪の場合治療の失敗や予定されていたサイクルのキャンセルにつながるかもしれないことを日々認識できているプログラムでなければうまくいかない．よって，日本人を含む米国外からの患者を受け入れる体制が整っている施設における治療が有効であろう．

　一般的な治療情報だけではなく，成功に導くための，個々のケースにそった治療の微調整やスケジューリングについて，充分かつタイムリーに，患者が日本にいながら把握できるような体制のプログラムを選ぶことがきわめて重要であろう．卵子ドナーを紹介したらそれ以降のフォローがないプログラムでは，決してうまくいかない．日本国内に連絡先があるプログラムであれば，より安心だと思うが，そのようなプログラムの数は少ない．

　正直に申して，米国における生殖医療というのは，米国FDAの対応やSARTへの報告義務，ラボラトリー維持費や看護師の組合化による給与高騰などで，プログラムを長年維持していくのは医療施設の経営面から大変な医療分野でもある．そのため，新規参入した後，5〜10年で姿を消す医療施設/卵子ドナーエージェンシーも少なくないのが現状だ．したがって，米国において，15年以上継続しているプログラムから選ぶことで，安心度は高くなると考える．

D 海外治療前の具体的な医療上の準備について

1 安全面からのガイドライン

　当方のプログラムにおいては，単に「妊娠を成立させる」のが目的ではなく，「安全性重視の治療を実施し，健康なお子さんを授かっていただく」ことが，最重要目標となっている．したがって，常に過去の症例や対応策・データから学び，あらゆる側面においてリスク回避できるようなプログラム維持を心がけ，実施している．ここで申し述べることは，他国や米国の他プログラムとは共通していない部分も多々あるだろう．しかし，これまで提携クリニックと共に積み重ねてきた経験の中で培い，形成してきた安全性を守るための，また，リスク回避のための重要な医療上の「ガイドライン」をここに紹介させていただく．

a）卵子提供プログラムの年齢制限

　女性の子宮の老化は，卵巣機能の老化に比べ，かなりゆっくりと進むことから，もしも単純に「妊娠させる」という行為だけなのであれば，60歳以上の女性に対しても可能ではある．しかし，そのような超高齢妊娠・出産においては，健康上のリスクや，児が出生した後の社会的側面からのリスク（児が成人するまで，親が生存できるかどうかなど）の問題が出てくる．そのため，当方では独自の年齢制限ガイドラインを設定し，厳しく実施している．

- ・110歳ルール：レシピアント夫婦の年齢を合計して，満110歳になった日付で，胚移植を打ち切る．
- ・ただし，女性側が，満55歳になった場合は，夫婦の合計年齢が110歳未満でも，胚移植を打ち切る．
- ・女性側が満50歳以上の場合，厳しい健康診断が胚移植前に必要．

50歳以上の女性を受け入れる前の審査には以下が含まれる．

①一般健康診断（人間ドックなど）により，異常がないかどうか確認．
②糖尿症状がないこと（腎機能に問題がないこと）．
③循環器専門医による，負荷心電図による結果が良好であること．
④高血圧症状がある場合，安全な投薬での管理が可能かどうかを考慮した上で，専門医からの診断書が必要．

　なお，どんなに健康な女性でも，50歳以上のケースでは，ドナー卵子由来

の受精卵移植は，原則1個に限るとしている．

さらには，上記の年齢制限はあくまでも「最終胚移植実施」のための年齢制限であるため，プログラム開始準備は，その2年前から予定しておいたほうが充分な時間の余裕をもって本人の健康診断，ドナー選択や実際の治療を受けることができるであろうとされている．したがって，プログラムへの申し込み締切を，女性の満53歳の誕生日としている．

b）ターナー女性の事前検査

妊娠中の女性の身体には，妊娠していない時に比べ，およそ3割増の血流があると考えられている．健康状態が良好な女性にとっても，妊娠というのは，つまりそれだけ心臓，腎臓など，循環器に大きな負担がかかる．ターナー症候群の診断を受けている女性の場合，普段の生活では気付かなかった，あるいは普段の生活には支障のない程度の心疾患や腎疾患が見つかることがある．しかし，それらの症状は，妊娠することによって大きな問題を引き起こす可能性もあるため，事前の入念な検査が必須であり，循環器科あるいは心臓内科の主治医から，「妊娠・出産に差し支えない」という診断書をいただくことを必須としている．また，妊娠中も心臓や腎臓などの機能の検診を頻繁に受けるなど，注意深く検診を受けながら妊娠期を過ごしていただくことも肝要である．

ターナー女性の事前審査項目は，以下が含まれる．

①エコー心電図および心臓MRI検査必須．
②循環器に異常がないかどうかを詳細診断．腎機能検査．
③大動脈径を実際の本人の体表面積に対して計算することで診断結果を出すことが必須（ターナー女性はかなり小柄であることが多いことから，一般的な体表面積を使う計算式では誤判断となる可能性があるため）．

c）レシピアント夫婦全ケース共通の渡米前確認事項

①精神疾患の有無の確認：長年の不妊治療や辛い内容の診断を受けたことの影響にもより，精神病（うつ病やパニック症候群ほか）を発症されている方も中にはおられる．その場合，心療内科の主治医の先生による診断書を提出していただく．特に，薬剤が処方されている場合，その薬剤が胎児や妊婦に与える影響を判断していただき，安全な範囲内での処方で病状がコントロールできるのかどうか，そしてその後治療プログラムを進めることが果た

して適切であるかどうかを主治医に診断していただく必要がある．

　②持病や使用中の薬剤の確認：全般的な健康状態の確認の中で，既往症状がある場合その現状の確認，および何らかの目的で使用している薬剤がある場合，薬剤の使用目的，妊娠へのリスクや胎児への影響などを改めて確認し，必要であれば，適切な専門医に指導と診断書を依頼する．

　③子宮頸がん/乳がん検診：子宮頸がん検査のためのスメア・テストは，35歳以上の女性については，1年に1度受けるよう指導されるのが米国では一般的だ．また，乳がんについては，家系に発症者がいる場合は早めに，そして頻繁に検査を受けることが勧められるが，それ以外のケースにおいては，40歳以上の場合特に，マンモグラフィーは1年に1度が必須であるとされている．早期発見が鍵となる．これらの検査は，異常なしの結果が書面で提出されない限り，ドナー決定後でもサイクルを開始することができない．特に厳重注意しなくてはならないのは，過去の乳がんなどの既往である．ホルモンレセプターがあるタイプの乳がんの既往については危険度が増すので，特に重要な審査事項である．

　卵子ドナーは基本的に20代であるが，子宮頸がんのスメアテストは，提供前に必須となっている．

　④周産期検診：患者は，胚移植終了後数日間のうちに日本へ帰国することとなるので，妊娠期を日本で過ごし，分娩も日本で行うことになる．米国では，40歳以上の高齢で卵子提供プログラムを受けて妊娠することを，『Premium Pregnancy』という言葉で表している．つまり，これは「ハイリスク妊娠」ではないが，本人にとって非常に貴重な妊娠であるから，頻繁に入念な周産期検診を受けましょう，という意味をもっている．

2　卵子提供プログラムを成功に導くための準備

a）ホルモン補充

　ターナー症候群，ターナーモザイク型，あるいはそれ以外の原因による早発閉経，もしくは自然閉経後のケースにおいては，ホルモン補充が肝要となる．

　早発閉経の場合，例えばプレマリンとプロベラなどの服用からなるKaufman療法をすでに主治医より指導されているケースが多いが，もしそ

うではない場合，エストロゲンが充分ではなかったため，子宮が収縮しており，「子宮が小さい」という診断を受けているケースもある．早発閉経のケースで，閉経後数年経過しているにもかかわらず何のホルモン補充も受けていない場合などについては，まずはKaufman療法を早めに開始し，将来的な妊娠に備えて，子宮がエストロゲン作用下であることが重要となる．卵子ドナーとの体外受精・胚移植サイクルの実施に先駆け，少なくとも3周期は，個々のケースにそってこういったホルモン補充についての医師による指導が必要となる．自然閉経後の女性の場合，子宮そのものの大きさについては問題がないことが多いものの，閉経後時間が経過している場合は，妊娠に向けて同様にホルモン補充継続は必要である．

さらには，閉経後あるいは閉経に近い女性について，妊娠に適した子宮内膜の厚さとなるかどうか，エストロゲン剤を徐々に「ステップアップ増量」させ，補充13日目程度の時点で，子宮内膜の厚さを計測し，ホルモン補充により，子宮内膜が少なくとも8ミリ以上の厚さまで到達できるかどうか事前に確認するためのテストサイクルを実施しておくことも肝要である．このようなステップアップ増量の具体的な投薬内容については，個々のケースにそって医師による指導が必要である．

閉経はしていないものの，卵巣機能低下により，月経周期がきわめて不順なケースも多い．その場合は，低用量ピルの服用，あるいはKaufman療法など，適切なホルモン補充について，医師による指導が必要である．

b）子宮筋腫・子宮内膜ポリープ・卵管閉塞

40代の女性が中心である卵子提供プログラムにおいては，子宮筋腫の対応が必要なケースも少なくない．子宮筋腫の手術を行う場合，腹腔鏡，開腹手術などの術式や，個々の子宮筋腫の状態にもより，妊娠してもよい状態までに回復するまでの期間がまちまちであろうと考えられるため，卵子ドナー選択のタイミングなど，回復時期を考慮して決断されなくてはならない．

子宮内膜ポリープを切除する場合については，ドナーが決定した後でも，ドナーが検査などを受ける準備期間の間に対応が可能である場合がきわめて多い．

HSG検査の結果，卵管閉塞があり，かつ水が溜まっているケースなどは，事前に卵管切除を行うことが必要かどうか検討される場合もある．

c）高プロラクチン血症，基準値外の甲状腺ホルモン

長く不妊治療を継続してこられた患者の中には，高プロラクチン血症や，甲状腺ホルモンが基準値外となっているケースもある．これらの数値が基準値内となるまでに一定期間の投薬が必要な場合もあるため，ドナー決定を行う前から対処が必要かどうか確認が必須である．

d）血液検査

初回渡航の検診時に一連の血液検査は必ず行われるものの，不妊治療を開始する際に一般的に行われている感染症などを含む血液検査は，海外プログラムに申し込む前に，念のため夫婦共に直近の結果を確認しておくのも安心材料となろう．

e）精子

過去に不妊治療の経験がある夫婦が多いため，男性側についても，精子生存率検査を含む精液検査結果が明らかになっているケースがきわめて多い．しかし，予め早発閉経と診断を受け，実際に不妊治療を経ていない夫婦の場合，男性側の検査が1度も行われていないことがあり，その場合は，渡航前に精液検査を予め受けておくことが勧められる．

顕微授精がごく一般的に行われている現在では，ほとんどのケースにおいて治療を進めることができる．しかし，もしも運動率が1％以下であるなど著しく低い場合，あるいは，妻の年齢が若い段階から流産を繰り返していたケースなどで，念のため，男性側の核型を調べ，正常な染色体であるかどうか，あるいはY染色体に微少な欠損や異常がないかどうかを，事前に調べることも必要かもしれない．当方においては，希望する場合，男性不妊治療の専門医として提携しているポール・テューレック医学博士の指導をサンフランシスコにて受けることも1つの選択肢としている．

非閉塞性無精子症の診断があった場合，卵子提供および精子提供の両方を受けることは米国では可能ではあるものの，やはり自然な願いとして，夫婦どちらかの遺伝子は児に受け継がせたいという気持ちが強い場合が多い．特に，自身で妊娠・出産を行わない男性側にとっては，「遺伝的つながり」がさらに重要と考えるケースも多く，諦める前に，自己精子についての可能性を確認するケースも増えている．そのような場合，前述のテューレック医学博士による，精巣のFNAマッピングの実施，そして精子が存在する部位が見

つかった場合，体外受精時の TESE などの実施が可能である．

E　卵子ドナーについて

　卵子ドナーは，米国各地にあるドナー・エージェンシーに登録されている．医療施設内に併設されていることもあるし，全く独立した法人として活動している所も多い．エージェンシーの役割は，志願者の募集，登録前の審査，ドナーの責任遂行の促進，双方の匿名性を保つ契約手配などがあげられる．

　日本人夫婦は，第一希望がやはり日本人ドナーであることが圧倒的に多い．米国各地に日本生まれの日本人女性が在住しており，ご両親の仕事の都合で米国生活が長い女性，学生，駐在員や米国で VISA を取得して就業している女性，米国人と結婚した女性など，背景は様々であるが，共通しているのはボランティア精神である．米国では，小学生の頃から学校行事としてボランティアをさせられていることが多く，最終的には大学受験時の内申書でもボランティア活動の有無が重視される．ボランティア精神は絶対的な美徳であるとする米国の社会風潮の中で，自分ができる最高のボランティアが命の贈り物と考え，卵子ドナーとして志願する1つの動機になることが多い．また，カリフォルニアでは女性の健康，権利などへの関心が特に高いことも手伝っている．

　しかし，率直に申して，いくらボランティア精神があったとしても，長い拘束期間と痛みを伴う治療に参加することから，謝礼がなければ，ドナー登録者は激減するであろうと考えられている．ただし，金銭面だけが動機である場合は，当方プログラムでは，登録審査不合格となる．例えば生活保護を受けている志願者などは，決して受け付けない．金銭だけが動機の場合は，嘘の記述をしたり，普段の生活における衛生面でも問題発生のリスクが考えられるからとされている．

　このような動機の審査も含め，実績のある信頼できるドナーエージェンシーにおいては，大変厳しい審査が行われる．つまり，ドナー志願者が全員登録できるわけではない．

　レシピアント夫婦が受け取るドナー情報は，はっきりと顔立ちがわかる写真が少なくとも一枚は含まれており，ドナーの自由意志により，その他の写真，例えば子ども時代の写真や普段のスナップ写真などが提供される場合も

ある．加えて，ワード文書にしておよそ20ページにもわたる詳細なプロフィールも閲覧可能である．そのプロフィールの中には，本人の身体的特徴や，家族や親族の病歴，本人の人となりがわかるような学歴，趣味といったことについての質問項目の詳細が含まれている．ドナーは，満21歳以上30歳未満というのが基本であるが，生年月日の記述は個人を特定できてしまうため，エージェンシーが身分証明を確認した上で，出生年だけはレシピアント夫婦に知らされる．特定のドナーを夫婦が選択した場合，その決定ドナーの写真とプロフィールは，夫婦がそのまま保管できる．

　ドナーは最高6回まで提供できるが，提供歴がすでにある場合には，過去提供が行われた医療施設やエージェンシーのポリシーにもよるが，実施済提供サイクルでの採卵数，受精卵数，妊娠の有無，出産の有無ついて，マッチング前に情報が得られる場合もある．

　レシピアント夫婦が選んだドナーは，まず心理カウンセリングを受け，合格したら，次に夫婦との間にドナー契約を締結する．その後，提供サイクルを実施する医療施設において，入念な身体検査・超音波検査，各種感染症・性病パネル，血液型を含む血液検査，違法ドラッグやニコチン検出のための尿検査が行われ，さらに遺伝カウンセリングならびにプログラムについてのインフォームドコンセント，注射方法などの指導をドナーは受ける．遺伝カウンセリングについては，生殖医療専門遺伝カウンセラーが対応し，その特定ドナー本人および家系について，特記すべき遺伝的リスク・ファクターがないかどうか検討する．

F 心理カウンセリング

　日本の生殖医療の現場でも，今日では多くの心理カウンセラーが活躍している．不妊治療においては，心のケアがきわめて重要であるからだ．卵子提供プログラムに進むにあたっては，自己卵子による治療の終結を決断する段階で，専門の心理カウンセラーによる助力は必須であろう．

　当方では，レシピアント夫婦もドナーも，生殖医療に精通した心理カウンセラーによる心理カウンセリングを受けることが必須となっている．

　レシピアント夫婦に対するカウンセリングの内容で重要なのは「喪失についての悲しみのプロセス」をきちんと経ることである．夫婦にとっては，卵

子の喪失だけではなく自分のDNAを受け継ぐ児を授かることができないという根本的な喪失感がある．喪失を否定したい気持ち，怒り，悲しさ，悔しさなど，人間として当然の感情から，「受け入れの気持ち」がもてるようになるまで，全てのプロセスを経ていかなければならない．

また，卵子提供プログラムに対する夫婦間の心情的温度差が大きく開いているような場合は，夫婦にとっても生まれてくる児にとってもよくない．ドナーに対しての複雑な思い，妻と遺伝的関係がない児の養育についての不安など，あらゆる面から気持ちの整理が必要だ．過去の治療回数がきわめて多いために，妊娠すること自体がゴールになっている夫婦も大変多いため，実際に親になる確率がきわめて高い卵子提供プログラムにおいては，親となること，子育てすることについての再認識の場もつくることが必要だ．告知については次の項で述べるが，児にどこまでどの時期にどのように話すかについても考える機会を設ける．

ドナーが受ける心理カウンセリングにおいては，自分のDNAをもった児が自分の人生とはまったく別のところで育っていくことの認識，第三者として卵子の提供をする責任なども含め，本人の心理常置についてあらゆる側面から確認することとなる．

遺伝的つながりがない，という点に関する夫婦の不安について一点付け加える．ドナー精子レシピアント夫婦とドナー卵子レシピアント夫婦とを比べると，決定的な違いがある．それはドナー卵子の場合，母となる女性の遺伝子は受け継がないが最愛の夫の遺伝子を受け継ぐ子供を夫が見守る中，母となる女性が自らの子宮で妊娠，出産をするという体験が母と子の絆を確信できる理由となることだ．しかしドナー精子の場合，父親は子育てには参加するものの，遺伝的にも身体的にも出生への直接的，体験的関与がない．そのため親子の絆が確信できにくい面があるとも考えられている．これは大変大きな違いであると考えられている．

G 告知について

告知の件に関しては，養子縁組の場合と同様，「ある日突然の告知」はよくないというのが米国における一般的な意見である．秘密にされたという行為により，両親やドナー，および自己に対する気持ちがネガティブになってし

まうというのが理由だ．年齢相応に自然に知らせるのが理想的であるとされている．それを伝えるための，おとぎ話のような語り口の絵本も入手できる．しかし，このような理想像というのは，米国という，非配偶者間ARTが一般選択肢となっており，オープンな社会背景がある国だからこそ成り立つものなのかもしれない．

「出自を知る権利」についてはどうか？　米国では，ドナーの写真と詳細プロフィールを保管できることから，生まれた児も，将来的にドナーと直接会う，という行為をしなくとも，それらから得られた情報により，アイデンティティーの疑問がある程度満たされると受けとめられているようだ．また，その児がどんなに望まれて生まれてきたのか，親からその愛情を言葉に表して伝えられながら育ち，事実をきちんと伝えられ，そしてドナーは協力的精神から提供したのであって，決して児は「捨てられた子供」ではないのだということを伝えられた結果，「出自」についての疑問が解かれるかもしれないという考え方もあるようだ．

ただし，日本では事実を伝えることに対しての明確なハードルはある．日本人夫婦の場合は告知するしないにかかわらず，血液型を合わせることを希望する夫婦がきわめて多い．日本のように卵子提供が容認されていない段階の社会では，世間の目が気になりどうしても言い出せないことが多いようだ．ただし，日本で容認されれば解決の糸口も出てくるのではないだろうか．

H 法的環境

カリフォルニアの法的環境では，卵子提供を認める法律は立法されてはいない．ただし判例により治療を開始した当事者が親になるということで守られている．実質的には，生殖医療専門弁護士によるドナー契約書が用意される．

I 費用

金銭的負担に関しては，米国の医療費は世界一高額であり，卵子提供プログラムに参加する日本人夫婦が支払う費用は約550万円となっている．これには，医療費の他，ドナー謝礼，交通費や給与保障，手数料などの必要経費も含まれる．ドナーへの謝礼は費やされた労力と時間への代償であってこれ

は決して卵子の値段や子どもを買う値段ではないと認識されている．これはドナーが「道具」ではないという証でもある．

J 渡航前の患者へのメッセージとして

　卵子提供を受けるため，海外治療に踏み切る決心をする夫婦でさえ，「日本では容認されていないということは，自分は何か悪いことをしているのではないか？」と後ろめたく感じていたり，「得体の知れない怪しい治療なのではないか？」とネガティブに感じていることもある．そしてこのことが児への告知をしない決断につながってしまったり，周囲に秘密にすることで，多大な心理的ストレスを溜め込んでしまう結果ともなり得る．

　しかし，米国では児を授かるための「きわめてポジティブな手段」として受け止められている．「母となる女性本人が自分が育てる児を実際に妊娠・出産できるのは何物にも変えがたい神聖な体験」とされ，「卵子ドナーとなることは生命の贈り物をする，という究極のボランティア」と，ドナーも誇りをもって進む．

　上述の通り，卵子提供プログラムは，米国では20年以上，不妊治療の一般選択肢として市民権を得ているものであり，新鮮胚・凍結胚サイクル総数を見ると，10件に1件を超える数が，ドナー卵子由来の受精卵移植サイクルである．これだけ多くのカップルが「堂々と」児を授かるという幸せな結果に向けて全米生殖医療施設のうち9割以上にも上る施設のケアのもと，前を向いて進んでいるのだという事実を日本の患者にも知っていただきたい．

　ただし，卵子提供プログラムの存在意義というのは，何もこのプログラムに実際に進む方々だけのものではない．「進まない」方々のためにも存在するのだ．このプログラムが存在する事実を知ることで，自己卵子による治療の限界や終結のタイミングを患者本人が視野に入れることが可能になる．自己卵子で結果が出ないなら卵子提供など受けたくない，という結論を出した患者は，治療終結後，人生の新しいステージを歩み始めることが可能となり，別の幸福の形を見出す日がそれだけ早く訪れることであろう．

　もちろん，卵子提供プログラムの是非についての個人の意見は人それぞれであって当然だ．しかし，渡航を決意される日本人患者も含め，一般的情報として，まだ日本で容認されていないのは，卵子提供プログラムが『悪いこ

と』だからではなく,『将来的に日本でも実施するとしたら,問題発生の余地のないような安全性を保ち,日本の社会体制にしっかり適合したシステム設計が可能かどうか,あらゆる専門家が現在検討中の段階』だからなのだ,という正しい事実が広く伝えられてゆくことを心から願う.

【川田ゆかり】

【1】一般不妊症治療—ナーシング

12 ARTの教育現場

A 追い込まれる看護職

　わが国において看護職として認められている国家資格は，保健師，助産師，看護師がある．保健師，助産師，看護師の就業者数は130万人を超え（表1-36）過去50年間で約6倍に増加し，看護職は医療職種のなかで最大のマンパワーである．

　看護師養成機関の定員[1]は保健師14,653人，助産師9,222人，看護師209,143人であり年間約23万人の看護職が卒業している．また，先進する医療技術への対応するため，看護師教育・養成機関としての大学の学校数は1975年以降，10校から168校に増加し全養成機関における大学定員の占める割合は，過去30年間で約5倍以上に拡大している．

　さらに，2010年4月より看護師国家試験の受験資格の第1に初めて4年制看護系大学の卒業が追加され，近年の医療の高度化および複雑化へ対応でき

●表1-36● 看護職の就業者数（2008年）

保健師	43,446
助産師	27,789
看護師	1,252,224
計	1,323,459

表1-37 新卒看護職員の教育研修体制整備状況別 新卒看護職員離職率

(文献2より)

新卒看護職員の教育研修体制整備状況を，①看護部門における教育研修責任者の配置の有無　②病棟・外来における教育研修担当者の配置の有無　③新卒看護職員研修の企画・評価組織（委員会など）の設置の有無，の3点から把握した．
[新卒採用がなかった病院を除く]

	回答病院数	新卒看護職員離職率(%)
計	1,814	8.9
①〜③までいずれも「配置・設置している」と回答した病院	943	8.8
①〜③のうち，2つだけ「配置・設置している」と回答した病院	445	9.0
①〜③のうち，1つだけ「配置・設置している」と回答した病院	264	9.4
①〜③までいずれも「配置・設置していない」と回答した病院	100	13.4

(2009年)

るよう看護教育の充実・整備が進み，看護職の力量の底上げが期待される．

　このように，近年，改革の進む看護教育であるが，依然として高い離職率，潜在看護師の増加の原因はどこにあるのだろうか？

　社団法人日本看護協会のまとめによる「2009年　病院における看護職員需給状況調査」[2)] で，新卒看護職員の教育体制と離職率の関係を報告している．新人看護師が1年以内に辞める割合は平均9.2％．傾向として配置基準が7対1の病院で8.5％，15対1では14.6％と離職率が上がり，また，新卒看護職員の研修体制が整備されているほど離職率は低下した（表1-37）．

　新人教育体制の充実は中規模以上の施設で改善がみられるが，個人，医療法人では充分な教育体制が完備していないことが多く，そのことが看護職員の離職率の高さの一因として考えられ数値として顕著に表れている（表1-38）．

B　キャリア支援を忘れた医師たち

　看護の専門性が問われ，業務が拡大する中で看護職員（特に女性）のライ

●表1-38● 設置主体別　看護職員離職率（文献2より）

	回答病院数	常勤看護職員 (%)	新卒看護職員 (%)
計	2,803	11.9	8.9
国（厚生労働省）	16	12.6	5.9
独立行政法人国立病院機構	83	10.6	7.0
国立大学法人	37	11.6	7.7
公立大学法人	7	11.5	5.9
独立行政法人労働者健康福祉機構	20	13.3	8.7
国（その他）	12	11.5	7.6
都道府県・市町村	511	8.5	7.8
日赤	67	9.6	7.3
済生会	51	12.1	9.2
厚生連	62	9.5	6.1
社会保険関係団体	72	13.6	9.8
公益法人	162	13.0	10.4
医療法人	1,403	14.3	12.3
学校法人ならびにその他の法人（社会福祉法人，医療生協など）	204	14.0	8.2
会社	36	11.6	10.6
個人	49	15.2	6.5
不明・無回答	11	11.9	22.0

（2009年）

フスタイルの変化との調和という看護師のキャリアをめぐる環境は大きく変化している．

　看護師のキャリアを論じるようになったのは，1990年代後半からで，施設内での看護目標やクリニカルラダーを使った手法を用いてキャリアアップをはかるというのが主流であった．しかし，その後，看護協会が主体となり，近年に入り専門看護師 certified nurse specialist（CNS），認定看護師 certified nurse（CN）などが誕生した．さらにキャリアアップ支援のため「看護師特定能力認証制度」[3]の議論も始まった．

看護職のキャリアを考える際に，忘れてならないのは，職業上の経歴の「ワークキャリア」と生涯を通じて考える「ライフキャリア」があるということで，さらに大切なことは，看護職の分野で働く人々には大変強い奉仕精神があるということを念頭に置かねばならない．報酬以上の仕事をしたいという社会規範，自己犠牲は消防士や警察官などにも通じるものがある．多くの看護師は24時間を患者とともにいる職業であると自負している．

　しかしながら，看護師の評価というものが「ワークキャリア」だけに光が当たり医師の行う診療補助のスキルと能力を高めることがキャリアに通じると考えられている傾向にある．スキルと能力特性だけでは看護専門職として自律的に働き続けるモチベーションを維持することは無理であり，モチベーションを高めるには，組織内で自己が求められているという自覚を覚醒させることで，組織に貢献し評価される自己を確立することができれば「ワークキャリア」「ライフキャリア」「自己犠牲」がマッチングし自律を促すモチベーションの誕生につながると考えてよいのではないか．

C　アルコール綿の臭いのしない看護師

　進歩する医療技術に伴い看護師の仕事量がそれに比例するように増加したが，それは合意に基づいたものではなく，なしくずし的に看護師の仕事になってしまったといえるものが多く，結局，看護業務への支障，看護師の疲弊をよぶことになった．

　このような看護業務の拡大に伴い看護業務の全体を見直し，実際に看護師が行っている作業の中で別の職種でも担当できる仕事がないか洗い直し，看護現場の負担を軽くするために，「看護業務検討委員会」を発足させ報告書がでた（1993年，厚生省）．その後，業務の一部分担を無資格者に移行し業務のスリム化を推進した経緯があるが，看護業務の軽減化が直ちに看護師本来の業務を取り戻すことには結びつかなかった．

　進化する医療の変化が生んだものの1つに患者権利の萌芽を見過ごすことができない．インフォームドコンセントという単語は世間に周知され，必要以上のケアの要求に応えなくてはならず，モンスターペイシャントという言葉も生まれた．医療技術の進歩，患者ケアの拡大をもはや医師だけで担うということは不可能であり，日本の医師の聖域であった診療と診断の権限の委

議は目前に迫っているといっても過言ではない．

　新しい医療体制を構築するために「看護師特定能力認証制度」はその試みの1つで，特定看護師は医師の負担軽減だけでなく患者サービスも担う存在となる．しかし，医師の負担軽減のために看護師を使うという考えは看護を独立した専門職として評価していないことを表し，方向性を見誤ることないよう注意したい．

　特定看護師に先立ち，ナースプラクティショナーを養成する大学院が創設され，新たな立場（資格）が誕生する．だが，このナースプラクティショナーの誕生は「医師でもない看護師でもない『診療看護師（仮称）』（行政刷新会議，2010.6.15）の創設につながる道筋であり，このような△△看護師を乱発することはむしろ将来的には現場での混乱を招く可能性があり，さらには，日本の法律には存在しない資格であることをどのように解決するか大きな宿題を背負うことになる．

D キャリアアップを目指す看護師

　看護職を一生の職業ととらえた時になんらかの「資格」の修得を目指す看護師の希望は多く，資格を得たいという気持ちの発露は職業人として当然である．修得には2つの方向性がある．その1つは，看護職に関連しスペシャリストとしての専門性を高めるための資格，もう1つは自分の人間性を高めるための趣味や将来に生かせる資格となる．

　「資格」のもつ魅力は，獲得した資格により①個人の評価が高まり給与アップにつながる．②より深い専門性をもとめ学習意欲が継続する．③医療行為に対し根拠に基づいた支援を実践できる．などだが，雇用側から見た最大のメリットは，①看護師の医療レベルが上がる，②看護師の定着度が高まる，ことといえる．

　表1-39に主な学会認定の資格を示した．

E 「看護師特定能力認証制度」とチーム医療

　厚生労働省は2010年3月に医師法17条と「保健師助産師看護師法」の診療の補助業務として，「チーム医療の推進に関する検討会」を立ち上げその中で「特定看護師（仮称）」の創設を提言した．

●表 1-39● 看護師・医療スタッフが取得可能な資格

資格名	関連学会	学会員の必要性
栄養サポートチーム専門療法士	日本静脈経腸栄養学会	非会員でも受験可（認定を希望する場合は入会が必要）
家族相談士	日本家族カウンセリング協会	なし
学会認定・自己血輸血看護師	日本自己血輸血学会 日本輸血・細胞治療学会	日本自己血輸血学会会員あるいは日本輸血・細胞治療学会会員であること
禁煙支援者	日本禁煙科学会	同学会会員であること（認定時）
ケアマネージャー（介護支援専門員）	公的資格	なし
血管診療技師（CVT）	日本血管外科学会 日本静脈学会	なし
健康医療コーディネーター	日本健康医療学会	なし
3学会合同呼吸療法認定士	日本胸部外科学会 日本呼吸器学会 日本麻酔科学会	なし
思春期保健相談士	日本家族計画協会	なし
消化器内視鏡技師	日本消化器内視鏡技師会	なし
心臓リハビリテーション指導士	日本心臓リハビリテーション学会	同学会会員であること（申請時に2年以上）
精神科認定看護師	日本精神科看護技術協会	同協会会員であること
透析技術認定士	日本腎臓学会 日本泌尿器科学会 日本人工臓器学会 日本移植学会 日本透析医学会	なし
透析療法指導看護師	日本腎不全看護学会 日本透析医学会 日本腎臓学会 日本移植学会 日本泌尿器科学会	日本腎不全看護学会正会員歴が継続して3年以上あること
日本癌治療学会認定データマネージャー	日本癌治療学会	なし
日本抗加齢医学会指導士	日本抗加齢医学会	同学会会員であること

●表 1-39● つづき

資格名	関連学会	学会員の必要性
日本コンチネンス協会認定排泄ケア専門員（3級）	日本コンチネンス協会	同協会正会員であること
日本褥瘡学会認定師	日本褥瘡学会	継続して4年以上，同学会会員であること
日本摂食・嚥下リハビリテーション学会認定士	日本摂食・嚥下リハビリテーション学会	2年以上，同学会会員であること
人間ドック健診食生活改善指導士	日本人間ドック学会	なし
日本糖尿病療養指導士	日本糖尿病指導士認定機構	なし
認知症ケア専門士	日本認知症ケア学会	なし
排尿機能検査士	日本排尿機能学会	なし
不妊カウンセラー	日本不妊カウンセリング学会	同学会会員であること（申請時）

(2011, Art nurse academy 調べ)

　医療現場の原点は1対1の医師と患者の関係で，その他診療に関連した諸業務・雑務は看護師がカバーするという時代が長く続いたが，現在では病院で働く職種は40種類に近づこうとしている．診療の細分化は「チーム医療」という言葉を生みだし，細分化した機能を統合し患者に対し最良の医療サービスを提供する必要から生まれた．

　チーム医療とは，患者を中心とした各種の医療専門職が共通の理念のもとに協働する医療である（図1-34）．したがってチームのメンバーに求められるものは，能力が一定水準に達していることで，各自の能力が最大に発揮できるのが理想である．

　医療の責任の所在と最終決定権という点から医師がリーダーになるが，ARTにおいては，医師（担当医）をはじめ，臨床検査技師，培養士，心理士など，1人の患者に関わる職種間の調整役としては，現場における実効的支配をしている看護師が重要な役割をはたすことになる．これが，検討会の基本方針にある「キーパーソン」になるわけである．

　M. ジョンソン氏はその著書『看護の本質』の中で看護師の役割は，「治療的環境を整えること」「患者に直接的満足感を与えることにある」と述べ，さらに「診察や治療という医師の活動は直接的には患者に満足を与えない」と

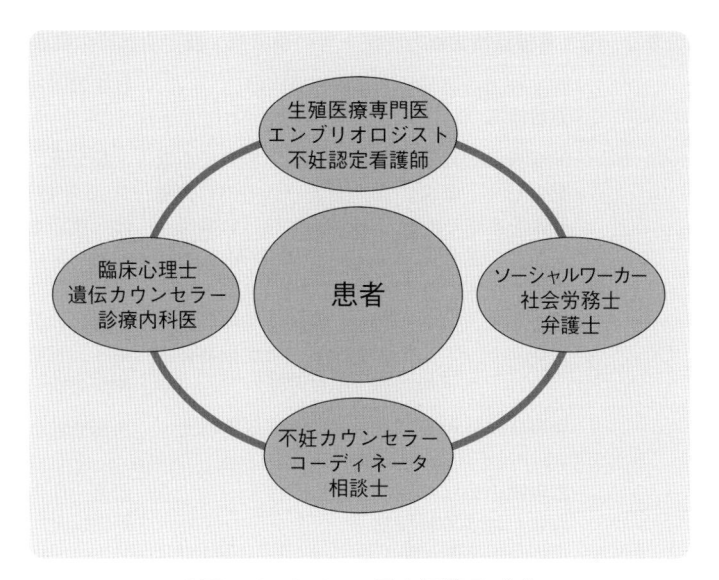

●図 1-34● チーム医療組織図（例）

記している．つまり，看護の本質とは，「医師の肩代わりをするものでなく，看護独自の役割をはたすべき」と結んでいる．そのことは，わが国の保助看法の第 5 条にも「診療の補助」と「療養上の世話」として定められている．しかし，この枠を取り払い看護の枠を拡大し一定の医療行為を実現可能にするのが「看護師特定能力認証制度」ということである．

この「看護師特定能力認証制度」の創設に対し，日本医師会は独自調査を開始したが，同時に，日本外科学会などの外科系関連 9 学会からは，「我が国における特定看護師（仮称）の早期確立」を求める要望書が 2010 年 3 月の時点で検討会に提出済みである．

ここで確認しておくべきことは，診療看護師 nurse practitioner（NP）との違いで，海外にある NP を日本でも作ろうと日本 NP 協議会を中心に進んでいるが，NP は医師の指示を受けずに医療行為ができるが，「看護師特定能力認証制度」は医師の包括的支持のもとで，あらかじめ定められた特定の医行為を行うということである（表 1-40）．

12．ART の教育現場　　**149**

●表1-40●看護師特定能力認証・専門看護師・認定看護師の概要

	特定能力を認証された看護師	専門看護師	認定看護師
特徴	・看護師の職能を基盤として,幅広い医行為を実施できる. ・医師の包括的指示の下,特定行為の実施が可能.	・幅広い視点から看護チーム内外の調整や研究を行い看護全体の質の向上を図る. ・医師の具体的指示の下,特定行為の実施が可能.	・細分化された分野でより特化した知識・技術を習得して看護ケアの質を向上させる. ・医師の具体的指示の下,特定行為の実施が可能.
養成課程	実務経験5年以上 ＋ 2年間のカリキュラムまたは8カ月程度のカリキュラム	実務経験5年以上 ＋ 修士課程	実務経験5年以上 ＋ 研修（6カ月・615時間以上）
認定・認証の要件	厚生労働大臣の実施する試験に合格	6か月以上の専門看護分野の実務研修 日本看護協会の実施する認定審査（書類審査・筆記試験）に合格する	日本看護協会の実施する認定審査（筆記試験）に合格する

〔第15回チーム医療推進のための看護業務検討ワーキンググループ（座長試案）より抜粋〕

F 認定看護師の活躍

　1980年代に入ると看護の専門性と多様化から，各専門領域で一定の業務経験を有する看護婦（士）に対して研修過程を履行することにより専門看護婦（士）制度の検討が始まり，日本看護協会が管理する制度のもと1994年に専門看護師が誕生した．制度の検討初期の段階では，1病院1領域に1～2名を置く，看護実践の場における目標，評価の確立などが考えられたが，現在では，①看護現場での熟練した看護師の評価として，②会員が看護現場での充実感や満足感を得，看護職としての自覚をもちながら自己研鑽してゆくための制度，③看護関係団体や学会において独自に特別な技術と知識をもつ看護師の育成に応えるため，④熟練した看護技術をもつ者を評価しさらに質の向

上に寄与する者を認定する制度,と位置付けられ呼称も認定看護師となった.

1997年に認定看護師が誕生してから,13年が経過し,現在は総数17分野5,762名(2010年4月現在)が活躍,2011年には認定看護分野は21に拡大した(表1-41).

不妊症看護分野の認定看護師は全国で85名(2010年4月現在)登録者数としては最も少なく,教育機関定員数は15名,教育過程は東京・聖路加看護大学　看護実践開発研究センターのみである.

「不妊症認定看護師の活動に関する実態調査」(日本看護協会神戸研修センター,2008)の報告では不妊症認定看護師は現場での多くの支持を集めて,活動に期待されていることがうかがわれる.

G ART 教育現場の不足

認定看護師(CN)をきっかけに,専門看護師(CNS)制度,さらには検討が進められている「看護師特定能力認証制度」の法制化と今後の看護現場はチーム医療とスペシャリスト養成の体制づくりを最大の目標にしていると思われる.しかし,新卒看護師の離職率の高さと転職者の増加,また,潜在看護師55万人の復職支援など目を向けなければならない課題も多い.

看護師不足が慢性化した現在,理由はなんであれ ART 施設に就職した看護師(新卒,既卒を問わず)を定着させることは,医療の健全化と患者への信頼の獲得,さらには,経営の安定化をはかるうえでも重要なことである.しかし,ART はその特殊性から,入職したばかりの看護師にとっては戸惑うこともしばしばである.そのような新人看護師に対する ART 教育・研修は各施設独自に取り組んでいるのが現状で,制度化された教育システムは,皆無であるといえる.

ここで糖尿病学会が取り組んできた「日本糖尿病療養指導士」を紹介したい.

日本糖尿病療養指導士 Certified diabetes educator of Japan (CDEJ) とは,糖尿病治療に精通し自己管理を患者に指導する医療スタッフで,医師の指示の下で患者に療養指導を行うことができ,対象は看護師,栄養士,薬剤師,臨床検査技師などで1986年から資格とし実績を積んでいる.その母体は,日本糖尿病学会だが現在は独立した任意団体機構として運営され,全国で

●表1-41●分野別認定看護師累積数

年	救急看護	皮膚・排泄ケア	集中ケア	緩和ケア	がん性疼痛看護	がん化学療法看護	感染管理	糖尿病看護	不妊症看護
1997	23	36							
98	44	88							
99	55	159	35	8	19				
2000	65	203	78	26	37				
01	82	228	103	44	61	10	18		
02	99	256	153	59	92	25	59	15	
03	116	286	201	80	120	47	103	31	14
04	140	311	245	101	163	68	146	57	26
05	168	347	286	186	188	116	247	87	40
06	235	442	330	303	224	148	390	114	52
07	299	570	382	420	267	204	584	147	63
08	360	818	421	573	323	268	769	175	73
09	419	1132	471	754	395	416	960	201	87

注）各年12月末日の登録者数
出所）日本看護協会公式ホームページ「認定看護師認定者数推移」[3]より

16,363名（2011年6月現在）が活躍している．表1-42に学会会員数と関連認定看護師数，CDEJ会員数，および比較参考に日本生殖医学会の会員数と認定看護師数を示した．

　CDEJの資格更新，研修会は全国で開催され糖尿病を専門とする医療スタッフの拡大，専門施設での医療職員の定着に大きく寄与している．

●表1-42●日本糖尿病学会会員数と日本生殖医学会会員数

	日本糖尿病学会	日本生殖医学会
会員数	16,217名	4,447名
認定看護師数	201名（糖尿病看護）	87名（不妊症看護）
CDEJ	16,363名	

学会会員数は2011年3月現在
認定看護師数は2009年12月現在
CDEJ数は2011年6月現在

新生児集中ケア	透析看護	手術看護	訪問看護	乳がん看護	摂食・嚥下障害看護	小児救急看護	認知症看護	全体
								59
								132
								276
								409
								546
								758
								998
								1,257
30	16	30						1,741
56	37	62	17	20	31	15	10	2,486
87	58	86	35	51	60	35	35	3,383
113	74	116	65	49	108	62	61	4,428
140	95	150	131	106	155	88	94	5,794

　現在,不妊認定看護師の資格修得には当然ながらそれに相応する実務研修および学習時間と高額な対価が必要になり,資格の修得は容易ではない*.しかしながら,CDEJ のような資格システムが ART の世界にあれば,医療スタッフのレベルアップ,モチベーションの持続につながることは明白である.

むすび

　昭和の時代は結婚とともに職場を離れる女性が多かったようであるが,現代は「ライフキャリア」として看護師を生涯の仕事として貫こうという女性が大部分である.にもかかわらず,職場環境への不満(15 対 1 なんてありえない)や教育システムの不備などから,意に反し離職や転職に追い込まれる

*教育期間は 6 カ月以上 1 年以内で原則として連続した昼間の教育.実習は昼間に集中して行われる.2009 年のカリキュラム改正により総合学習時間は 615 時間以上に拡大した.

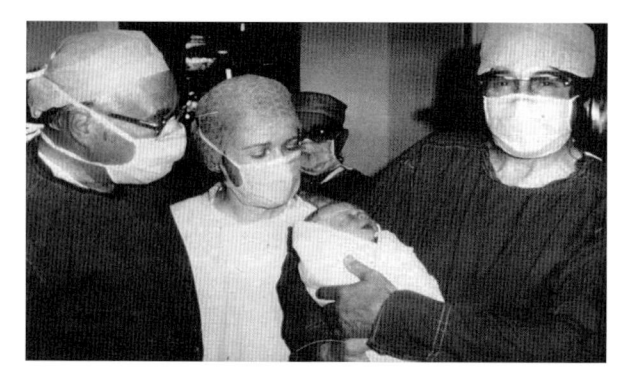

●図1-35●Steptoe, Edwards & Jean Purdy, 1st IVF Nurse

場合も少なくない．さらには，看護師としてのスキルアップやワークキャリアを上昇させたくとも適当な自己研鑽の場や教育システムが少なく，個人の意欲を満足させることができる状況ではない．このような事態を招いた責任は，看護師教育を看護協会などに任せっきりにし，患者のために医療体制を整えると設備面だけを重視しマンパワーを軽視してきたわれわれ医師にあり，その責任は重い．特にARTの現場は新しく改善や改良に対するフットワークが軽いはずなのに硬直化しつつあるように思える．チーム医療のキーパーソンとしての看護師を育成するために，各自治体産科・婦人科医師会主催によるナースのための勉強会，研究会の開催を提言し，さらには，関連学会が母体となったARTナース育成・教育機関の創設，ARTナースの地位確保のための資格・認定制度の早期の確立を切に望むものである．そして，これらはすべて患者のためであるということを忘れてはならない．

注・「看護師特定能力認証制度」は，検討段階で「特定看護師（仮）」と呼称されていた．

附・ARTナースとは……ARTナースとは，不妊治療に関わる看護師を総称した造語．図1-35は世界最初の体外受精ベビー誕生に関わった3人，Edwards，Steptoeそして真ん中にいるのが世界最初のARTナース Jean Purdyである．

■文献
1) 日本看護協会公式ホームページ「看護資料統計Ⅱ，養成状況1」
2) 社団法人日本看護協会.「2009年 病院における看護職員需給状況調査」
3) 洪　愛子. 本会「特定看護師（仮称）養成調査試行事業実施課程」について. 看護. 2010; 15: 28-9.
4) 川島みどり. チーム医療と看護. 東京: 看護の科学社; 2011.
5) 中村　明. 日本人ナースはなぜアメリカで評価されるのか？. 東京: 幻冬舎; 2009.
6) 有賀　徹, 中村恵子.「特定看護師（仮称）」とは何か？. 東京: へるす出版; 2010.
7) アートナースアカデミーホームページ　www.artnurse.org

【原　利夫】

【1】一般不妊治療―ナーシング

13 生殖医療相談士としての活動を通じて

　生殖医療に関する確かな医学的知識，および不妊体験者や生殖医療が不妊体験者に与える心理的影響についての基本的な知識を有し，対人援助者としてのスキルを使って不妊体験者の種々の相談に対応する者を目指し，2007年度に日本生殖医療心理カウンセリング学会（http://www.repro-psycho.org/）が「不妊相談士（不妊コンサルタント）（現 生殖医療相談士）養成講座」を開講した．

　生殖医療相談士が必要とされた背景には，不妊患者数の増加とともに治療の複雑化，結果が見えない治療，治療の長期化，なかなか人に理解してもらえない生殖のトラウマがあり，治療の現場で少しでも不妊患者の援助に役立つスキルを学び，「不妊カウンセリング」をやっていて，医学的知識の提供で，できることとできないことがあることに気づきたいなどの思いがきっかけになっている．現在4期生まで125名が，現場で活躍している．

　ここでは，生殖医療相談士としての活動について
A．オリエンテーション
B．治療に直結したケアー
C．体外受精へのアプローチ
D．中断・終結支援
を例に述べていく．

A オリエンテーション

　生殖医療相談士の活動の1つに，不妊初診オリエンテーションがある．
　患者は，医療機関に受診するまでにもさまざまな気持ちの葛藤がある．悩んでやっと病院に来院する人，人に勧められてくる人，他施設で検査・治療を受けても結果が得られずにきた人など多様である．

「オリエンテーションの手順」
①不妊アンケートの記入（例を図1-36に示す）
②生殖医療相談士の自己紹介
③パンフレットを用いての基礎体温・不妊検査の流れ・精液検査・自費検査（AMH/抗精子抗体）・予約の取り方の説明
④不妊アンケートより，今までの経過，他医院での治療内容，夫婦で不妊についてどのような話がされているか，夫婦の喫煙歴の有無，ストレス要因の検索（親との同居，仕事の有無，不妊期間）を確認し，喫煙歴があれば卵子・精子への影響についての説明
⑤治療への希望の確認
⑥検査・タイミング・人工授精・体外受精（顕微授精も含む）の説明
⑦不妊学級・体外受精学級の受講
　例）不妊学級は毎月第1火曜日（15時〜16時）
　　　体外受精学級は毎月第3木曜日（16時〜17時）
⑧精神的フォローについて：受診後，気になることや不妊相談士との面談を希望する時は気軽に声をかけることができる．
　　電話での問い合わせや，仕事の都合などで来院できない時などは無理して受診せず，次の予約を取ることをお勧めしている．
　　病院での検査結果や医師から説明された内容は，夫に伝えることが必要である．妻がどのような検査をしているのか，また結果によっては治療のステップアップが望ましいことなどがある．夫に伝えることで夫婦のコミュニケーションをとる機会となり，病院に一緒に受診できなくても現在の妻の状況が，少しでも夫に理解されることが大切である．
⑨年齢的な要因：35歳以上の患者の場合，卵巣予備能力の低下があり妊娠の可能性が低くなっている現状を説明し，今できる治療の説明や，治療を始

不妊外来をはじめて受診される方へ

お名前＿＿＿＿＿＿＿．

身長 ＿＿＿＿＿＿＿cm・体重 ＿＿＿＿＿＿＿kg
年齢＿＿＿＿歳(結婚した年齢＿＿＿＿歳)・夫の年齢 ＿＿＿＿歳

- Q1) 親と同居していますか？　　　　　　　○無　○有：○実親　○夫親
- Q2) 避妊期間はどれくらいありますか？　　○無　○有：　年　　カ月
- Q3) 不妊期間はどれくらいありますか？　　○無　○有：　年　　カ月
- Q4) 他院で治療を受けた事はありますか？　○無　○有
  [有の方はどこまで治療をしましたか？]
  ○検査のみ　○タイミング　○人工授精(　　回)　○体外受精(　　回)
- Q5) 基礎体温をつけていますか？　　　　　○無　○有
- Q6) 性交の回数は月に何回位ですか？　　○回　○1～3回　　○それ以上
- Q7) 当院でどこまでの治療を希望していますか？
  ○考え中　○検査のみ　○タイミング　○人工授精　○体外受精
- Q8) 夫婦で治療についての話合いはしていますか？　○無　　○有
  [有の方は、具体的にどのような事を話し合いましたか？]

- Q9 妊娠へのストレスはありますか？○無 ○有
  ○有の方は、具体的にはどのようなストレスですか？

- Q10 不妊についての悩みや思いの相談相手はどなたですか？
  ○無　○夫　○親　○姉　○妹　○兄　○弟　○友人
- Q11) 喫煙をしますか？　　本人：　○無　○有(1日＿＿本)
  　　　　　　　　　　　　夫：　　○無　○有(1日＿＿本)
- Q12) 職業　　　　　　　　本人：　○無　○有(＿＿＿＿＿)
  　　　　　　　　　　　　夫：　　○無　○有(＿＿＿＿＿)

ご協力ありがとうございました。

自治医科大学附属病院

●図1-36●不妊アンケートの例

めた時にある程度の治療の方針を決めておき，長い期間治療を考えるのではなく，結果（妊娠）が出ない場合夫婦でもう一度今後の治療について話す機会をもつよう勧めている．これは治療を行ったから必ずよい結果が出るとは限らないからである．

　このように，初回にしっかり患者と話し合いの機会をもつことは，患者自身も今後の検査の流れや，受診回数，また生殖医療相談士という役割の人がサポートしてくれることを理解され，信頼関係が築かれる．

B 治療に直結したケアー

①不妊検査の中で最も痛みを感じるのは子宮卵管造影である．生理中に来院し，生理が終わるころを見越して卵管造影検査の予約を取る．医師からの検査説明後スタッフよりパンフレットを用いて検査時の流れや，どのくらい時間がかかるのか，検査に持参してもらう物品，帰宅後の日常生活の注意点について詳細な説明を行っている．その時よく質問があるのが検査時の痛みについてである．患者もインターネットで検査についての情報を得ており，体験者より「痛かった・凄く辛かった」などの書き込みを見て検査前から恐怖心をもっている者も多い．

　そのような質問を聞かれた時には，「痛みがないというと嘘になりますが，子宮の入り口を器具ではさむ時に一瞬痛みを感じます．その後造影剤が子宮内に注入されると生理痛時のような鈍い下腹痛を感じます．そして腹部レントゲンを2枚撮影して終了となります」と検査時も医師・スタッフがそばに付き添っていることや，痛かったら我慢せず訴えてよいことを話している．この検査では患者の子宮や卵管の状態がわかることを説明すると，患者の気持ちが恐怖心から少しの不安へ変化する．正しい情報とイメージしやすい説明，そして検査時そばに医療者がいてくれることを理解するからである．

②体外受精後の妊娠の有無，人工授精後の妊娠の有無，精液検査，子宮卵管造影後，結果の話しの時は，特に患者の気持ちが表出しやすく，涙を流し落ち込む者や，気持ちのやり場に戸惑いを感じている者などがいて，受診中の患者の様子を観察し，受診後声をかけ，少し気持ちが落ち着くまで別室で，患者の声に耳を傾け寄り添う．気持ちを話すことは，こわばっていた表情も和らぎ気持ちも落ち着いて帰宅することができる．この時相談士は話を聴く

こと（傾聴）に徹したほうがよい．また話を聴いたうえで，そのように感じるのは「あなただけではない」と伝えていくことが必要である．
③患者の話を聴いて，今後医師・相談士・看護師での統一したケアーが必要と思われる場合，3者により情報を共有しつつ，患者の看護問題を明確にし計画を立案し，患者自身にも計画の内容とできるだけ担当相談士が関わることを説明する．

C 体外受精へのアプローチ

自治医科大学附属病院でのART（IVF/ICSI）は，10年前と比べると2倍強に増加．平成23年には採卵件数が197件であった．

自治医科大学附属病院では，初めてARTを受ける患者は初回に医師による「体外受精学級」を受講している．

講習内容は次のとおりである．
・体外受精・顕微授精（IVF/ICSI-ET/BT）法について
・治療スケジュール
・副作用（卵巣過剰刺激症候群・多胎妊娠）
・治療費
・治療成績（一般的なデータ，および自施設のデータ）

医師より外来に生殖医療相談士がいる説明もあり，受講後相談士との面談を希望される患者もいる．

受講中確認できなかったこと，用語が難しくてわからなかったこと，こんなこと先生に聞いたら失礼かと思って聞けなかったこと，また医師からは妊娠するデータは聴いたけど私には望みがあるのか，体外受精への期待が大きくもう一度相談士に体外受精の内容の確認を求める患者もいる．夫婦での受講が多数で，日頃一緒に来院できない夫が一生懸命情報を共有しようとする姿も見うけられる．また不妊オリエンテーション時，いつでも気軽に声をかけてくださいと話していることから，夫に相談士を紹介してくれる患者もおり，患者の気持ちとしては病院に私達をサポートしてくれる身近な人がいることを夫に知ってもらいたかったのではないかと思われる．

体外受精治療の一連の過程の心理的アプローチを表1-43に示す．

月経2～5日目から排卵誘発剤注射を開始するが，初回注射時，体外受精学

● 表 1-43 ● 体外受精治療の一連の過程と心理的アプローチ

イベント	医師	看護師	心理的アプローチ
体外受精学級 (夫婦または妻のみ)	医師により講習	質問への対応	学級内容が理解できたか確認
生理 2～3 日後	誘発開始指示	指示により施行	注射の痛みや体外受精への思い等を傾聴
採卵決定	診察により決定	採卵～移植についてのオリエンテーション実施	誘発処置への労い
採卵	点滴・麻酔導入・採卵	処置介助	患者への声かけ
黄体ホルモン注射	注射指示	指示により施行	採卵への労いと移植への思いを傾聴
移植	処置施行	施行介助	声かけにより緊張の軽減
判定	結果告知		結果による不安や思いの傾聴

級を受講時に説明された内容が正しく理解され，納得して治療を受けられる状態にあるか確認する．また，これから始まる治療に対する「一緒に頑張っていきましょう」といった励ましの言葉かけ，不明点，不安時のスタッフの受け入れについての声かけを行うことで，辛い時や不安な時は，スタッフにいつでも話すことができるという安心の場を提供する．

7～10 日間毎日続くホルモン注射は刺激が強く痛みを伴う．自分の皮膚を抓りながらの痛みの我慢，連日の来院，長時間の待機，高額な費用等，患者は大きな負担に耐えなければならない．この際に「痛いのによく頑張りましたね」など患者が頑張っていることを認め，気持ちを共有・共感することで「私が頑張っていることを認めてくれる人がいる」と，患者自身も自分の努力を認めやすくなる．

患者心理の理解のために医療者は，患者の状態を常に観察し，積極的に話しかける姿勢をとることが望ましい．また，「頻繁に視線を合わせる」ことで，医療者が患者に注意を払っていることを印象付け，患者から話しかけやすい心理的距離を創出していくことも重要である．

誘発期間が終わり採卵が決定した際に看護師から行うオリエンテーションでは，次の点に注意する．
・採卵当日の処置と順序についての「イメージ」をもたせることで「未経験」に対する不安感を払拭させる．
・「採卵時は麻酔下のため痛みはない」ことを説明する．オリエンテーション時に患者から最も多い質問である．
・（自治医科大学附属病院では）日帰り入院であること，入室後採卵および2時間の安静含めて約3時間で完了することを説明し，負担の軽い手術であることを認識させ不安感の軽減を図る．

採卵当日は不妊センターに入室後，心電図モニター装着・血圧・点滴ルート確保と続くが，各々の処置を行う度に，患者への声かけをすることで，患者の孤独感を取り除き，続く処置内容を説明することで未経験の医療行為への不安の軽減に努める．多くの患者が麻酔覚醒後の「採卵完了」の言葉に安堵の表情を浮かべることから緊張の大きさが窺える．

採卵から2～3日後に「初期胚移植」または，5日後に「胚盤胞移植」が行われる．患者には各々の移植時期について長短所を含めて医師から説明される．

体外受精において，採卵時や受精確認時以上にストレスが最も高まるのが胚移植から妊娠判定の期間であるといわれている．「判定日まで待てず自分で何度も市販の妊娠反応検査薬を購入し検査した」，「判定を待っている間毎日何をしていたか，余り覚えていない」といった患者からの相談内容からも，大きなストレスになっていることを私たち医療者も理解すべきである．

治療の不成功時は，相談された患者に寄り添い感情を表出できる場所を確保することが大切である．患者に「辛く悲しい気持ちを表に出せるような場を提供」し，「悲しむことは，決して悪いことではない」ことを助言することで，患者の心を開き，「話すことで自分の気持ちを整理する」，「感情を外に出すことで客観的に自分を見つめなおす機会を早める」といった早期回復への支援を行っていく．

治療の不成功は患者の喪失体験であり，悲しむことや涙を流すことは「悲嘆の作業」である．「悲嘆の作業」は健康な個人が自分にとって大切な人やものを失った時にそれを乗り切るために行われるプロセスであり，積極的に行

われるべき行為である．医療者はこの「悲しむということ」の重要性を理解し，患者による「悲嘆の作業」の促進を援助することが重要である．

　また患者自身がいままで頑張ってきた自分を認められるよう援助を行う．長期治療でも結果のでない（妊娠・挙児）ことで「自分の努力が足りないせいだ」と思っている患者は多く，自分の努力を認められない傾向にある．援助者は「よくこれまで頑張ってきましたね」というように努力を認める言葉をかけるようにする．患者自身も，自分を見つめなおし振り返ることで努力を素直に受け入れられるようになることがある．努力を認められた時，自分がおかれている現状を理解し治療の見直しのきっかけになることもある．

D 中断・終結の支援

　不妊治療をやめる決断（治療終結）は，多くの場合子供をもてる可能性が限りなくゼロに近づく，いわゆる「あいまいな」喪失[1]のあいまいさが決定的に低下した「喪失」に直面する決断となる．

　「子供のいない人生」．患者にとっては育児という日々の変化も見込めず，またひいては自分の分身ともいわれる「孫」を見ることもできないという「未来のない人生」が延々と待ち受けているように思える．また，振り返って不妊治療中の苦痛，金銭的かつ時間的な大きな負担が「将来への投資」ではなく，全くの無駄だったように感じることもある．

　しかし，不妊治療は葛藤の連続であったはずである．「葛藤は人を成長させる」と広くいわれるように，負の方向ではなく成長の方向に患者は向かうことが必要である．そのために「自分（＝患者）を理解してくれる」医療者は，患者の様々な思いを傾聴し，患者の努力を認めることで患者が自分自身を認める手助けをすることが大切である．

　大日向[2]は，不妊の心理過程の第3段階である「不妊問題に終止符を打つ時期」において，特に子供を断念する場合には，子供のいない人生を前向きに受容できるように，またそれまでの不妊治療に費やした時間を積極的に評価しうる心理的な支援が不可欠であると述べている．

　治療終結・中断する患者の理由は様々であるが，特に多いのが年齢的限界や経済的な問題である．年齢的限界では卵巣機能の低下により，何度か採卵の予定を立てても，卵が発育せずにキャンセルになってしまうケースがある．

患者自身も自分の体の限界に直面し,「なぜこんなに注射をしても卵が育たないのか?」と具体的に気持ちをぶつけてくることもある.このような場面では,じっくり患者の話しを聞くことで患者自身が話した事柄を整理し,自答していけるように対応する.沈黙する場面もあるが援助者はあえて励ましの言葉などはかけず,聞き役に徹底することがよい.

ステップアップの時と同様,ステップダウンや中断時にもエビデンスに基づいた,中断・終結の決断に必要な情報が,医療者側から充分なされていることが大前提である.

治療が長期化するほど,中断・終結の決心の難易度が高くなり,医療者側の意見や周囲の意見などを求めたくなる.しかし,あくまでも最終的に決断をするのは本人たちである.結果が得られないまま治療を中断・終結し,新たな人生を踏み出すことの不安を受け止めながら,それらをやりぬく患者を支援していくことは,大切な援助作業となる.

中断・終結支援の一例を次に示す.

〔事例.本人42歳 夫41歳 2人暮らし 最近家を購入〕
治療歴(他院:ART 6回,当院:ART 5回,AIH 4回)
他院で6回の体外受精をするも結果がでず,当院に来院し体外受精を5回受けた.最初のころは数は少ないが採卵をできていたが,後半になると1個卵胞が発育したが採卵当日に処置前のエコーで排卵している可能性があり,採卵できなかった.5回目は1個採卵したが分割しなかったことを外来で説明された後,相談士の面談を希望された.

患者:もう無理ですか,何で私ばっかりうまくいかないの?
お金も600万円以上つぎ込んでいます.経済的にもきついです.働こうと思っても,治療を続けていたら休みをとって受診しなくちゃならないし,そういうことを他の人にいわなくちゃならないことも辛いです.最近結婚した友達が妊娠したって連絡をくれたのに,素直に喜べなかったです.何で私は……(涙を流しながら訴える)

支援のポイント
何よりも,「つらい」「悲しい」という思いを,表に出せるように場を提供し,その訴えから,相手の気持ちを理解するようにつとめる.そして患者が

落ち着くまで，そばに付き添う．時には相手の手にタッチングをして共感している思いを伝える．

時折患者から「どう思いますか」と意見を求められることがあり，このような場合には患者の状況の振り返りを行う．
① 結果が出なくて辛いこと
② 自分ばかり治療を受けなければならないこと→孤立感
③ 経済的負担が大きく，体外受精をすることが大変なこと
　→注射代 12 万円（自己注射），採卵代 23 万円（卵子が採取できなくても）
④ 妊娠した友達が「うらやましい，ねたましい」，そのように思う自分の気持ちが「いや」→人との比較をしてしまう自分の気持ちが辛い．
⑤ 治療をしていることを，周囲には知られたくない．
⑥ 治療が長期化になり，結果が出せない自分をどうしたらいいのか？

振り返りを行うことは，患者が自分の気持ちを整理し，「まだ治療をやめたくない」自分がいることに気づく．あくまでも決めるのは本人であり，話を聞くことは，必要な情報を提供することもできる．また夫婦間で子供を本当に欲しいと思っているのか，なぜ欲しいのか．話を聞きながら一緒に考える作業を通して，当事者が改めて考え，自らの思いに気づけるように支援することが求められる[3]．

この時は本人の気持ちを確認することで，面談を終了した．今後「なぜ子供が欲しいのか」一緒に考える作業を行っていく必要があり，患者の様子を見ながら導入時期を観察することが大切である．そして治療の中断・終結へ患者の気持ちが傾いた時に，患者との信頼関係を維持しながら決断の支援をしていく．

生殖医療相談士としての今後の抱負

- 生殖医療相談士の存在を知ってもらい，一人で悩んでいる不妊患者の気持ちが少しでも軽くなるよう働きかけを行う．
- 私達は，ある一定の距離間を保ちながら，患者の身近な存在であり相談したい時に気軽に声がかけられるような信頼関係を築けるように活動を行う．
- 患者が「がんばっている自分」を認められるような援助職としてのスキル

を用いて支援を行う.
・チーム医療として,医師・エンブリオ・看護師/生殖医療相談士が協力し合って,継続した医療,ケアーが平等に受けられるよう働きかけを行う.

■文献
1) ポーリン・ボス.南山浩二（訳）.「さようなら」のない別れ　別れのない「さようなら」―あいまいな喪失.東京：学文社；2005.
2) 大日向雅美.不妊と向き合う人々の心理.久保春海（編）.不妊カンセリングマニュアル.東京：メジカルビュー社；2001. p. 16-23.
3) 安達知子.保健医療従事者必携　不妊相談の手引き.東京：母子保健事業団（編）；2006.

【西脇京子】

2 生殖補助医療(ART)

【2】生殖補助医療（ART）―統計

1 ART登録報告より〜本邦におけるART

　現在，不妊治療にとって，生殖補助医療（ART）は欠かせない治療法となっている．この治療法の導入は昭和53年に始まった．それ以来，これに関わる幾多の方法が開発・改良されてきた．また，これら新しい技術の安全性を検証していくことも重要なことであり，この技術の治療成績を登録・報告してきた．今回，ART開始時からの変遷を考察するとともに，2007年より導入された個票によるART治療の登録から2009年までの本邦におけるART治療成績を解析しART治療の現状を分析する．

A 日本産科婦人科学会の生殖医学登録・調査の変遷[1]

　日本産科婦人科学会では，昭和58年10月に「体外受精・胚移植に関する見解」を掲載し，会員に対し体外受精・胚移植の治療に対する扱い方について見解を公表した．それに引き続いて，日本産科婦人科学会は生殖医学登録に関する見解を，昭和63年3月の会告「体外受精・胚移植の臨床実施の登録制について」として掲載した．平成2年4月には第一報，「生殖医学の登録に関する委員会報告」として，昭和63年までの治療分の臨床実施成績を報告した．それ以後毎年，ARTの成績を報告してきたが，2007年1月1日の治療からは，全登録施設に対して個票を用いて一人一人の治療を治療周期ごとに，インターネットで登録したデータを解析報告してきた．

　登録システムの意義は，治療の現状を把握し，その安全性を評価するばか

りでなく，今後の治療戦略を考えるうえでも大切なものとなる．また，この治療で出生した児の健康状態を知ることができるため，長期予後を調査するうえでも，基本となる重要なシステムである．

B 2009年までの年次別登録の推移[2-4]

体外受精が1983年に開始され，続いて凍結・融解胚の治療が1988年に開始された．さらに顕微授精の治療は1993年に開始された（図2-1）．年々治療数が増加して，2002年以降，凍結・融解胚の治療が急増している．2009年には，体外受精の治療件数は約6万3千件，顕微授精約7万7千件，凍結胚・卵を用いた治療約7万4千件となっている．これに伴い，生産児数も増加してきており，2009年の治療で26,680人が出生している．しかし，体外受精や顕微授精の治療による生産児数は最近やや減少から横ばい傾向にあり，それぞれ5,046人，5,180人であるのに対して，凍結卵胚を用いた治療での出生した児は急速に増加し，16,454人となっている（図2-2）．これらの原因として，最近治療周期あたりの移植胚数を1個にする傾向が強くなってきたためと考えられる．凍結・融解胚移植の生産分娩数の急速な上昇は，この技術

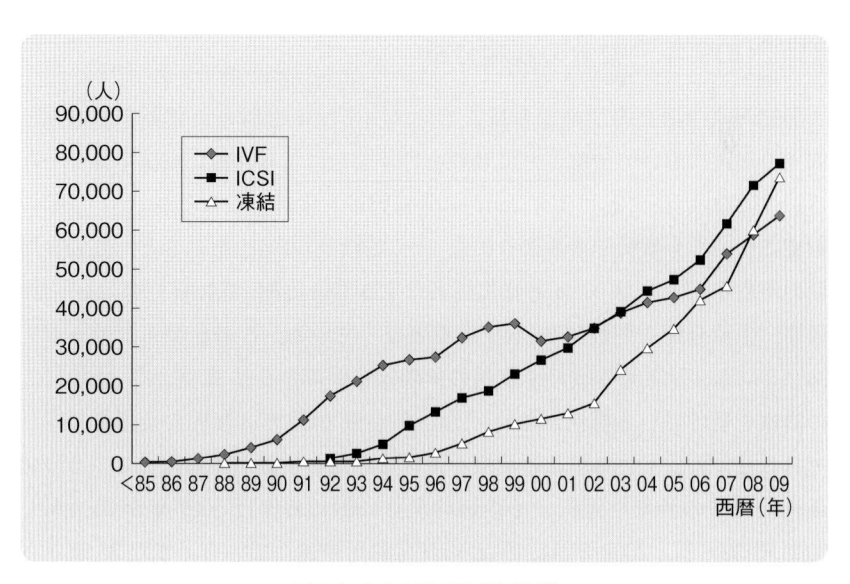

●図2-1●ART治療周期数

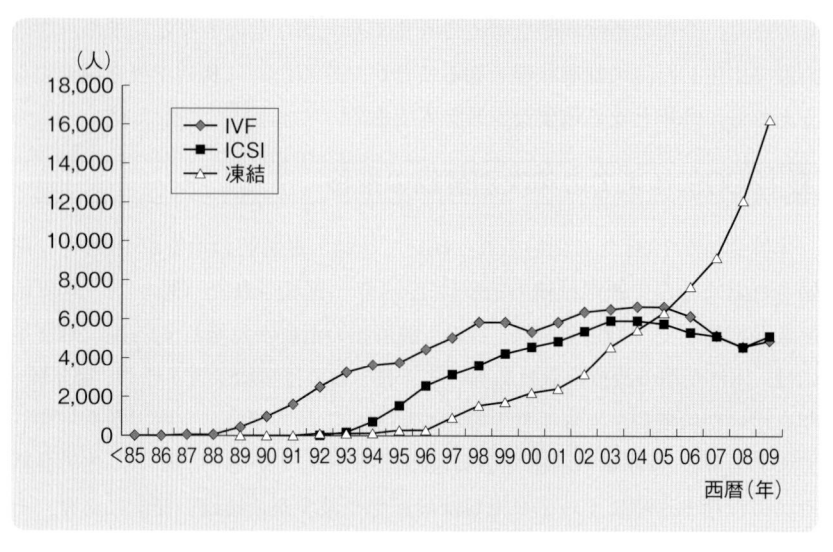

●図 2-2●ART 治療出生児数（26,680 周期）

の向上や妊娠可能な胚の選択がより正確に行われるようになったことも要因の1つといえよう．

C 2009 年治療分の成績分析

　2007 年の ART の治療からは，インターネットを用いた登録を開始し，個々の症例において治療ごとに登録を行うことにより詳細に成績を分析できることになった．これにより，症例の年齢因子も検討することができ，加齢の影響についても解析できるようになった．2009 年の結果をみると，26,680 周期の治療を行っており，胚移植周期数は 135,089 周期，妊娠周期数は 37,428 周期，生産分娩周期数は 25,601 周期となっている．この治療の年齢分布を図 2-3 に示す．治療を受ける症例の年齢分布からみると 31 歳から 44 歳にこの治療を受けている症例が多い．2007 年から 2009 年 3 年間の変遷を考察してみると（図 2-4），毎年この治療を受ける症例の年齢が高齢化している．40 歳以上でこの治療を選択する症例の全体に占める率は 2007 年が 31.2％，2008 年 32.1％，2009 年 34.4％と年々高齢化が進んでいる．また 35 歳から 42 歳での治療数の増加が大きい．

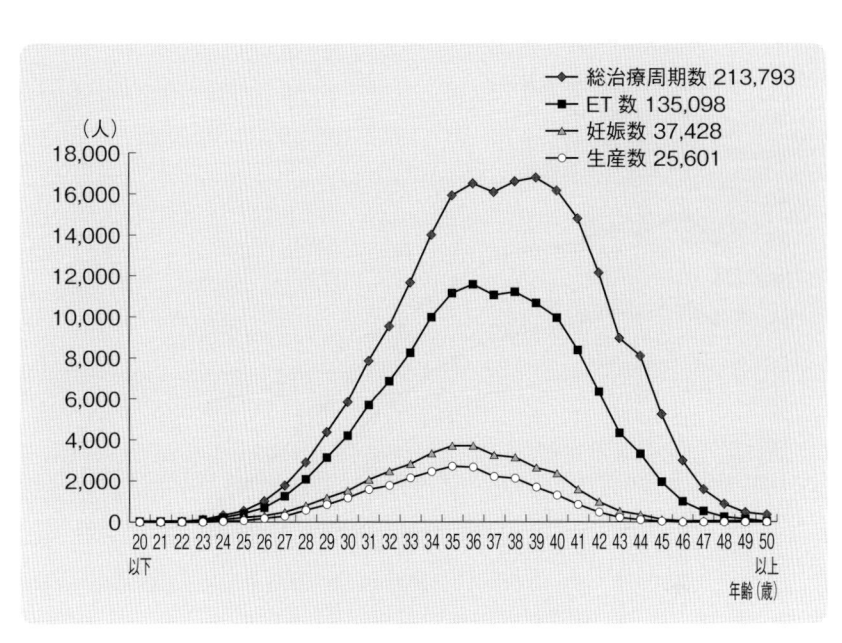

●図 2-3● 治療総数（2009 年）

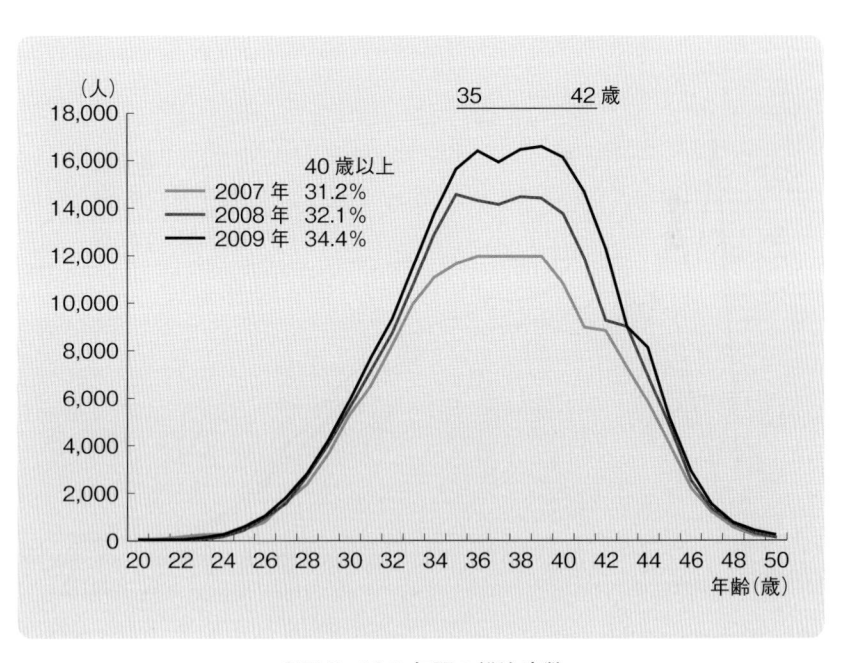

●図 2-4● 3 年間の総治療数

1．ART 登録報告より〜本邦における ART

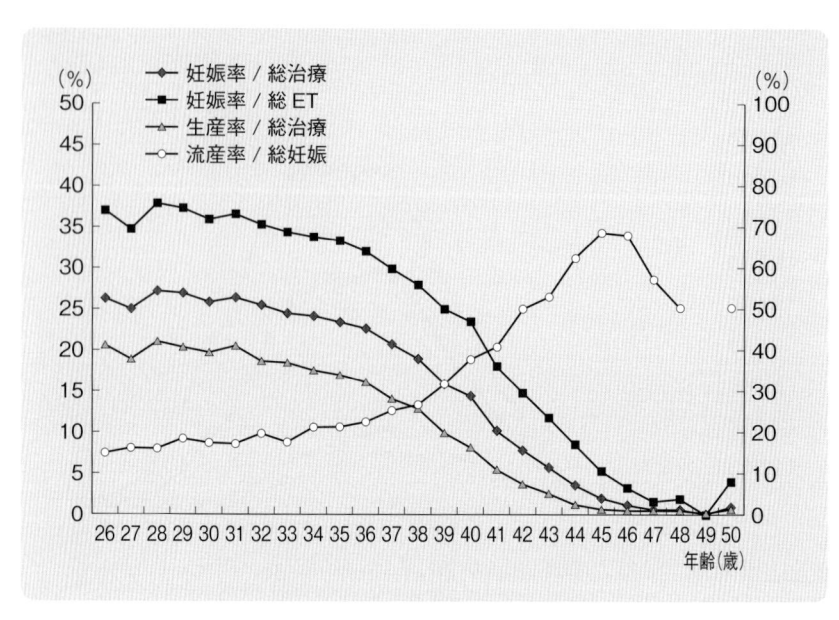

●図 2-5● 治療成績（2009 年）

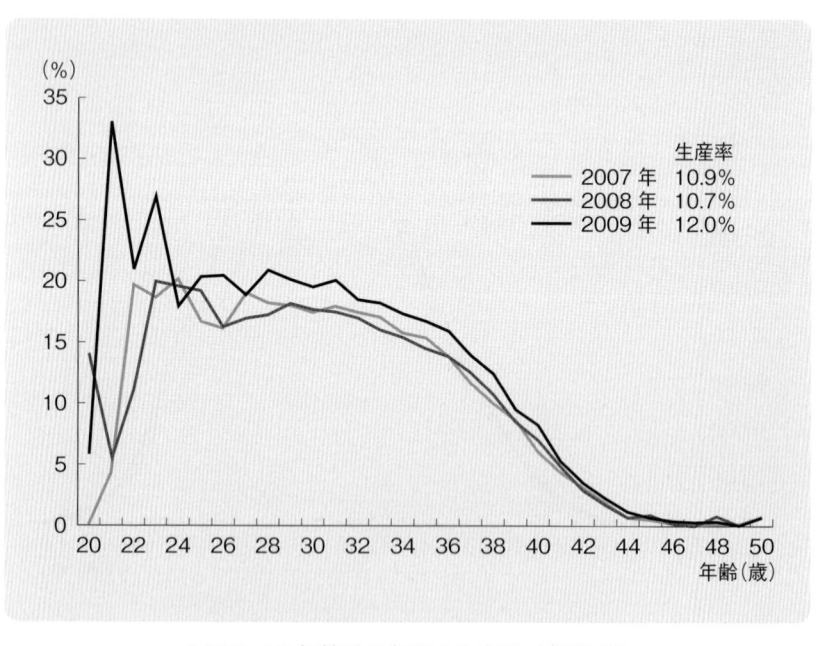

●図 2-6● 年齢別 3 年間の生産率（/総治療）

172 【2】生殖補助医療（ART）—統計

年齢の妊孕性への影響について実際の妊娠率・生産分娩率を図2-5に示す．20歳代は治療開始総数あたり約25％の妊娠率となっており，32歳ぐらいは緩やかな低下を示し，30歳代後半から急速に妊娠率は低下し，42歳では10％を割っている．また，治療開始総数あたりの生産分娩率においても同様の傾向があり，20歳代は約20％であり，32歳ぐらいより低下し39歳ぐらいよりさらに急速に低下している．2007年から2009年3年間の生産率の変遷を考察してみると（図2-6），毎年年齢別の生産率はほぼ同様の傾向を示しているが，2009年では20歳代から30歳代前半で，総治療あたりの生産率の上昇が認められ，約20％の生産率となっており，全年齢の生産率も2007年10.9％より2009年には12.0％となっている．

D 多胎率と胚移植あたりの妊娠率の変遷

　以前生殖補助医療においては，多胎妊娠が高率に起こっていた．1990年代以降生殖補助医療のどの治療においても約15から20％の多胎妊娠率であった（胎囊数）．2000年以降徐々に低下傾向となったが，2008年日本産科婦人科学会は会告を掲載し胚移植数を原則1個とした．この影響により，多胎率は体外受精，顕微授精，凍結融解した卵胚を用いた治療で，急激に低下した（図2-7）．

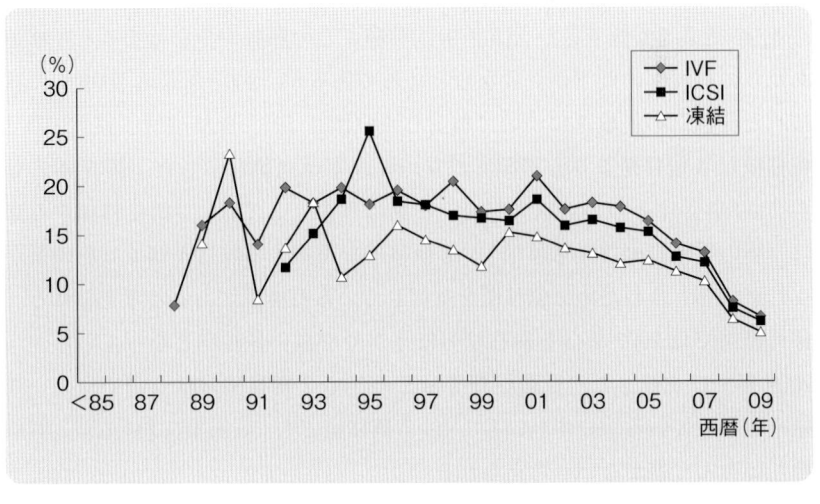

●図2-7●ART多胎妊娠率

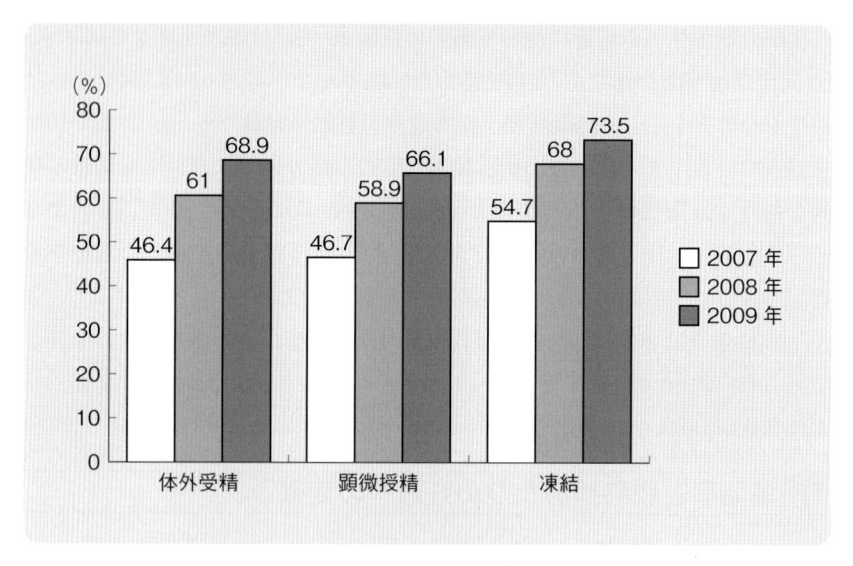

●図 2-8● 単胚移植率

　この 2007 年から 2009 年までの 3 年間の単胚移植率をみると図 2-8 のように 2007 年では 46.4％から 54.7％であったが，年々上昇し 2009 年には 68.9％から 73.5％と約 20％単胚移植率が上昇した．これに伴い，多胎率（胎囊数）は低下して，2007 年が 12.7％から 9.9％であったが 2009 年には 5.9％から 4.9％と約 5％低下した（図 2-9）．移植ごとの胚数が少なくなると胚移植あたりの妊娠率の低下が気になるところであるが，2007 年から 2009 年に移植した胚数別の妊娠率について検討した（図 2-10）．凍結融解胚移植では 1 個移植は 2 個移植よりも移植あたりの妊娠率は高値を示した．2007 年よりも 2009 年ではその差が拡大した．これは理由としては，1 個を移植する際は，胚の質が良好な胚を移植し，2 個移植を選択する際は 1 個では胚の質が少し悪い胚も含むため 2 個移植を選択している可能性があると考えられる．体外受精では 2007 年は 2 個移植のほうがやや高い妊娠率となっているが，2009 年では逆転した．顕微授精ではどの年も 2 個移植のほうがやや高い妊娠率となっている．いずれにしても，1 個移植でも，妊娠率において，2 個移植とほとんど差がないと考えられる．

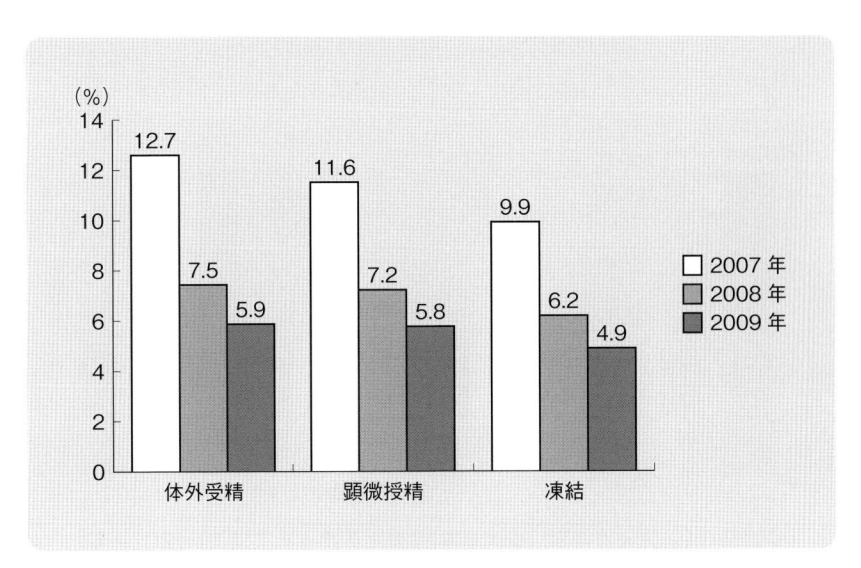

●図 2-9● 多胎（胎嚢数）

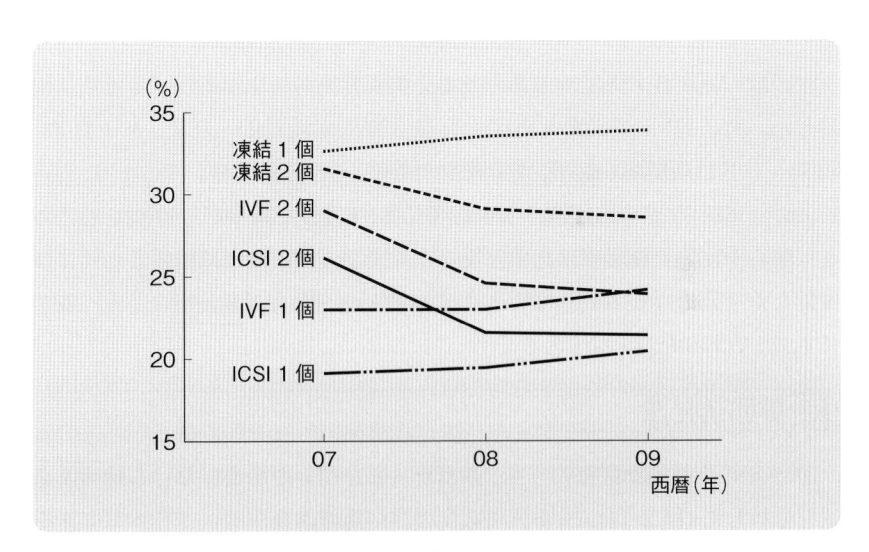

●図 2-10● 妊娠率（/ET）

1．ART 登録報告より〜本邦における ART

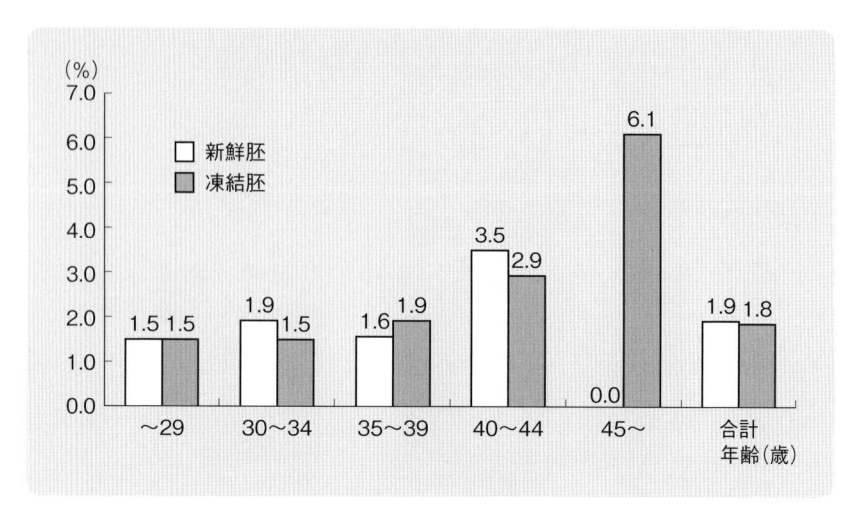

●図 2-11● 先天異常率（先天異常/生産＋死産＋人工流産）（2009 年）

E 先天異常率

　生産数＋死産数＋人工流産あたりの先天異常児の率を年齢別・治療別に検討した（図 2-11）．先天異常率は〜29 歳，30〜34 歳，35〜39 歳，40〜44 歳，45 歳〜に分け新鮮胚・凍結胚別で検討すると，それぞれ 1.5%・1.5%，1.9%・1.5%，1.6%・1.9%，3.5%・2.9%，0.0%・6.1% であった．40 歳を超えると，明らかに先天異常率は高率となった．また，新鮮胚と凍結胚との間には優位な差を認めなかった．また，生殖補助医療全体では新鮮胚 1.9%，凍結胚 1.8% であった．

F 排卵誘発法

　2009 年の生殖補助医療のうち，新鮮卵・胚を用いた治療における排卵誘発法を分析した（図 2-12）．一番使用頻度の高い排卵誘発法は GnRH アゴニストを用いた周期であり，FSH＋クロミフェン周期，GnRH アンタゴニスト周期，クロミフェン単独周期，自然周期，FSH 周期と続いている．最近の傾向は自然周期やクロミフェン周期など比較的マイルドな刺激法が選択される傾向がある．図 2-13 はそれぞれの排卵誘発法の治療あたり，採卵あたり，胚移植あたりの妊娠率である．治療あたりの妊娠率では採卵数が多い，GnRH アゴニ

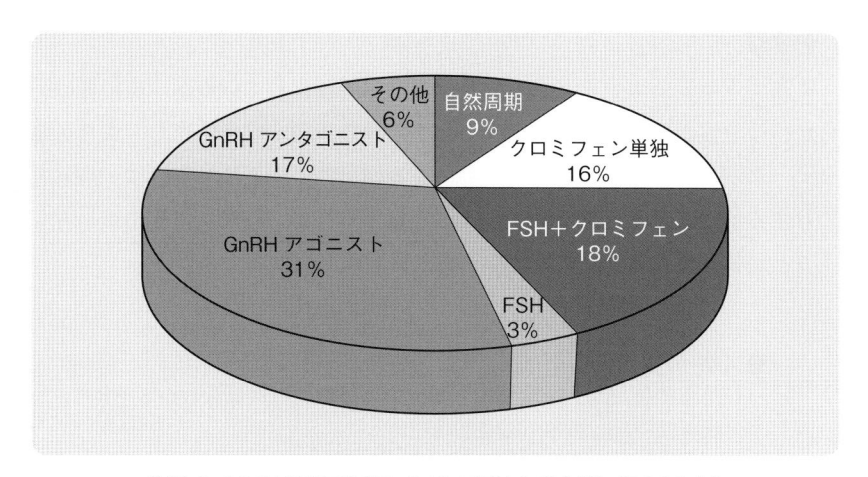

●図 2-12● 新鮮胚治療における調節卵巣刺激（2009 年）
治療件数（合計 128,416 件）（日本産科婦人科学会）

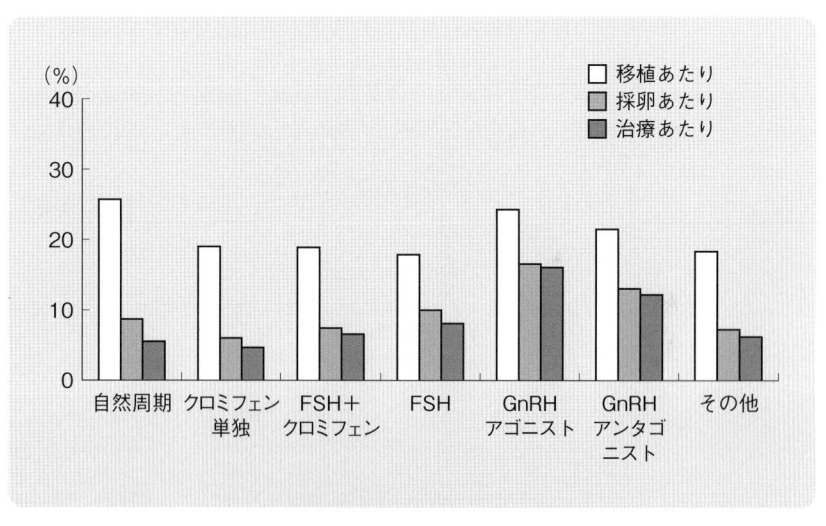

●図 2-13● 刺激方法別妊娠率（全年齢）
（新鮮胚治療周期：2009 年）

スト，GnRH アンタゴニスト周期が高い妊娠率を示している．しかし，胚移植あたりで，妊娠率を検討すると自然周期やクロミフェン周期でも，GnRH アゴニスト周期，GnRH アンタゴニスト周期に匹敵する妊娠率となっている．

1．ART 登録報告より〜本邦における ART

むすび

　本邦の生殖補助医療を受ける患者の年齢が高齢化しているが，高齢者は明らかに妊孕性が低下している．今後もこの調査体制を整備拡充し，より正確なデータが集積するとともに，加齢による妊孕性の低下に対しては，高齢者に対する治療法の改良を検討するばかりでなく，若い時期に児を出産し育てることが推進できる社会的環境を整備していく必要性がある．

■文献
1) 齊藤英和. ART 登録システムとその登録データからわかる ART の現状. 日産婦誌. 2009; 62: 739-45.
2) 日本産科婦人科学会平成 20 年度倫理委員会・登録・調査小委員会報告 (2007 年分の体外受精・胚移植等の臨床実施成績および 2009 年 7 月における登録施設名). 日産婦誌. 2009; 61: 1853-80.
3) 日本産科婦人科学会平成 21 年度倫理委員会・登録・調査小委員会報告 (2008 年分の体外受精・胚移植等の臨床実施成績および 2010 年 7 月における登録施設名). 日産婦誌. 2010; 62: 1821-49.
4) 日本産科婦人科学会平成 22 年度倫理委員会・登録・調査小委員会報告 (2009 年分の体外受精・胚移植等の臨床実施成績および 2011 年 7 月における登録施設名). 日産婦誌. 2011; 63: 1881-911.

【齊藤英和】

【2】生殖補助医療（ART）—卵巣刺激

ARTにおける卵巣刺激法

　1978年に英国のSteptoeとEdwardsが世界で初めて体外受精-胚移植 in vitro fertilization-embryo transfer（IVF-ET）の成功を報告した．その後，1992年にベルギーのPalermoらが受精障害を伴う重症男性不妊症を対象とする卵細胞質内精子注入法 intracytoplasmic sperm injection（ICSI）に成功し，これらの生殖補助医療 assisted reproductive technology（ART）は難治性不妊症に対する最終的な治療法として位置付けられ，広く一般に普及するに至っている．その結果，2009年の本邦における年間の総出生児に占めるART後の出生児の割合は，2.5％にのぼる．

　ART治療において自然排卵周期を有する女性に対しても卵巣刺激を行い，より多くの卵子を回収する方法を調節卵巣刺激 controlled ovarian stimulation（COS）とよび，汎用されている．この目的のためにはGnRHアナログを用いて内因性LHサージを抑制することが有用である．現在，回収卵子の数だけでなく質の向上をも目指した排卵誘発剤およびGnRHアナログの投与法が検討されている．

　本稿では一般的なCOSの方法を総括するとともに，卵巣予備能 ovarian reserve（OR）を考慮したCOSについても概説したい．

A COSの変遷

　ARTにおいて採卵効率の向上を目的に，排卵誘発剤を用いて複数の卵胞

発育を促す卵巣刺激を行い，採卵をすることでより多くの卵子を回収する方法が考案されて以来，妊娠率は徐々に向上した．すなわち，ART の臨床応用当初は原則として自然周期で採卵が行われたが，やがて 1981 年にはクエン酸クロミフェン clomiphene citrate（CC）やゴナドトロピン gonadotropin（Gn）など一般不妊治療で用いる排卵誘発法を ART に応用し，一定の採卵数の確保に努め妊娠率の向上を目指した．さらにその後，1988 年には採卵キャンセルを避けることを可能にした GnRH アゴニストと Gn の併用法に移行し，ART における標準的な卵巣刺激法としての地位を確立した．これには調節性に優れる long 法（long GnRH agonist protocol），あるいは OR が低下している症例に対する short 法（short GnRH agonist protocol）などがある．1994 年に入り GnRH アンタゴニストと Gn の併用療法（アンタゴニスト法）も導入され，本邦でも普及している．

一方，Gn 製剤については遺伝子組み換え製剤の開発が進み，1992 年に recombinant FSH（recFSH）が，また 1999 年には recombinant LH（recLH）が使用開始となった．後者は本邦では未だ認可されていないが，recombinant hCG（rechCG）とともに，将来的に臨床導入が期待されている．

B COS の現状

1 GnRH アゴニスト併用 Gn 投与法

ART における卵巣刺激法としては，これまで Gn 療法を基本とし GnRH アゴニストを併用する方法が主流を占めてきた．複数の卵子を獲得するために Gn 投与量を増量すると，卵胞発育や卵成熟に有害な早発 LH サージが起こる場合がある．GnRH アゴニストは，その下垂体脱感作作用により早発 LH サージを予防し，良好な卵子を確実に採取する目的で併用される．GnRH アゴニスト投与法の実際を図 2-14 に示す．

a）long 法

採卵を実施する前周期の黄体期中期から GnRH アゴニストを開始する方法．この方法は月経開始時には下垂体がほぼ脱感作されているため，Gn 投与開始日を前後することにより採卵日を調節しやすく，機能性嚢胞の形成が少ない利点がある．一方，Gn 投与量が多くなり，PCOS 症例や若年症例において OHSS のリスクが高くなる欠点がある．

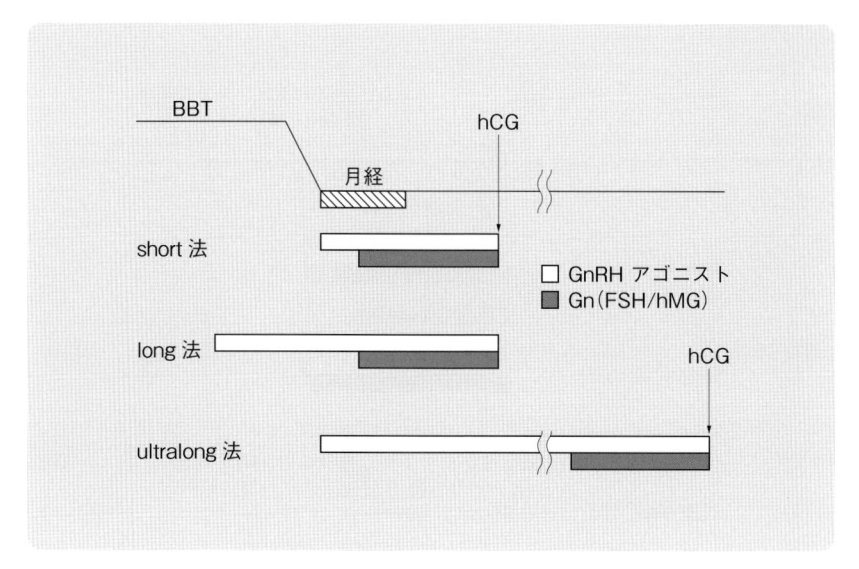

●図 2-14●GnRH アゴニスト併用法

b）short 法

　月経初日～2 日目から GnRH アゴニストを開始し，月経 3 日目から Gn を投与する方法．GnRH アゴニスト投与初期の flare up を卵巣刺激の開始時期に利用できることから，long 法より卵巣刺激は強力となり，主に OR が低下している症例に用いられる．Gn および GnRH アゴニスト投与量が少なくすみ，身体的・経済的負担の少なさが利点である．一方，卵胞期初期の LH 上昇は非生理的で卵胞発育に有害であり，また残存黄体からのプロゲステロン分泌が子宮内膜へ作用し，着床環境を悪化させる可能性がある．さらに採卵日の調節は困難である点も欠点である．

c）ultralong 法

　GnRH アゴニストを long 法より長期に投与し，エストラジオールを充分に低下させた後に Gn を開始する方法．主に子宮内膜症などのエストロゲン依存性疾患を合併する症例に用いられる．Cochrane によるレビューでは，子宮内膜症合併不妊症例に対して ART 実施前に 3～6 カ月間 GnRH アゴニストを投与することにより，妊娠率が上昇すると報告されている[1]．

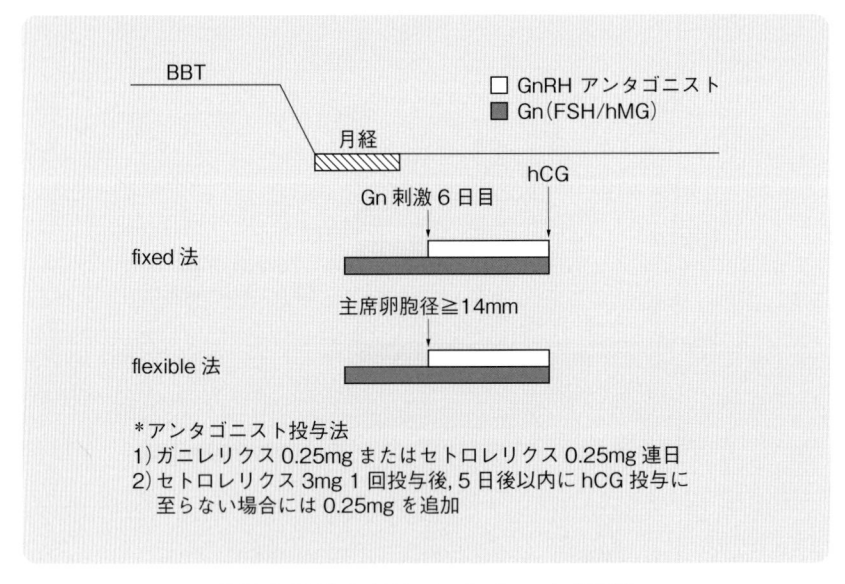

```
                BBT
                                        □ GnRH アンタゴニスト
                           月経           ■ Gn(FSH/hMG)

                                    hCG
                          Gn 刺激 6 日目
        fixed 法

                        主席卵胞径≧14mm

        flexible 法


    *アンタゴニスト投与法
    1) ガニレリクス 0.25mg またはセトロレリクス 0.25mg 連日
    2) セトロレリクス 3mg 1 回投与後, 5 日後以内に hCG 投与に
       至らない場合には 0.25mg を追加
```

図 2-15 GnRH アンタゴニスト併用法

2　GnRH アンタゴニスト併用 Gn 投与法（アンタゴニスト法）

　GnRH アンタゴニストは投与直後から内因性 LH 分泌を抑制することから，GnRH アゴニストに代わり用いられるようになった．本邦では 2006 年にセトロレリクス，2008 年にガニレリクスが販売開始となり，現在 2 剤が使用可能である．GnRH アンタゴニスト投与法の実際を図 2-15 に示す．月経開始 2〜3 日目から Gn を開始し，刺激 6 日目から GnRH アンタゴニストを併用する方法（fixed 法）と，卵胞発育を観察し，主席卵胞径が 14 mm に到達した時点で GnRH アンタゴニストを開始する方法（flexible 法）がある．

　GnRH アンタゴニストを開始するまでは内因性 Gn 分泌も抑制されず，Gn 投与量はやや少なくてすむ．採卵日の調節は難しいが，前周期に E + P 製剤を内服することで対応可能である．

C　GnRH アゴニスト併用法（long 法）と GnRH アンタゴニスト併用法の比較

　GnRH アゴニスト併用法（long 法）と GnRH アンタゴニスト併用法の治療

●表 2-1● ART の卵巣刺激における GnRH アゴニスト併用法と GnRH アンタゴニスト併用法の比較

	GnRH アゴニスト	GnRH アンタゴニスト
Gn 分泌抑制効果の特徴	一過性の flare up	速効性（数時間以内）
下垂体機能回復までの時間	長い	短い
LH サージ	抑制	抑制
Gn 投与日数	長い	短い
Gn 投与量	多い	少ない
採卵数	多い	少ない
黄体補充	必要	必要
卵巣刺激費用	高い	安い
生産率	ほぼ同等	
OHSS 発症率	高い	低い

成績を比較した Cochrane のレビューがある．2006 年に当レビューの基準を満たした 27 件のランダム化比較試験 randomized controlled trial（RCT）を分析した結果[2]，GnRH アンタゴニスト併用群において，卵巣刺激に用いる Gn 投与日数は有意に短く，Gn 投与アンプル数も有意に少なかった．その結果，採卵数は GnRH アンタゴニスト群で有意に少なかったが，受精卵獲得数，移植胚数に関して差はなかった．2011 年の当レビューでは，45 件の RCT を分析し主要な結果のみ更新され[3]，妊娠率に関しては，GnRH アンタゴニスト併用群で臨床的妊娠率は有意に低い（OR 0.84, 95% CI 0.75-0.94, $p=0.002$）ものの，生産率に差はなかった（OR 0.86, 95% CI 0.69-1.08, $p=0.20$）．重症 OHSS の発生頻度は有意な低下を認めた．なお流産率に関して差はなかった．

ART の卵巣刺激における GnRH アゴニスト併用法と GnRH アンタゴニスト併用法の比較を表 2-1 に示す．GnRH アンタゴニスト周期では Gn 開始当初から GnRH アンタゴニストを投与するまでの間の内因性 Gn の効果を期待できることから，Gn 投与量および日数が少なくすむ．そのため採卵数は少なく，OHSS 発症抑制効果に通じるものと推定できる．

D 遺伝子組み換え FSH と尿由来 FSH

1992 年 ART 目的の COS に recFSH を用いて初めての妊娠報告以来，

recFSHは世界に広く普及している．recFSHと尿由来FSH urinary FSH (uFSH) とのART成績についての多くのRCTやメタアナリシスが行われてきた．2000年のCochraneのレビューではuFSH群と比較しrecFSH群でIVFにおける妊娠率が有意に高いと報告された[4]．しかしながら両者の臨床成績報告は時代とともに変遷し，多数の報告が蓄積された2011年のCochraneのレビューでは[5]，臨床的妊娠率（OR 0.99, 95% CI 0.91-1.09, p＝0.90），生産率（OR 0.97, 95% CI 0.87-1.08, p＝0.77），OHSS発生率，流産率，および多胎妊娠率に有意差を認めていない．現在recFSHの臨床成績における優位性は確立されていないが，製剤の安定性・安全性などの優位性は揺るぎなく，また本邦では2008年から自己注射が可能となり患者負担の軽減が図られた．今後はこのLH活性のないrecFSHをどのように使用し臨床成績を高めていくかという検討が必要である．

E mild ovarian stimulation（MOS）

従来法によるconventional-COS（c-COS; long法，short法，アンタゴニスト法）は連日の注射や厳密な卵胞発育モニタリングを要し，複雑で費用が高い．またOHSSの発症リスク，精神的ストレス，治療からの脱落率が高いなどの負の影響が指摘されている．mild ovarian stimulation（MOS）は，c-COSより安全性を重視し，患者に対して優しいCOSプロトコールであり，International Committee Monitoring Assisted Reproductive Technologies（ICMART）では「6個以下に採卵数を抑える意図をもって行う，Gnおよび/またはその他の薬剤を用いた卵巣刺激法」と定義される[6]．CCやaromatase inhibitorを用いた方法もあるが，今回はGnRHアンタゴニストと低用量Gnを用いたMOSを紹介する．

MOSの具体的なプロトコールを図2-16に示す．すなわちGn投与開始日を月経5日目と遅らせ，投与量を制限する方法である．c-COSでは発育卵胞数が少数にとどまる患者では低妊娠率と密接に関係し，ORの低下を示すと理解されてきた．それと比べMOSでは概して発育卵胞数が少数とはいえ，妊娠率は高い．ARTによる1年以内の満期生産率は，MOSとc-COSで同等とされている．一方，月経周期が整で，年齢は38歳以下，BMI 18〜29という基準でMOSとc-COSを比較したメタアナリシス[7]によると，平均採卵

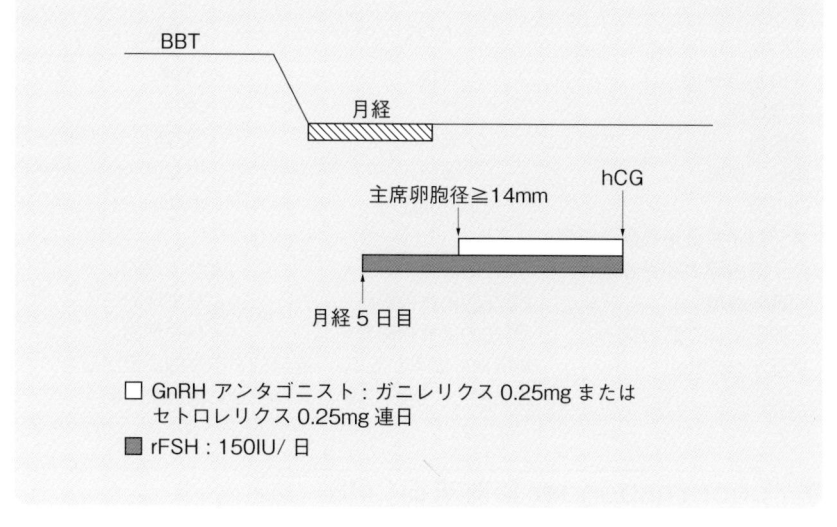

●図2-16●MOSプロトコール

□ GnRHアンタゴニスト：ガニレリクス 0.25mg またはセトロレリクス 0.25mg 連日
■ rFSH：150IU/日

●表2-2●MOSの適応（自治医科大学）

1. 正常な排卵周期を有する
2. FSHおよびLHの基礎値が10 IU/L未満
3. 38歳以下
4. BMI：18〜28 kg/m^2
5. 初回ART

数はMOSで6個，c-COSで9個であった（p＜0.001）．このうち採卵数がMOSで5個，c-COSで10個の場合に，各々31%と29%の最高の着床率を得たことから，至適採卵数はCOSの方法により異なり，MOSでは5個であったと述べている．

表2-2に当科におけるMOSの適応を示す．安定したART成功率を得るためには，ORを正確に予測することが重要である．これまでは各患者の年齢や血中FSH基礎値をORの参考にしてきたが，最近ではAMHの測定がより有用であると考えている．表2-3に示す情報に基づき，充分なインフォームドコンセントのもとMOSあるいはc-COSのいずれかを選択している．

● 表 2-3 ● c-COS と MOS の比較

	c-COS	MOS
プロトコール	複雑	簡単
刺激日数	長い	短い
医療費	高価	安価
腹部不快感	多い	少ない
OHSS	一定の発症率	少ない
ステロイド分泌過剰の影響		
子宮内膜の胚受容能	潜在的に負の影響	より生理的
黄体機能	潜在的に負の影響	より生理的
卵子および胚の質	潜在的に負の影響	より生理的
特記すべき利点	対周期妊娠率が高率 凍結胚で次回の妊娠	経済的・肉体的負担が妥当で， より安全に妊娠が可能

F poor responder に対する COS

1　poor ovarian response の定義

　Gn を用いて卵巣刺激を試みるものの，充分な数の卵胞発育を得ることができない症例が存在する．今までこのような症例に対する用語・定義は統一されていなかったが，2010 年に ESHRE（ヨーロッパ生殖医学会）の workshop で議論され，決定された[8]．その定義を表 2-4 に示す．この定義を採用することが即座に poor responder の妊娠予後を改善することはないが，有効な治療法を評価する RCT を行ううえでの第一歩となる可能性がある．

2　poor responder に対する COS の工夫

　通常量の Gn による COS に poor response を示す患者に対して，Gn 量を増量することによる妊娠率の改善は非常に限定的である．したがって，poor responder に対する COS として，様々な工夫が試みられてきた．2010 年の Cochrane のレビューでは，10 件の poor responder に対する COS の RCT が採用された[9]．以下に内容を示す．

a）GnRH アゴニストの stop long 法 vs non-stop long 法

　stop long 法は月経開始とともに GnRH アゴニストを中止する方法．stop long 法は non-stop long 法と比較して Gn 投与量が有意に少ないにもかかわらず，採卵数が有意に多かった．採卵キャンセル率，臨床的妊娠率は同等だった．

● 表 2-4 ● poor ovarian response の定義

> 1. 高齢（≧40 歳）または他の危険因子あり
>   他の危険因子としては，卵巣手術や化学療法の既往，内膜症性嚢胞，骨盤内感染，染色体異常などがあげられる．
> 2. poor response の既往
>   c-COS による採卵数が 3 個以下を poor response の基準とする．
> 3. 卵巣予備能検査異常
>   胞状卵胞数 antral follicle count（AFC）が 5〜7 個未満または抗ミューラー管ホルモン anti-Müllerian hormone（AMH）が 0.5〜1.1 ng/mL 以下を卵巣予備能検査異常とする．
>
> 以上の 3 項目のうち少なくとも 2 項目を満たす場合，poor response と定義する．
> また，2. の基準を 2 周期既往した場合には 1. 3. がなくても poor response と定義する．

b）アンタゴニスト法 vs long 法

アンタゴニスト法は long 法と比較して Gn 投与量が有意に少ないにもかかわらず，採卵数は有意に多かった．キャンセル率，臨床的妊娠率，流産率に差は認めなかった．

c）アンタゴニスト法 vs short 法

3 件の RCT があり，Gn 投与量，キャンセル率，臨床的妊娠率に差は認めなかった．1 件のみ short 法での採卵数が有意に多かった．

d）アンタゴニスト法 vs long 法（mini-dose protocol）

mini-dose long 法は前周期 21 日目から GnRH アゴニスト（Leuprolide acetate）を 1 mg 連日投与し，月経 2 日目に Gn 投与開始とともに 0.5 mg へ減量する方法．mini-dose long 法はアンタゴニスト法と比較して有意に Gn 投与量が多かった．キャンセル率，採卵数，臨床的妊娠率に差を認めなかった．

e）long 法 vs short 法

採卵数，臨床的妊娠率に差を認めなかった．short 法は long 法と比較してキャンセル率が有意に高かった．

f）short 法 vs 自然周期

臨床的妊娠率，生産率，流産率に差を認めなかった．

g）short 法 vs modified long 法

modified long 法は前周期の 21 日目から GnRH アゴニスト投与を始めるとともに Gn 投与も開始する方法．modified long 法は short 法と比較して有意に Gn 投与量が多く，採卵数が多かった．臨床的妊娠率，キャンセル率に差はなかった．

h）long 法 vs modified long 法

modified long 法は long 法と比較して有意に Gn 投与量が多く，採卵数が多かった．臨床的妊娠率，キャンセル率に差はなかった．

以上の結果を総括すると，long 法は stop long 法およびアンタゴニスト法と比較して Gn 投与量が有意に多いにもかかわらず，採卵数は有意に少ない．short 法は long 法と比較してキャンセル率が有意に高い．そしていずれの COS プロトコールにおいても臨床的妊娠率に有意差を認めない．

一方，IVF における補助療法としての成長ホルモン growth hormone（GH）投与に関する 2010 年の Cochrane のレビューがある[10]．その結果，GH 投与群とプラセボ投与群で臨床的妊娠率，生産率に差を認めずルーチンな投与は勧められないが，poor ovarian responder に対しては，プラセボ投与群と比較して GH 投与群は臨床的妊娠率（OR 3.28, 95% CI 1.74-6.20, $p=0.0002$），生産率（OR 5.39, 95% CI 1.89-15.35, $p=0.002$）ともに有意に高かった．GH は卵巣内における IGF-1 の産生を増加し，IGF-1 は卵胞発育，エストロゲン産生や卵子の成熟などの卵巣機能に重要な役割を有しており，GH 投与が poor responder に対して有効であるとすれば，上記機序によるものと推測される．その他，補助療法としての併用薬剤として様々なものが試されているが，GH 以上の有効性が確認されている薬剤は存在しない．

poor responder に対して，現在有効性が明白な対策はない．しかしながら poor responder の定義が統一された今こそ，上記種々の COS を大規模な RCT で再評価すべきと考える．

むすび

ART では安定した成功率の維持が前提であるが，さらに患者の様々な負担を軽減することにより質の高い ART を提供すべきと考える．c-COS を基本とし，若年かつ OR が良好と予想される症例に対しては MOS を選択す

る．poor responder に対しては有効性が明らかな対策は非常に限られており，個々の症例によっては効果的な COS が存在するかもしれない可能性を期待し，試みていかざるを得ないであろう．

■文献

1) Sallam HN, Garcia-Velasco JA, Dias S, et al. Long-term pituitary down-regulation before in vitro fertilization (IVF) for women with endometriosis. Cochrane Database Syst Rev. 2006; 1: CD004635.
2) Al-Inany HG, Abou-Setta AM, Aboulghar M. Gonadotrophin-releasing hormone antagonists for assisted conception. Cochrane Database Syst Rev. 2006; 3: CD001750.
3) Al-Inany HG, Youssef MA, Aboulghar M, et al. Gonadotrophin-releasing hormone antagonists for assisted reproductive technology. Cochrane Database Syst Rev. 2011; 5: CD001750.
4) Daya S, Gunby J. Recombinant versus urinary follicle stimulating hormone for ovarian stimulation in assisted reproduction cycles. Cochrane Database Syst Rev. 2000; 4: CD002810.
5) van Wely M, Kwan I, Burt AL, et al. Recombinant versus urinary gonadotrophin for ovarian stimulation in assisted reproductive technology cycles. Cochrane Database Syst Rev. 2011; 2: CD005354.
6) Zegers-Hochschild F, Adamson GD, de Mouzon J, et al. International Committee for Monitoring Assisted Reproductive Technology (ICMART) and the World Health Organization (WHO) revised glossary of ART terminology, 2009. Fertil Steril. 2009; 92: 1520-4.
7) Verberg MF, Eijkemans MJ, Macklon NS, et al. The clinical significance of the retrieval of a low number of oocytes following mild ovarian stimulation for IVF: a meta-analysis. Hum Reprod Update. 2009; 15: 5-12.
8) Ferraretti AP, La Marca A, Fauser BC, et al. ESHRE consensus on the definition of 'poor response' to ovarian stimulation for in vitro fertilization: the Bologna criteria. Hum Reprod. 2011; 26: 1616-24.
9) Pandian Z, McTavish AR, Aucott L, et al. Interventions for 'poor responders' to controlled ovarian hyper stimulation (COH) in in-vitro fertilisation (IVF). Cochrane Database Syst Rev. 2010; 1: CD004379.
10) Duffy JM, Ahmad G, Mohiyiddeen L, et al. Growth hormone for in vitro fertilization. Cochrane Database Syst Rev. 2010; 1: CD000099.

【鈴木達也】

3 卵子の形態異常とART成績の関係

【2】生殖補助医療（ART）―ラボラトリーワーク

体外受精を目的として採卵された卵子の中には様々な異常形態がみられることがある．しかしこれらの異常形態の評価法には一貫性がなく，不妊施設間でのデータ比較を困難にしていることから，AlphaとESHREのSpecial Interest Group of Embryologyの役員で編制された会議が開かれ（2010年2月，イスタンブール会議），形態評価を行う際の最低基準が定められた．本稿ではこの「胚評価のイスタンブール会議議事録」[1]に書かれていることを基に，採取した卵子形態異常の分類，各々の卵子の受精・胚発生能，形態異常の原因と対応策に関してわれわれの近年の知見を加えて説明する．

A ヒト卵子異常形態の分類

ヒト卵には以下のように様々な異常形態がみられる．

ヒト卵細胞質の異常形態
a）空胞　fluid-filled vacuole
b）滑面小胞体凝集塊　smooth endoplasmic reticulum cluster（sERC）
c）屈折体　refractile body/lipofuscin body
d）centrally located cytoplasmic granularity（CLCG）
e）死滅変性

極体の形態評価
　a）不整形な極体
　b）大きな極体

　これらの異常形態はチンパンジー卵子に類似形態が存在する[2]以外には，他のいかなる動物種においても現時点においては報告がない．また，これらの異常形態は患者特異的に繰り返し出現する傾向があることから，卵巣機能または卵巣周囲の血流や卵巣内環境などが反映している可能性が考えられる．しかし，動物実験の手段がないことから，これらの出現原因およびメカニズムは未だかつて解明されていないのが現状である．よって患者の卵巣機能や卵巣過排卵刺激方法および卵巣刺激中のホルモンの動体などを探り原因と対策を追究する必要がある．

B 各々のヒト卵子異常形態における発生能，形態異常の原因追究と対応策

a）空胞 fluid-filled vacuole

　空胞は，胚発生過程のみならず受精前の卵子にもしばしばみられる．大きさは様々（数μ～数十μ）であり，複数の空胞がみられることもある．MⅡ期卵子に出現する空胞は，生理的なものと見なされ，数年前までは重要視されていなかったが，直径14μを超える大きな空胞（図2-17）または複数個の

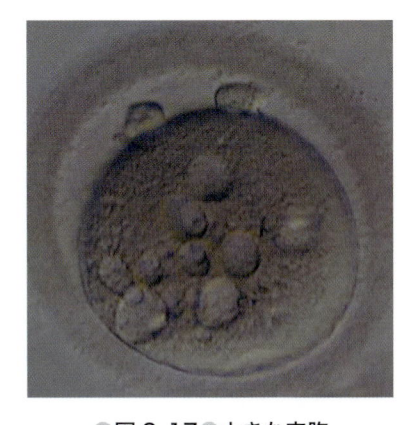

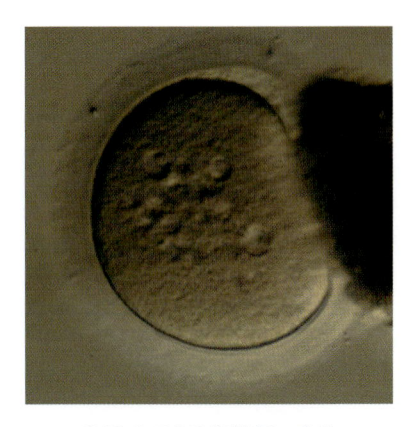

●図 2-17● 大きな空胞　　　　●図 2-18● 複数個の空胞

空胞（図2-18）が卵細胞質内に存在する場合は受精率，胚発生率が低下することがEbnerらにより報告された[3]．このことはイスタンブール会議においても合意[1]が得られ，大きな空胞形成の有無を確認すべきであるとされた．過大な空胞形成は染色体分離や細胞分裂の障害となり得ると同時に，細胞質変性[4]または卵胞閉鎖[5]に関連しているとも考えられており，生理的な空胞形成はネクローシスやアポトーシスと区別する必要がある．直径14μ以下の小さな空胞に関しては，卵細胞質内に存在する数や分布など，さらに詳細な研究が必要であろう．さらに，ICSIの際，精子と共にPVPや培養液が多量に注入された場合にも空胞形成が起こることもICSI施行時の注意点である[6]．

b）滑面小胞体凝集塊 smooth endoplasmic reticulum cluster（sERC）

滑面小胞体凝集塊（sERC）（図2-19）は前述の空胞と異なり，辺縁が不明瞭かつ半透明であり，電子顕微鏡観察にて，この空胞様形成は滑面小胞体の凝集塊であることが確認されている[7]．大きさは前核大からGV大のものが大半を占めるが，GVの2倍以上の大きさを有するものから倒立顕微鏡では観察困難な小さい凝集塊（図2-20）も存在する．sERCは通常MⅡ期に現れ，受精後の雌雄前核が出現する際には消失する．イスタンブール会議議事録[1]に，「滑面小胞体の存在は，"受精確認"の際の1つの評価方法として行っておくべきであり，媒精を行った場合はなおさらである」と書かれているが，

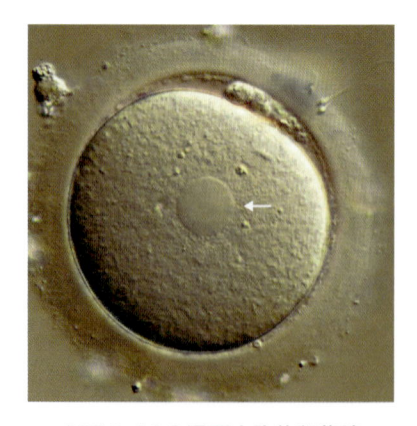

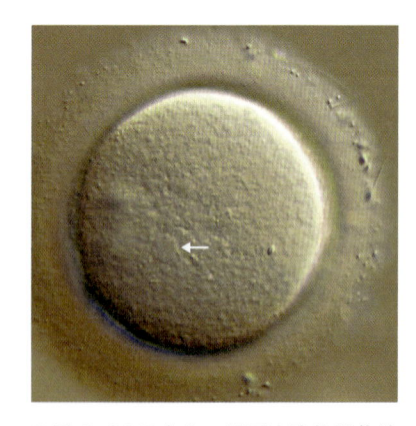

●図2-19●滑面小胞体凝集塊　　●図2-20●小さい滑面小胞体凝集塊

sERC は受精後前核形成時までに消失するため，媒精 16～20 時間後の 2PN 確認時に sERC の有無を観察してもほとんど意味がない．よって IVF における sERC の確認はむしろ受精させる前，もしくは媒精後 6～7 時間後に行う受精徴候の確認時に同時に行うほうが好ましい．われわれが行った検討では，sERC が 1 個以上の卵子に存在した周期の胚移植は，sERC が存在しなかった卵由来の胚が移植できたとしても妊娠率が低い[7]．また，hCG 投与日の E_2 が高値（卵胞 1 個当たりの E_2 が高値）の場合，および最大卵胞径が 21 mm 以上の場合に，sERC 出現率が有意に高かったことから[7,8]，細胞質過熟と sERC 出現の関連性を追求する必要があると思われる．よって対策として，次回採卵周期には sERC 出現周期よりも 1 日早いタイミングでの採卵を試みることを勧めたい．近年では，培養液や胚移植方法などの進歩により，sERC が存在した周期においても妊娠できる症例が増えてきたが，依然として流産率が高いことに加え，出産時の問題や新生児死亡率が高いことが Ebner らにより最近報告された[9]．さらに，cohort 卵のうち 1 個以上の卵に sERC が存在した周期の胚移植にて妊娠した場合，生まれた児の体重が有意に低いという[9]．また，sERC が存在した卵子に ICSI を行い受精させ移植した場合の妊娠出産例は未だ報告されていない．sERC が存在した卵子由来胚は移植していないにもかかわらず，sERC が存在した周期の cohort 卵由来胚移植にて BWS 児が生まれている[7]ことからも，sERC が存在する卵子に顕微授精や媒精を行わない[1,7]と同時に，cohort 卵も注意深く観察することが望まれる．sERC が存在した周期の cohort 卵子にはホフマン倒立顕微鏡では見えない 10μ 以下の sERC が微分干渉顕微鏡では複数個みられる場合（図 2-21）があることも注意されたい．ER（滑面小胞体）は Ca^{2+} の貯蔵庫であり，受精によって卵が活性化される際に異常な Ca^{2+} シグナルが起こることも充分考えられる[7]．また，sERC 発生のメカニズム，sERC が存在した卵由来の胚を移植した場合に正常児が生まれるか否かは不明であり，今後さらなる探索が望まれる．

c）屈折体 refractile body/lipofuscin body

refractile body（図 2-22）は屈折性を有することから呼称され，約 20 年前の報告では，これが存在する卵は ICSI では受精するが，IVF での受精率は僅か 2％であるとされていた[10]．また，近年 refractile body に自家蛍光があ

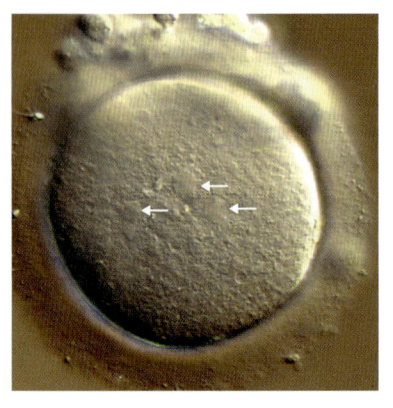

●図 2-21● 滑面小胞体凝集塊が複
数個みられる卵子

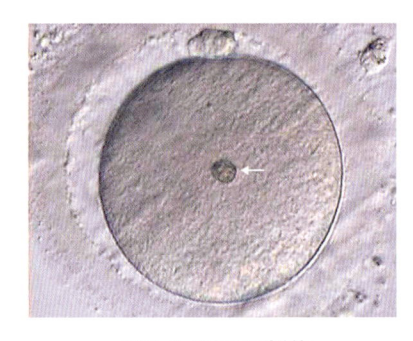

●図 2-22● 屈折体

ることが判明し[11]，電顕によってこの body は，脂質および顆粒状かつ電子密度の高い物質を含み，直径 5 μ 以上の大きな body は所々が膜で囲まれていることがわかっている[11]．また，ヒト卵 refractile body の自家蛍光のスペクトル波長は，他の臓器にてみられる lipofuscin とほぼ同様の波長（最大波長 570～610 nm; B 励起）を示していること，直径 5 μ 以上の大きな body が lipofuscin 染色（シュモール反応）にて陽性であったことから，refractile body は lipofuscin を含む可能性が示唆された[11]．人体においては，網膜上皮，神経，脳，肝，副腎などに老化と共に蓄積する lipofuscin が報告されているが，ヒト卵に出現する refractile/lipofuscin body と患者年齢および卵の aging との関連性は認められておらず，肝臓，脳，網膜などに加齢により蓄積する lipofuscin とは別の原因もしくは aging との共通因子（フリーラジカルなど）を探る必要がある．われわれが 2005 年に行った検討においても，直径 5 μ 以上の大きな refractile body/lipofuscin body が卵細胞質内にある卵の場合，IVF における受精率が低いのに対し，ICSI では低下しなかった[11]．しかし，このような大きな refractile body が存在する卵が受精した場合の胚盤胞率は有意に低い[11]ことから，Day 2, Day 3 にて分割期胚を移植する場合の選別の際には考慮すべき点であると思われる．胚盤胞率は初期胚培養段階から種々のアミノ酸が含まれる培養液にてある程度の改善がみられており（unpublished data），refractile/lipofuscin body が存在した培養液中の種々アミ

DIC　　　　　　　　　　Bright field

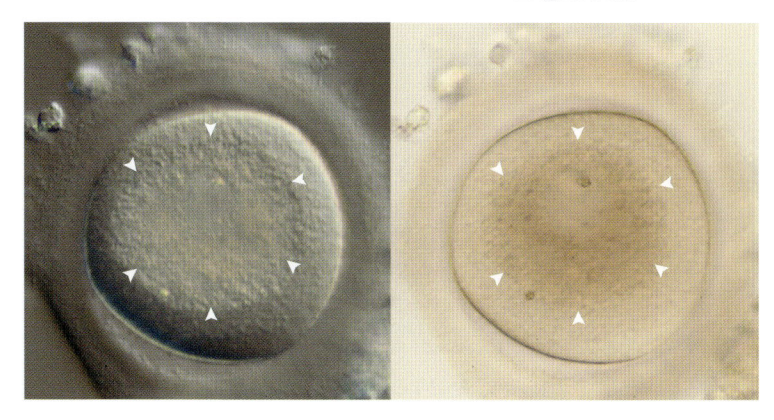

●図 2-23●CLCG

ノ酸が低値であった[12]ことからも，対策としては，卵巣周囲の血流改善，食生活や生活習慣の改善などが考えられるが，さらなる検討による原因究明が望まれる．

d）centrally located cytoplasmic granularity（CLCG）

CLCG（図 2-23）は，卵細胞質の中央部に出現する細胞質が粗くグラニュールな状態であり，同一患者において繰り返し出現する傾向にある．sERC と相反し，CLCG は卵細胞質の未熟性によると考えられており，着床率と継続妊娠率が共に低いことが報告されている[13]．また，CLCG 由来の胚には高率（52.2%）に染色体異数性がみられること，CLCG が繰り返し出現する患者の妊娠率が低いことが報告されている[14]．興味深いことに，CLCG には大小様々な refractile/lipofusin bodies が凝集している（図 2-23）[6]ことから，refractile/lipofuscin body と CLCG の出現原因に共通点（卵巣周囲血流や卵胞液組成など）がある可能性があり，今後さらに追及していく必要がある．対策としては，卵巣周囲の血流改善，卵細胞質の成熟度を高める方法が考えられる．卵巣刺激を緩和，卵胞を充分に発育させてから採卵するなどを試みることを勧めたい．

e）死滅変性卵子

採卵された卵子の中にはしばしば完全に死滅した卵子（図 2-24）が存在することがある．前排卵刺激周期の遺残卵胞中の卵子または，卵巣内血流不良

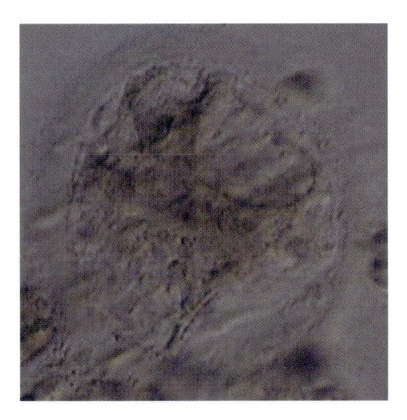

●図 2-24●死滅変性卵子

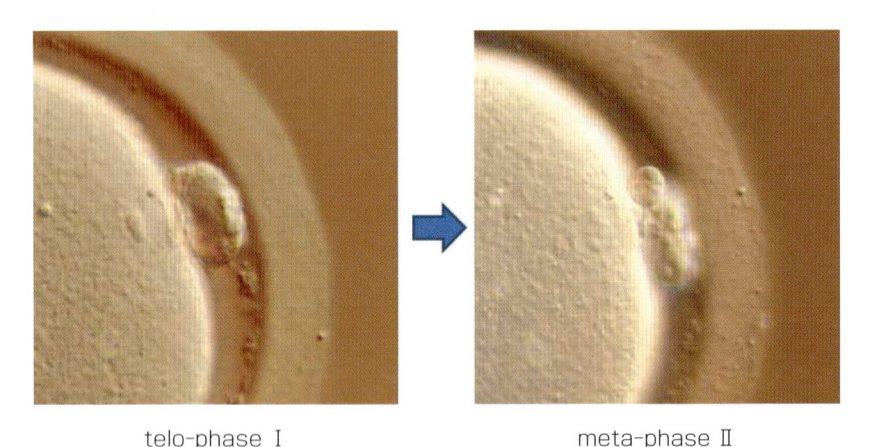

telo-phase I　　　　　　　　　　　　meta-phase II

●図 2-25●極体形態の変化

により栄養が行き届かなかったなどが考えられるが，原因を明確に説明する報告は見当たらない．われわれは，死滅変性卵子が存在した卵胞液中のアルブミン還元性が死滅変性なし卵のそれより有意に低いことを報告した[15]．また，卵胞液中アルブミンの酸化還元性は血液中アルブミンよりも還元性が有意に高く，生命の源である雌生殖細胞は体内にて酸化ストレスから守られた環境にあることが窺われる．さらにわれわれのデータからは卵胞内アルブミンの酸化還元性は年齢，子宮内膜症とも関連することがわかっており，子宮

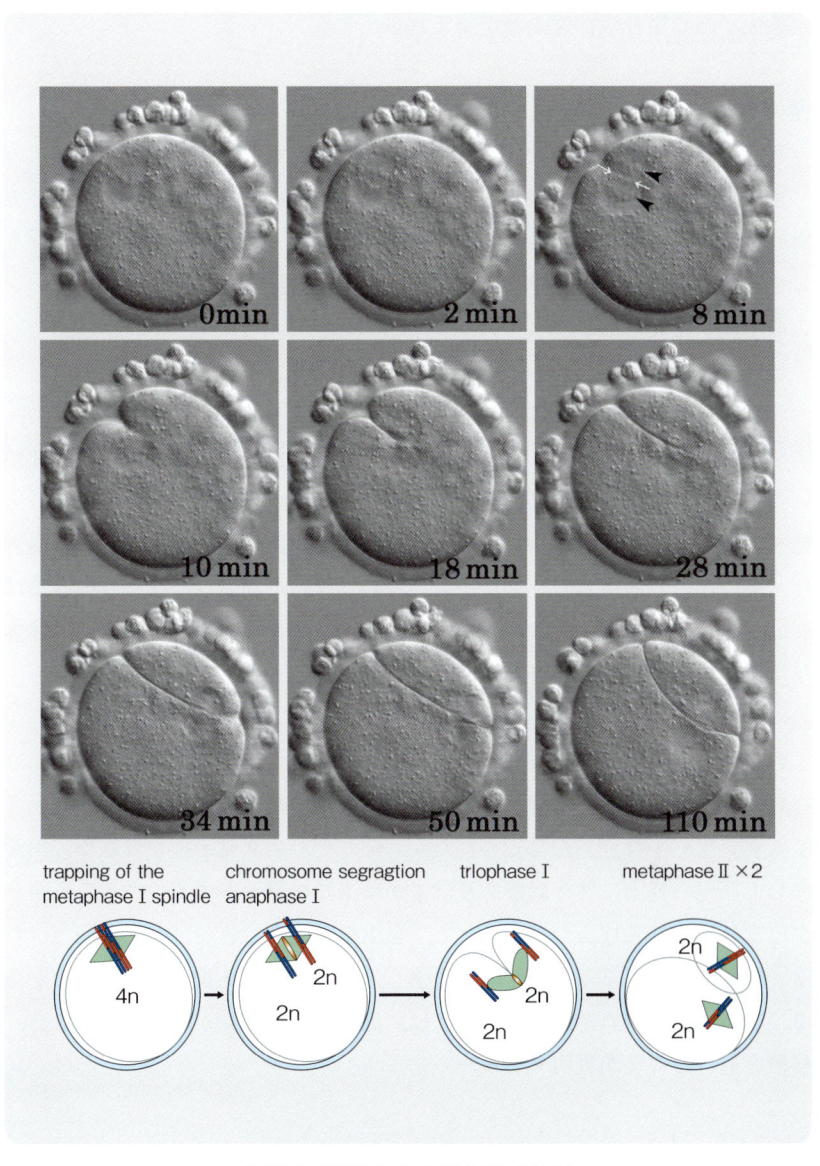

●図 2-26● 大きな極体形成過程

3. 卵子の形態異常と ART 成績の関係

内膜症がある場合は治療改善が望まれる．

極体の形態評価
a）不整形な極体
極体の形態評価の報告がいくつかあるが，極体の形状は極体放出途中と放出終了時で大きく変化する（図 2-25）ため，極体の形態評価は M II スピンドルを確認し第 2 減数分裂中期のスピンドル形成確認のできた卵子にてデータを取り直す必要がある．

b）大きな極体
われわれの最近の論文にて，大きな極体となる原因の 1 つを発表した[16]．本来ならば卵の表層に対して垂直に位置する紡錘体が，何らかの原因にて傾いた状態である場合に起こる（図 2-26）ことから，染色体不分離が必ずしも起きるわけではない．イスタンブール合意書には極端に大きい極体の場合は，染色体の数的異常のリスクが高いため，媒精や顕微授精を行うべきではないとされているが，大きな極体をもつ卵子 1 個だけであった場合は，体外受精検討の余地があると著者は考えている．

むすび
ヒト体外受精において卵子形態評価を行う際の最低基準の定義「胚評価のイスタンブール合意」[1]が発表されたが，それぞれの異常形態が妊娠率，出産率および児の健康にどう影響を及ぼすかは未知の部分が多く，さらなる研究が望まれる．培養技術の進歩などで，発生率を向上できる可能性が期待される一方，生まれてくる児の健康を考慮し，慎重に移植胚を選別する必要がある．現時点では，異常形態由来の胚は，他に移植する胚がない場合を除き，移植を避けることが賢明であろう．

■文献
1) Alpha Scientists in Reproductive Medicine and ESHRE Special Interest Group of Embryology. The Istanbul consensus workshop on embryo assessment: proceedings of an expert meeting. Hum Reprod. 2011; 26: 1270-83.

2) Suzuki K, Yoshimoto N, Shimoda K, et al. Cytoplasmic dysmorphisms in metaphase II chimpanzee oocytes. Reprod Biomed Online. 2004; 9: 54-8.
3) Ebner T, Moser M, Sommergruber M, et al. Occurrence and developmental consequences of vacuoles throughout preimplantation development. Fertil Steril. 2005; 83: 1635-40.
4) Zamboni L, Thompson RS, Smith DM. Fine morphology of human oocyte maturation in vitro. Biol Reprod. 1972; 7: 425-57.
5) Nayudu PL, Lopata A, Jones GM, et al. An analysis of human oocytes and follicles from stimulated cycles: oocyte morphology and associated follicular fluid characteristics. Hum Reprod. 1989; 4: 558-67.
6) Otsuki J. Intracytoplasmic morphological abnormalities in human oocytes. J. Mammal Ova Res. 2009; 26: 26-31.
7) Otsuki J, Okada A, Morimoto K, et al. The relationship between pregnancy outcome and smooth endoplasmic reticulum clusters in M II human oocytes. Hum Reprod. 2004; 19: 1591-7.
8) Otsuki J, Okada A, Momma Y, et al. The smooth endoplasmic reticulum clusters in oocytes associated with higher estradiol and progesterone and larger follicles. Abstract Book for the 19th ESHRE Annual Meeting. 2004. p. 147.
9) Ebner T, Moser M, Shebl O, et al. Prognosis of oocytes showing aggregation of smooth endoplasmic reticulum. Reprod Biomed Online. 2008; 16: 113-8.
10) Veeck LL. Atlas of the human oocyte and early conceptus. Baltimore: Williams & Wilkins. 1991. p. 121-66.
11) Otsuki J, Nagai Y, Chiba K. Lipofuscin bodies in human oocytes as an indicator of oocyte quality. J Assist Reprod Genet. 2007; 24: 263-70.
12) Otsuki J, Nagai Y, Chiba J. Developmental potential of human oocytes that contain lipofuscin bodies and its relationship to follicular fluid amino acids. Abstract Book for the 22th ESHRE Annual Meeting. 2006. p. 50.
13) Kahraman S, Yakin K, Donmez E, et al. Relationship between granular cytoplasm of oocytes and pregnancy outcome following intracytoplasmic sperm injection. Hum Reprod. 2000; 15: 2390-3.
14) Meriano JS, Alexis J, Visram-Zaver S, et al. Tracking of oocyte dysmorphisms for ICSI patients may prove relevant to the outcome in subsequent patient cycles. Hum Reprod. 2001; 16: 2118-23.
15) Otsuki J, Nagai Y, Matsuyama Y, et al. The influence of the redox state of follicular fluid albumin on the viability of aspirated human oocytes.

Syst Biol Reprod Med. 2012; (in press).
16) Otsuki J, Nagai Y, Lopata A, et al. Symmetrical division of mouse oocytes during meiotic maturation can lead to the development of twin embryos that amalgamate to form a chimeric hermaphrodite. Hum Reprod. 2012; 27: 380-7.

【大月純子・永井　泰】

【2】生殖補助医療（ART）—ラボラトリーワーク

4

IMSI による ICSI

　Palermo らによって 1992 年にヒト精子による ICSI の成功が報告されて以来，現在では，射出精子，膀胱内精子，精巣上体精子または精巣精子どこの精子を使用しても妊娠が可能となった．また，以前は絶対不妊症とされていた非閉塞性無精子症でも精巣にごく少量の精子が認められれば妊娠ができるようになった．しかし，単に精子が得られればいいというわけではなく，精子の質が，当然のことであるが，胚の質に深く関わり，分娩率や出生児の成長・発達に関連している．

　現在の ICSI では，400 倍の倒立顕微鏡下で，精子を観察・評価し ICSI に使用する精子を選んでいる．最近，ICSI に用いる倒立顕微鏡の観察倍率を上げて，解像度を高めることで，より細かく精子の形態（特に精子頭部における空胞の有無）を観察しながら精子を選別し，それを ICSI に用いる IMSI[1-6]（intracytoplasmic morphologically selected sperm injection）の技術が提唱され，注目されるようになってきた．高倍率で精子頭部に見える空胞について，空胞は何なのか，また空胞と精子の質との関連について，議論が絶えないが，先述したように，ICSI に用いる精子を厳しく選ぶことが，ART のすべての結果に直結する．高倍率で精子が見えすぎていけないということはないとわれわれは考えている．また，IMSI を導入することによって，通常の 400 倍下で精子を選別している ICSI でもより厳格な正確な目で精子を選別することができるようになる．

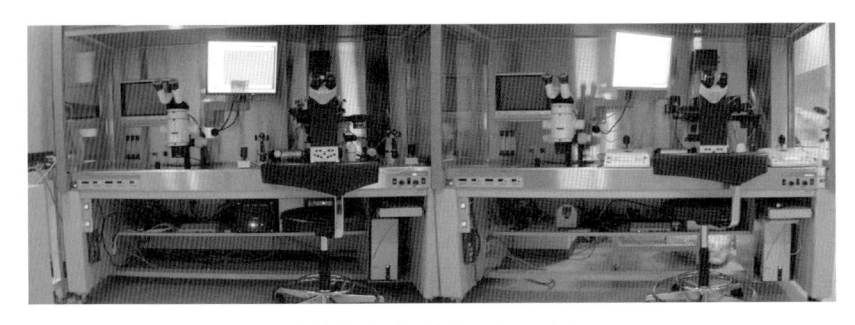

●図 2-27●IMSI のシステム
Leica DMI 6000B

われわれの施設では，2007 年 3 月の Pierre Vanderzwalmen 氏による IMSI に関する技術指導を契機に数多くの IMSI を実施してきた．当初は射出精子による IMSI のみを行っていたが，現在では精巣精子，精巣上体精子による IMSI も実施している．現在のわれわれの施設における IMSI（図 2-27）の方法を以下に述べる．

A IMSI ディッシュの作製

精子形態の観察には 100 倍油浸対物レンズを使用し，DIC（微分干渉コントラスト法）で観察するため，顕微鏡ホットプレートには穴を開け，IMSI ディッシュにはガラスボトムディッシュを選択する必要がある．ガラスボトムディッシュは Willco 5030 を採用した．図 2-28 のように作製するドロップの量がごく少量のため，先にディッシュをオイル（Ovoil: Vitrolife）で満たした後にそれぞれのドロップを作製する．ディッシュの裏から顕微鏡ステージの穴の大きさより一回り小さな円を描き，その中に精子浮遊液用のドロップを 3.5〜7% PVP（ICSI™: Vitrolife）で 2 個作製する．円の外側に卵子用ドロップ（G-MOPS plus™: Vitrolife）を 3 個作製する．IMSI を開始するまでは作製したドロップを 37 度インキュベーターに入れ保温しておく．M II 卵子が 6 個以上の場合は温度低下を防ぐためにこのディッシュを 2 枚以上作製し，交互に使用する．使用しない間は常にインキュベーターに入れ温度を 37℃に安定させておく．IMSI 開始の 10 分前に作製した PVP ドロップの下 1 個に予め調整してあった精子浮遊原液を加える．加える量は精子浮遊原液

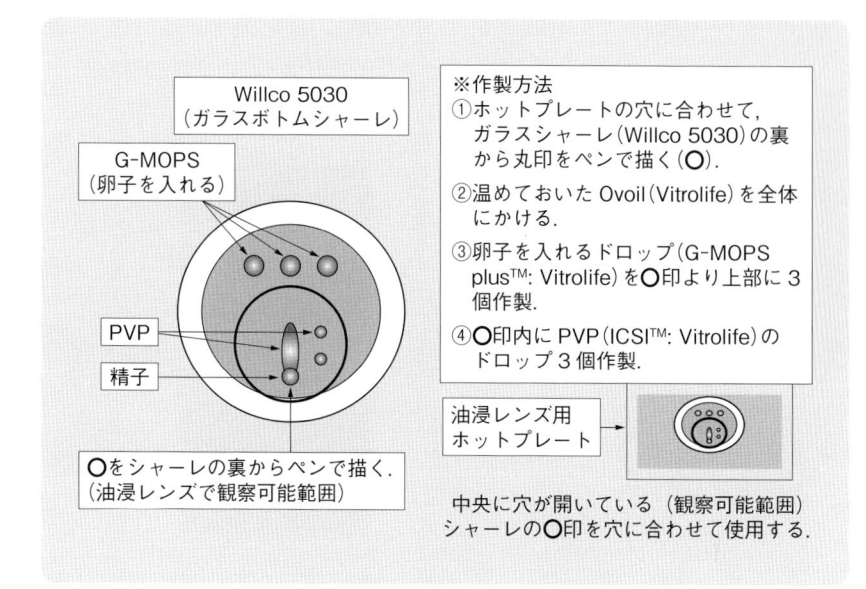

●図 2-28●IMSI シャーレの作製

の最終濃度と運動率を考慮して調整する．精子浮遊原液を加えたら，もう片方の PVP ドロップから精子浮遊原液を加えた PVP ドロップへ橋を作り 2 つのドロップを繋げる．37 度インキュベーターに戻し，温度の安定と運動良好精子が繋げたドロップ側に上がってくるのを待つ．

B 精子形態の評価

　精子形態の評価は独自のグレードで評価した．空胞の大小は精子頭部の表面積の 4％以上か未満かで判断し，4％の大きさは精子頭部画像に 25 個の円を描き確認した（図 2-29）．また，空胞の数は評価に続いて記録した．
　精子の評価は次に示す A〜D の 4 段階の区別を行った．
評価 A は，頭部，中辺部，尾部の形態は正常で，空胞のない精子．
評価 B は，頭部，中辺部，尾部の形態は正常で，4％以下の空胞がある精子．
評価 C は，頭部，中辺部，尾部の形態は正常で，4％以上の空胞がある精子．
評価 D は，頭部，中辺部，尾部の形態は正常で，大きな空胞と小さな空胞が混在している精子．評価 E は，上記以外の精子とした（図 2-30）．

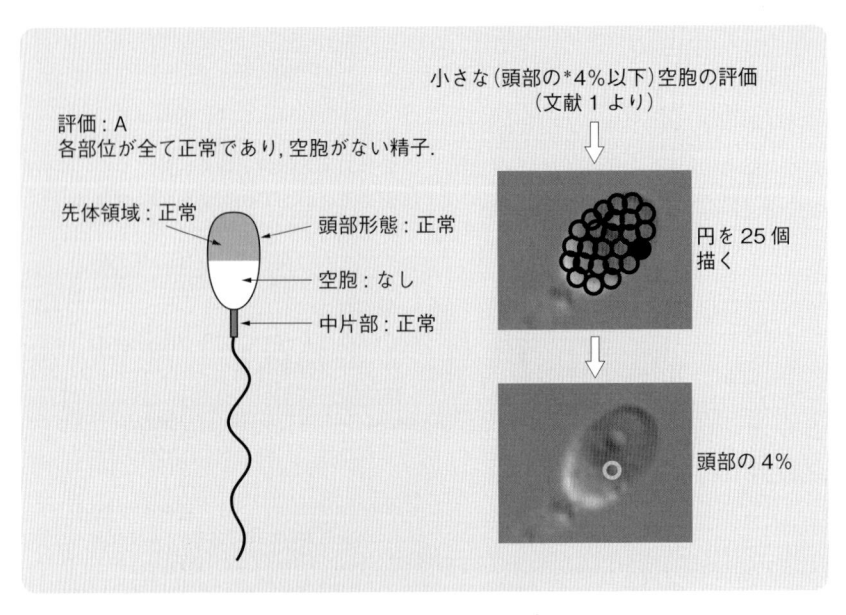

●図 2-29● 精子の評価法 1

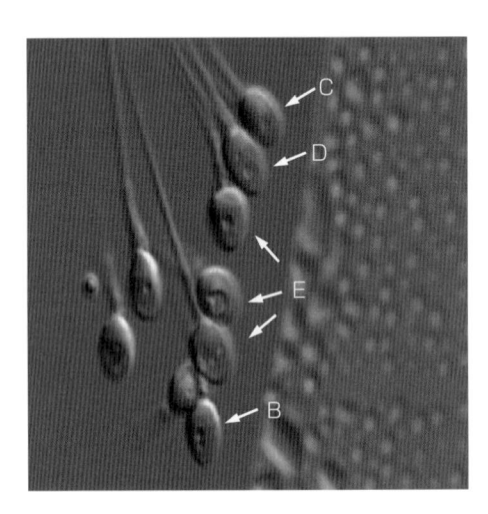

評価：A
各部位が全て正常であり，空胞がない精子．

先体領域：正常
頭部形態：正常
空胞：なし
中片部：正常

小さな（頭部の*4%以下）空胞の評価
（文献 1 より）

円を 25 個描く

頭部の 4%

●図 2-30● 精子の評価法 2
A〜E の 5 段階に評価選別する．
A) 頭部・中辺部・尾部の形態は正常．頭部に空胞がない．
B) 頭部・中辺部・尾部の形態は正常．頭部に小さな空胞（頭部の 4%以下）がある．
C) 頭部・中辺部・尾部の形態は正常．頭部に大きな空胞（頭部の 4%以上）がある．
D) 頭部・中辺部・尾部の形態は正常．頭部に大きな空胞と小さな空胞がある．
E) A)〜D) 以外の精子．

C IMSI の流れ（図 2-31）

まず，IMSI を実施する症例の精子が容易に良好精子を選別できる背景な

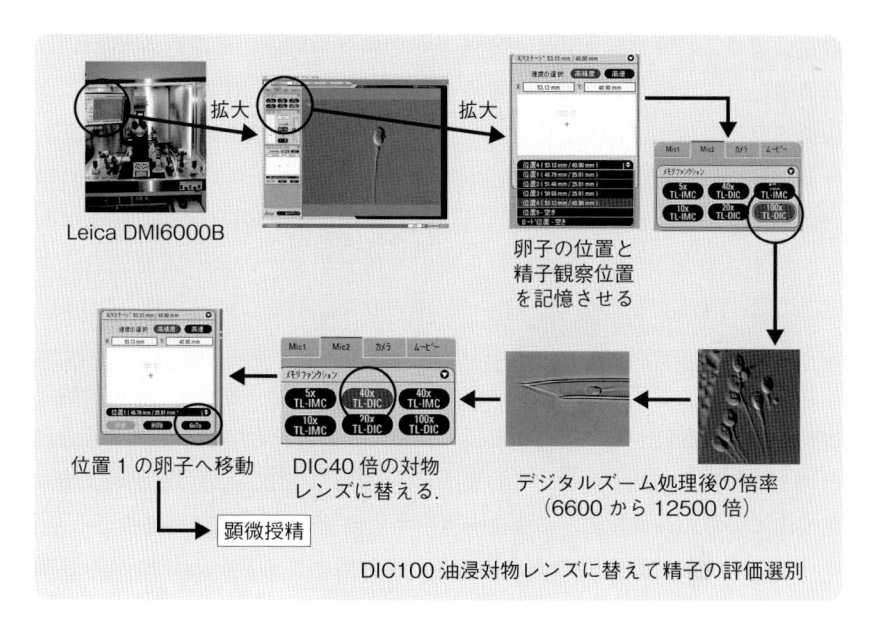

●図 2-31 ●IMSI の流れ

のか否かを予め判断するために，簡単に観察をする（簡便法での spermocytogram）．IMSI ディッシュの裏にイマージョンオイルを塗り，顕微鏡ステージ上の穴の開いている部分に置く．油浸 100 倍対物レンズを用いて精子形態を観察し，精子形態評価が A または B-1 の精子を容易に選別可能である（5分程度で選別が可能）と判断した場合は IMSI ディッシュの卵子用ドロップに卵子を入れ，IMSI を実施する．A または，B-1 の精子選別が困難であるような場合は，精子を選別後に IMSI ディッシュに卵子を入れる．IMSI ディッシュの卵子ドロップに卵子を置き，裏にイマージョンオイルを塗る．顕微鏡ホットプレートの穴の中央に IMSI ディッシュの精子浮遊液ドロップを合わせ，穴の外側，すなわち卵子ドロップの温度低下を防ぐために，ホットプレートの上に卵子ドロップがくるように IMSI ディッシュの位置を合わせて置く．高倍率下での精子浮遊液ドロップと卵子ドロップ間の移動をより迅速に行うために卵子の位置と精子浮遊液の精子観察位置（精子浮遊液ドロップの最上部）を Leica 顕微鏡ステージ座標記憶システム上（パソコン上）で記憶させる（これは倍率が上昇すれば視野が狭くなること，また，精子採

取後によりスムースに卵のポジションへの移動を可能にするための操作）．
　顕微鏡視野を記憶させた精子浮遊液ドロップの最上部に移動し，対物レンズを低倍率から徐々に倍率を上げ，最終的にDIC100倍油浸対物レンズに合わせる．×1.6中間偏倍のレバーを引き接眼レンズ上（アイピース）で1600倍の倍率で精子を観察する．評価AもしくはB-1精子が見つかったら，インジェクションピペットで尾部から吸引する．デジタルズーム処理により6000倍から12500倍の倍率になっているパソコンのモニター上で，インジェクションピペット内の精子頭部の形態と空胞をより詳細に観察する．精子をインジェクションピペット内に入れて観察することで，運動性のある状態での精子の形態評価がしやすくなる（なぜ精子を不動化して観察しないかの理由の1つには，一旦不動化してしまうと，精子内の細胞成分の流出が始まり精子由来の卵の活性化因子の喪失をきたすため速やかなICSIが必要となる．その状況下で観察精査の時間を取ることは不適切であるためである）．詳細な評価後，その精子を使うことを決めた場合は，通常の精子と同じように精子尾部を不動化し動きを止める．通常のICSIで使用する400倍での観察と比較すると6000倍以上の倍率では得られる情報量が全く違うため，形態観察にはある程度の時間がかかる．そのため，可能な限りギリギリまで不動化をせずに形態を観察するための工夫が必要であり，これらの手順が最終的な臨床成績，特に受精率に大きく影響する．不動化した精子をインジェクションピペットに再度吸引し，対物レンズを40倍（DIC）に変更し，予めステージ座標上で記憶させてあった1番目の卵子のポジションをパソコン上でクリックすることでインジェクションピペットを卵の位置へ瞬時に移動し，ICSIを行う．通常のICSIはプラスチックのディッシュを用いIMC（ホフマンモデュレーション）で行うが，敢えてDICで顕微授精を行う大きな理由の1つに，明視野での紡錘体の観察が可能で，紡錘体を確実に避けて卵細胞質内に精子を注入できるという利点もあり，IMSIを行うために導入したDICがより安全なICSIへの応用という他の意味でのアドバンテージとなっている．
　1000倍以上の高倍率下で精子形態の観察を行うために，最も重要なことの1つに顕微鏡を最適な状態で使いこなすという一見当たり前と思われる操作前準備がある．それは顕微鏡の分解能を最大限に使うことができるように，

顕微鏡の調整と，デジタルズーム処理をするためカメラの調整やそのメンテナンス方法を熟知することである．さらに，IMSI を実施する前には顕微鏡使用前点検として，同焦点設定を行うことが望ましい．この同焦点設定を行うことで各対物レンズ間の微妙なピントのズレを補正することができる．また，DIC での観察では，プリズムの調整は重要である．プリズムでコントラスト調整を行うため，コントラストのつけ方で空胞の見え方が大きく変わる．空胞といってもその形態は様々で，複数の空胞が繋がったような空胞，浅く見える空胞，深く輪郭がくっきり見える空胞，その他，判別し難い不明瞭な構造物など多種多様である．顕微鏡の性能を充分に発揮できるか否かが，画像から得られる情報量に直結し，精子形態に関する所見を迅速かつ正確に判断しより精度の高い選別へと繋がる．また IMSI 施行者は慣れないパソコン上での操作を含めた一連の流れをリズミカルに行えるように常日頃より訓練することは，この技術の習得には必須である．

むすび

射出精液中に約 100 匹しか精子が認められない高度乏精子症に射出精子を使用した ICSI を行い，納得がいく精子が得られないため良好な胚が得られない時は，顕微鏡下精巣内精子回収法を行って太くて白い精細管（良好な精子がいる可能性が高い）から精子を採取して IMSI を行う時もある．このように受精後の胚発達に精子の質が大きく関係するのは疑いようのない事実であり，精子選別により高度な形態的選別を加えることが臨床成績を高める可能性がある．IMSI は精子選別の際倍率が従来よりはるかに高く視野が狭くなるため，より細かい顕微鏡操作等が必要になるなど，技術的な部分で行う際に必要なノウハウがあるが，臨床的な有用性に関しては認められつつあり，今後は，IMSI においての精子の分類方法，どのような症例においてより必要性が高いかなどの検討が必要であると考えられる．

■文献

1) Bartoov B, Berkovitz A, Barak Y. Real-time fine morphology of motile human sperm cells is associated with IVF-ICSI outcome. J Androl. 2002; 23: 1-8.

2) Bartoov B, Berkovitz A, Barak Y. Pregnancy rates are higher with intracytoplasmic morphologically selected sperm injection than with conventional intracytoplasmic injection. Fertil Steril. 2003; 80: 1413-9.
3) Berkovitz A, Bartoov B. The Morphological normalcy of the sperm nucleus and pregnancy rate of intracytoplasmic injection with morphologically selected sperm. Hum Reprod. 2005; 20: 185-90.
4) Berkovitz A, Bartoov B. Does the presence of nuclear vacuoles in human sperm selected for ICSI affect pregnancy outcome? Israel Hum Reprod. 2006; 21: 1787-90.
5) Hazout A, Tesarik J, et al. High-magnification ICSI overcomes paternal effect resistant to conventional ICSI. Reprod Biomed Online. 2006; 12: 19-25.
6) Bach M, Vanderzwalmen P, Zech N. Morphological integrity of human sperm nuclei and blastocyst formation after intracytoplasmic morphologically selected sperm injection (IMSI). ESHRE abstract. 2007.

【吉田　淳】

【2】生殖補助医療（ART）—ラボラトリーワーク

5 ICSI 不成功の病態とその対策

　生殖補助医療 assisted reproductive technology（ART）が開発されてから，不妊治療の適応が拡大されたが，男性因子例に対しては卵細胞質内精子注入法 intraplasmic sperm injection（ICSI）の開発によってはじめて有効な治療法が出現したといえる．それまで，男性因子例に対しては，人工授精や体外受精が有効といわれてきたが，それらの治療が有効なのは精液パラメーター基準値前後の症例までで，明らかな男性因子例に対しては有効性が低いのが現状である．妊娠成立に対する精子機能は受精能および胚の中での父性遺伝子の発現であり，ICSI は IVF の受精障害が適応であるので，精子の受精能が当面は重要となる．また，ICSI は受精を成立させるという点では現在の治療法の中ではもっとも強力なツールである．しかし，ICSI も万能ではなく，IVF と同じように受精障害という事態が起こりうる．この稿では ICSI での受精障害の基礎と臨床について解説する．

A ICSI の受精機序

　生理的受精過程では射出精子が受精能獲得，先体反応，hyperactivation の過程を経て，透明帯を通過し，精子・卵子融合に至る．細胞膜融合により，レセプターを介して phospholipase C（PLC）の活性化に伴い，inositol triphosphate（IP$_3$）の産生が増加することにより小胞体から Ca^{2+} が放出され，卵細胞内に一過性カルシウムイオン濃度増加（[Ca^{2+}]i）を起こす（図 2-32）．

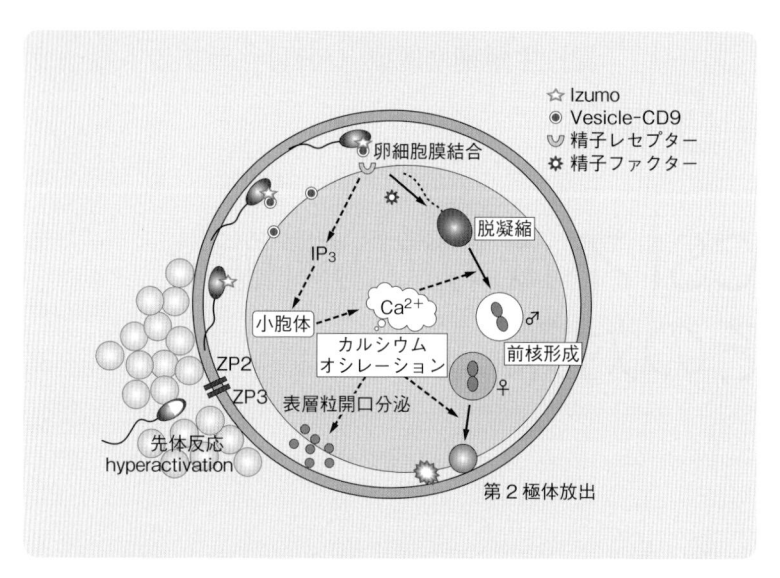

●図 2-32● 受精のプロセス

そして［Ca^{2+}］i がリズミカルに反復するカルシウムオシレーションにつながる．カルシウムオシレーションの最初の数個の波が卵活性化に関与すると考えられる．一方，ICSI の受精では，不動化処理を行った運動精子を顕微注入するが，これは受精能獲得から精子・卵子融合のプロセスをバイパスして受精が成立する．この時の受精のトリガーは精子・卵子融合に続くレセプター説ではなく，精子頭部に含まれる卵活性化因子 sperm factor が卵細胞内にリークすることによる（sperm factor 説）と考えられている．この sperm factor の本体は精子に存在する PLC zeta が有力であり，これが IP_2 から IP_3 を産生する系に作用し卵活性化をきたす[1]．生理的な受精においてもこの sperm factor 説も関与している可能性がある．卵子内に注入された不動化精子は，核タンパクが正常であれば decondensation だけすることになる．卵活性化因子が欠如していれば卵子活性化は起こらない．活性化因子が低値となっている場合，卵細胞内 maturation-promoting factor（MPF）レベルが一旦低下し，状況によっては第二極体が放出されるが，MPF が再合成されてしまい卵の減数分裂は再度停止する（metaphase III）．この場合，精子は脱凝縮している．中には時間の経過とともに premature chromatin condensation（PCC）を起こすこともある.

　一過性卵細胞内カルシウムイオンの増加は卵活性化に必要であるが，それに引き続いて起こるカルシウムオシレーションは必ずしも必要でなく，カルシウムオシレーションの最初の1波，あるいは数個の波で充分と考えられている[2]. 受精後のカルシウムオシレーションは前核融合の前まで継続するので，胚発生に関与していると推察できる.

B 受精障害の定義

　受精率が0％の場合を完全受精障害（total fertilization failure または complete fertilization failure）という．低受精率の定義は明確にされていないが，論文報告では受精率25％以下を指していることがほとんどなので，受精率25％以下を低受精率とし，低受精率と完全受精障害を受精障害とする.

C 受精障害の頻度，原因

　ICSI後の完全受精障害の頻度は1％から5.6％である．初回にICSIを実施し，その時に完全受精障害であった場合，第2回目のICSIで完全受精障害となる可能性は13％となり，これは全治療周期の0.7％に相当する[3]．受精率とICSIを行った卵子数は密接に関連する．ICSIを行った卵子が1個の場合，完全受精障害の頻度は29％，2個では16％，3個では9％，5個以上では5％以下となる（図2-33）[4]．ICSIを行う卵数が少ない場合に受精障害の頻度が高い原因としては，採取された卵子の質が不良，技術的な影響（最初のICSIのため，機器の調整不良など）も考えられる.

　ICSI後の受精不成立卵子をクロマチン染色（アセトラクモイド染色など）して観察した結果によると，ICSIされた卵子で変性しなかった卵は卵活性化が起きた卵子と起きなかった卵子に分けられる．図2-34のデータでは67.5％が活性化しており，その96％は正常受精卵（第2極体と雌雄前核を認める）となり，残りはmetaphase Ⅲ，あるいはPCCなどの異常となる[5]．卵活性化が起きなかった卵子についてホールマウント標本を作りクロマチン染色で調べると，精子が不明な卵子と卵子内に精子が認められない卵を合わせると13.2％になる．精子を卵子内に認めるものが86.8％で，卵子内に観察される精子の形態は，変化がないもの，頭部が脱凝縮したもの，PCCを起こし

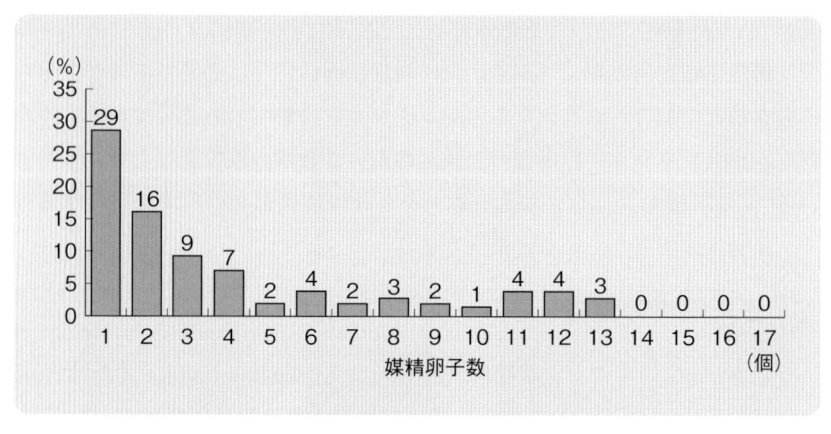

●図2-33●ICSIでの受精障害発生率（媒精卵子数別）（文献4より）

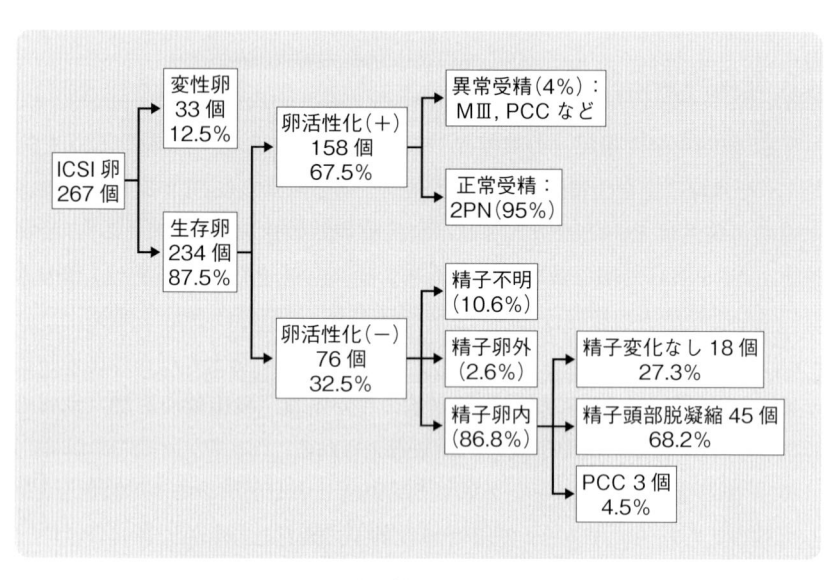

●図2-34●ICSI非受精卵子の分析（文献5より）

たものがある．精子に変化がないものは27.3%に認められており，これは精子注入の際，卵細胞膜が適正に穿破されなかったために，精子が卵細胞膜に包まれてしまったためと考えられる[5]．さらには，精子核蛋白のSS結合が過多となり，DNAの凝縮が堅すぎる場合も想定される（hyper-stabilized

●表2-5● ICSIでの受精障害の原因

精子側原因 　①sperm factorの異常（43.4%） 　②脱凝縮異常 卵子側原因 　①小胞体機能異常による異常，カルシウムオシレーション，IP$_3$-signaling pathwayの異常など 　②glutathionの異常やhistone置換の異常による精子クロマチンのremodeling異常など 　③膜構成vesicle不足やlaminB不足による前核形成障害，紡錘体形成異常による前核形成異常など

sperm). 一方，精子頭部が脱凝縮した状態の卵子（68.2%）は卵活性化機構がまったく作動していないことを示す．その状態の卵子中の精子の一部はPCCを起こす（4.5%）．ICSI卵子で生存して卵活性化を起こしていない卵子の63.2%は精子が注入されているにもかかわらず，卵活性化が起きていない．ICSI後の非受精卵子（1 day old卵子）に妊娠能が確認されているボランティアの精子をICSIすると，その68.6%に受精が成立する．つまり，ICSI後に受精を認めなかった卵子の43.4%は，受精障害の原因が少なくとも精子側にあることが推測される．

また，卵子内の卵活性化に関する刺激伝達系に障害があれば受精障害となる．小胞体機能異常，カルシウムオシレーション，IP$_3$ signaling pathwayの異常など，またglutathioneの異常やhistone置換の異常による精子クロマチンのremodeling異常，膜構成vesicle不足やlaminB不足による前核形成障害，紡錘体形成異常による前核形成異常なども考えられる（表2-5）．ICSI後の受精障害卵について30,000の遺伝子のmRNA量を定量的PCRにより解析し，完全受精障害と関連付けられた遺伝子発現プロファイルを明らかにした報告では，減数分裂（$FBXO5/EM11/NEK1$），細胞増殖（$LMO7/LMOD3/THRAP3/GDF9$）とアポトーシス（$BCLAF1$）を制御する遺伝子が異常発現していることが判明した[6]．

D 受精障害への対応

ICSIで受精障害となった場合の対応について以下に述べる．ICSIで完全受精障害が起きた場合，次回のICSIで完全受精障害となる頻度は13%であるので，次回のARTは通常通りICSIを実施してよいと考えられる．完全受精障害が起きた治療周期での対応としては，臨床研究レベルであるが，インフォームドコンセントのうえ，人為的卵活性化法の実施が考えられる．

1 卵活性化法

卵活性化は精子が卵子細胞膜に接着してはじめて起こる現象であるが，化学的刺激や物理的刺激で卵活性化を起こすことができる．人為的卵活性化artificial oocyte activationは紫外線曝露，浸透圧の変化，Ca ionophore処理，electroporation，ストロンチウム処理，ピューロマイシン処理，シクロヘキシミド処理，ロスコビチン処理などによっても起こる．臨床応用例の報告を表2-6に示した．

ヒト卵子での研究では Tesarik et al（1994）がICSIと併用して，低受精率例の受精率を向上させる効果を報告している．人為的卵活性化法の臨床への応用例は，成熟精子の受精障害例，精子細胞などの未熟な雄性生殖細胞を用いた顕微授精の場合，round head spermatozoaの症例の場合などである．しかし，後二者の臨床応用の報告をみると未熟雄性生殖細胞（円形精子細

●表2-6●ICSI受精障害への対処（ヒト卵子に用いられた卵活性化法）

卵活性化処理法	臨床応用の有無	報告年
A23187	臨床応用，妊娠・分娩例	Hoshi 1995[7]
Ionomycin	臨床応用，妊娠・分娩例	Moazo 2006[8]
Electrical stimulation	臨床応用，妊娠・分娩例	Yanagida 1999[9]
Cycloheximide	研究	—
A23187+Puromycin	臨床応用，妊娠・分娩例	Murase 2004[10]
Strontium	臨床応用，妊娠・分娩例	Yanagida 2008[11]
Roscovitine	研究	—

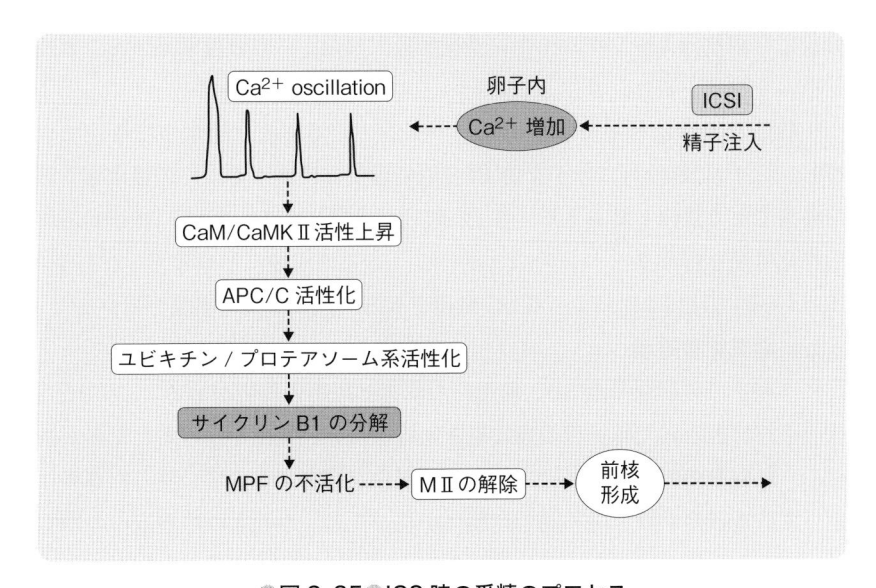

●図2-35●ICS時の受精のプロセス
MPF（maturation-promoting factor）＝cdck1＋サイクリンB1

など）や round head spermatozoa では sperm factor は欠如しているのではなく活性が低いだけで，完全受精障害とはならない．よって，報告のほとんどは卵活性化処理を併用していない．

卵活性化には卵細胞内のカルシウムイオンの一過性増加，あるいはそれに引き続いて起こる MPF の低下が必要であり，人為的卵活性化法はカルシウムイオンの一過性増加あるいは MPF の低下を機序とする（図2-35）．

以下に代表的卵活性化法を紹介する．

a）Ca ionophore

Ca ionophore には A23187 とイオノマイシンがある．A23187 を併用した ICSI での初めての妊娠分娩例が 1995 年に報告された[7]．臨床応用例の報告は A23187 が多い．

作用機序はカルシウムイオンと結合し錯体となりイオンの正電荷を中和し，濃度勾配に従って細胞膜を拡散する．したがって，細胞外カルシウムが細胞内に移動し，卵細胞内カルシウムイオンの上昇をきたす．A23187 で処理すると単発の一過性のカルシウムイオン濃度の上昇が生じる．処理の約1

分後に卵細胞内カルシウムイオン濃度が最大に達し，以後は漸減する．カルシウムオシレーションは生じない．

　一般的な処理法は最終濃度 10 μM-A23187 の処理液を通常の培養液で調整し，ICSI の 30 分後に卵子を約 10 分間処理液に浸漬する．その後は通常の培養液でよく洗浄し培養する．なお，処理中は遮光する．ICSI に併用する卵活性化処理を行うタイミングについては，ICSI の前後にとも考えられるが，Hoshi らの方法によれば，A23187 処理を ICSI の 30 分後で実施している[7]．

b）電気刺激処理

　ヒト卵子での研究や ICSI と併用した臨床応用例の報告がある[9]．卵子を 2 枚の平行に置かれた電極板の間に置き，電極に直流電圧をかけると電界が生ずる．細胞膜の脂質二重層には荷電した蛋白が存在するので，生じた電界によって荷電蛋白が膜上を移動し，膜に小孔が生じ，小孔より培養液中の細胞外カルシウムイオンが卵子内へ流入して，一過性卵細胞内カルシウムイオン濃度上昇が起こる．A23187 と同様に 1 分以内に最大値に達し，その後は漸減し，約 5 分程度で元のレベルに復帰する．空いた小孔の修復は 10～40 分必要とされる．

　具体的には，電極が入っているチャンバーを Zimmerman solution（0.3 M mannitol- 100 μM CaCl$_2$, 100 μM MgCl$_2$を含む）または D-PBS で満たし，処理する卵子をチャンバーの電極の間に静置する．細胞融合装置で矩形波の電気刺激（例：電極間距離が 1 mm の時 150 V の電圧を 50～100 μ 秒，1 回を印加）をする．

c）ストロンチウム処理法

　この方法は卵活性化法の中で唯一カルシウムオシレーションを発生することがマウスモデルで確認されているが，ヒトではまだ確認されていない．カルシウムオシレーションはストロンチウム処理中に発現する．また，臨床応用での妊娠・分娩例が報告されているが[10]，この方法による卵活性化効果は動物の種類によってもばらつきがあり，マウスでもっとも有効である．機序は明らかになっていないが，ストロンチウムイオンが濃度勾配に従って卵子内に移動し，小胞体からのカルシウムの放出をきたすものと推測されている．具体的には，SrCl$_2$・6H$_2$O を Ca^{2+} free 培養液（HTF など）に添加して 20 mM のストロンチウム処理液を作製し，卵子をストロンチウム処理液に浸漬し

120分間培養する.

2　卵活性化法の臨床応用

　卵活性化法が適応となる場合は，ICSIでの完全受精障害である．低受精率であっても受精卵が得られるのであれば，不測のリスクを避けるために適応としない．特殊な場合として，round head spermatozoa（globozoospermia）症例と精子細胞をICSIする場合がある．round head spermatozoaは精子頭部が球状で先体を欠如している．sperm factor が低下しているようで，受精障害例が報告されている．この場合の卵活性化併用の報告では，ICSI単独での受精率が0％から42％に対して，卵活性化法併用の場合では70％の受精率であるが，round head spermatozoa 症例での妊娠例の多くはICSI単独で得られており，卵活性化法の併用は必須ではない[3]．円形精子細胞を用いた過去の臨床研究ではsperm factor の活性が低いと考えられ卵活性化法の併用が考えられたが，ICSI単独でも受精率は16％から69％と報告され，卵活性化法を併用した報告は少ない[3]．自験例での受精率は17％であった．伸張化精子細胞では成熟精子と同様の卵活性化能をもつので，卵活性化法は不要である．次に併用卵活性化法の適用例を示す．

a）assisted oocyte activation

　前回のICSIでの完全受精障害例に対して卵活性化法をはじめから併用し，受精率をひいては得られる胚の数を増加させる方法である．ICSIを行う卵子が2個以下の場合，受精障害となるリスクが増加するが，このようなICSI症例に卵活性化法を併用すると，受精率，胚発生率，妊娠率において有意差を認めず，優位性がないと評価している（自験）．

b）rescue oocyte activation

　ICSIの受精判定時に完全受精障害と判断された卵に対して，直ちに卵活性化法を行い受精を図る方法である．この場合，採卵から卵活性化処理を行うまでの時間が重要で，卵子のageingが進んでしまってからでは個体発生を望めない．古典的な1 day old oocytesでは妊娠率はきわめて悪い．IVFでのrescue ICSIと同じ考え方をし，卵子がageingを起こさない時期（ICSI後6時間以内）に受精状況を予測し，完全受精障害が予測される場合に直ちに卵活性化法を追加する．この場合，IVFのrescue ICSIと異なる状況は，活

性化しない卵子内に精子が存在していることで，時間経過とともに精子クロマチンがダメージを受ける可能性があることを考慮しなければならない．よって卵活性化はより早い時期に行うのが望ましい．

むすび

ICSIについて，精子の卵活性化因子の異常のために卵活性化が起こらず，受精しないケースが存在する．ICSI後の受精障害の43％は精子側の原因による．また，ICSIで受精障害が予測される場合には，臨床研究としてのICSIに卵活性化法を併用する方法がある．さらに，ICSI後の6時間以内での受精判定により，受精障害と判断される場合には卵活性化法を行って受精障害をrescueすることも考えられる．卵活性化法の中ではCa ionophore（A23187）がもっとも使用しやすい．しかし，これらの卵活性化法を併用した時の遺伝的安全性，ひいてはインプリンティング異常への懸念などが未解決であることを忘れてはいけない．

■文献

1) Saunders CM, Larman MG, Parrington J, et al. PLC zete: asperm-specific trigger of Ca^{2+} oscillations in eggs and embryo development. Development. 2002; 129: 3533-44.
2) Ducibella T, Huneau D, Angelichio E, et al. Egg-to-embryo transition is driven by differential responses to Ca^{2+} oscillation number. Dev Biol. 2002; 250: 280-91.
3) Yanagida K, Fujikura Y, Katayose H. The present status of artificial oocyte activation in assisted reproductive technology. Reprod Med Biol. 2008; 7: 133-42.
4) 栁田　薫. 難治性受精障害. 日本産科婦人科学会雑誌. 2004; 56, N-485.
5) 栁田　薫, 片寄治男, 矢澤浩之, 他. ICSIと卵の活性化. 産婦人科の世界. 1997; 49: 361-8.
6) Gasca S, Reyftmann L, Pellestor F, et al. Total fertilization failure and molecular abnormalities in metaphase II oocytes. Reprod Biomed Online. 2008; 17: 772-81.
7) Hoshi K, Yanagida K, Yazawa H, et al. Intracytoplasmic sperm injection using immobilized or motile human spermatozoon. Fertil Steril. 1995; 63: 1241-5.

8) Moaz MN, Khattab S, Foutouh IA, et al. Chemical activation of oocytes in different types of sperm abnormalities in cases of low or failed fertilization after ICSI: a prospective pilot study. Reprod Biomed Online. 2006; 13: 791-4.
9) Yanagida K, Katayose H, Yazawa H, et al. Successful fertilization and pregnancy following ICSI and electrical oocyte activation. Hum Reprod. 1999; 14: 1307-11.
10) Murase Y, Araki Y, Mizuno S, et al. Pregnancy following chemical activation of oocytes in a couple with repeated failure of fertilization using ICSI: case report. Hum Reprod. 2004; 19: 1604-7.
11) Yanagida K, Morozumi K, Katayose H, et al. Successful pregnancy after ICSI with strontium oocyte activation in low rates of fertilization. Reprod Biomed Online. 2006; 13: 801-6.

【栁田　薫・高見澤　聡】

【2】生殖補助医療（ART）―ラボラトリーワーク

6 着床前遺伝子診断

　着床前遺伝子診断は1990年にイギリスのHandysideらが性別診断を行って以来，世界中で行われるようになってきた[1]．通常PGDの適応は①single gene defect（単一遺伝子疾患），②習慣性流産（均衡型相互転座，ロバートソン転座），③性別診断（伴性劣性遺伝病など），④PGS（preimplantation genetic screening）が考えられる．わが国においても2004年以降，DMD（デュシャンヌ型筋ジストロフィー症）や，ある種のsingle gene defect，さらには習慣性流産の原因となる均衡型相互転座症例に対して承認されるようになった．本稿では着床前遺伝子診断における胚生検の手技やFISH法についての詳細など，当院のプロトコールを紹介する．また当院における均衡型相互転座保因者でのPGDの実際や臨床成績について述べた後，海外の現況や今後の課題についても言及していきたい．

A 着床前遺伝子診断の実際

1　embryo biopsy（割球の採取）
　embryo biopsyに関しては，どの細胞の時期に何個の細胞を生検するかという問題がある．
　診断の観点からすれば，複数個の細胞を採取したほうがメリットがある．われわれはマウスを用いた動物実験で，どの細胞期からいくつの細胞を採取できるか検討してきた[2]．

4細胞期もしくは8細胞期のどちらで1個の割球を採取してもその後の胚盤胞への発育に影響を及ぼさなかった．さらにbiopsy後の出生率や奇形発生にも影響はなかった．この検討は次世代にわたって調査したが，いずれも影響はみられなかった．さらにわれわれは臨床応用する前にサルを用いて同様の実験を行ったがいずれも問題はなかった[3]．

動物実験では1，2個の割球を抜くことがその後の発育などに影響を及ぼさないことが明らかとなったわけであるが，ヒト胚ではどうだろうか．ヒト胚では動物胚に比べて生検する細胞を少なくすること，さらにはcompactionを起こす前のほうが胚に対するダメージが少ないと思われる．そのため8細胞期胚が適切とされている[4]．

biopsyの方法に関しては，吸引法（aspiration法），圧出法（extrusion法）[2]がある．

われわれは，以前からextrusion法を中心にbiopsyを行っている．われわれの考えではsampleとする割球を直接吸引しないほうがDNAの損傷が少ないと考えている．そのため，extrusion法を中心に行っている．以下に当院で行っているembryo biopsyの詳細について述べる．

a）biopsy用培養液

8細胞期を過ぎるころより，compactionが始まり細胞間の接着が強固になってくる．そのため脱compactionを行う必要がある．われわれは10%代替血清添加PBS（−）（Ca^{2+} Mg^{2+}を含まない）を用いている．

それぞれの胚は取り違えを防止する目的で1個ずつ，10 μLのドロップにて洗浄インキュベートしているが，曝露時間は数分とし，最大でも30分を超えないように気を付けている．

以下のいずれのbiopsyの方法でもこの前処置を施したのちにbiopsyを行っている．

b）aspiration法

一般的に行われている方法である．透明帯をレーザーにて開口し，1つの割球を吸引する方法である（図2-36）．

c）extrusion法[2]

この方法はピペットを用いて培養液を胚内部に注入することにより，内圧を高め透明帯の開口部から1割球を押し出す方法である．まず透明帯穿刺用

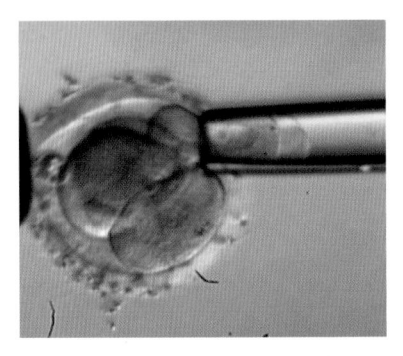

● 図 2-36 ● aspiration 法

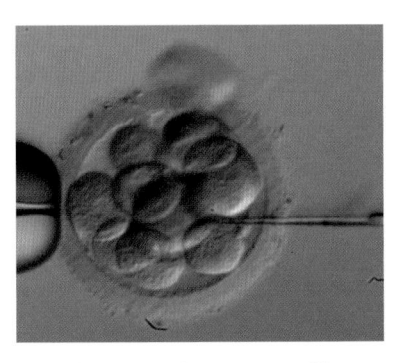

● 図 2-37 ● extrusion 法

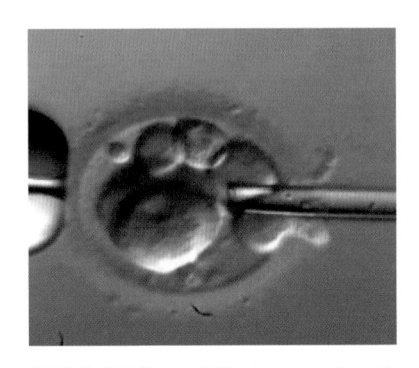

● 図 2-38 ● modified extrusion 法

needle にて穿刺したのち，先端をホールディングピペットにぶつけて開口し，培養液を吸引したのち再度 3 時方向から透明帯を突き刺し培養液を注入し，12 時方向の透明帯裂孔から割球を押し出す方法である（図 2-37）．

d）modified extrusion 法（図 2-38）

内径 30 μm 程度のピペットを用いて透明帯を開口したのち，同じ穴から培養液を注入して同じ穴の隙間から割球を押し出す方法である．現在この方法が最も短時間で施行できるため（表 2-7），最近は好んでこの方法を用いている．さらに biopsy 後の胚盤胞発育においても他の方法に比べて良好であった（表 2-8）．

● 表 2-7 ● biopsy 時間（透明帯開口後から割球排出まで）

biopsy 方法	平均施行時間（秒）
asp 法	37.5[a]
ext 法	18.3[b]
m-ext 法	15.6[b]

a vs b: p>0.05%

● 表 2-8 ● biopsy 後の胚発育

	biopsy 胚数	胚盤胞数	%
asp 法	55	29	52.7%[a]
ext 法	24	12	50.0%[a]
m-ext 法	61	39	63.9%[b]

a vs b: p>0.05%

2 極体生検

極体生検は採取や処理が容易でないことや，情報が限られるなどの理由からさほど普及していない．しかし Münne らは染色体の数的異常を検出するのに有用であると報告している[5]．

3 胚盤胞生検（blastocyst biopsy）[6]

われわれはインフォームドコンセントのもとに提供された破棄予定の凍結胚盤胞を融解し，実験に供した．融解後の胚盤胞は3時間の回復培養後，胞胚腔の拡張を確認した胚を対象とし，割球生検と同様に10%代替血清添加PBS（−）中にて biopsy を行った．

biopsy はカット法（図 2-39），吸引法（図 2-40）の2種類の方法で行った．

吸引法は，胚盤胞の内細胞塊を9時方向にホールディングピペットにて保持し，OCTAX Laser Shot システム（OCTAX Microscience 社）のレーザーにて透明帯の3時方向に 30〜40 μm の小孔を開け，突出してきた栄養膜細胞層の一部を先端径 30 μm の吸引用ピペットにて吸引し，レーザーを吸引用ピペット入り口付近の細胞に照射して切除することで biopsy を行った[7]．

一方カット法は，胚盤胞の内細胞塊を6時方向にホールディングピペット

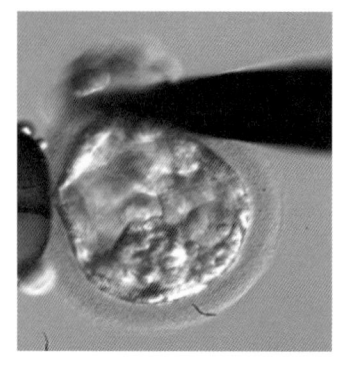

●図2-39●カット法　　　　　　　　●図2-40●吸引法

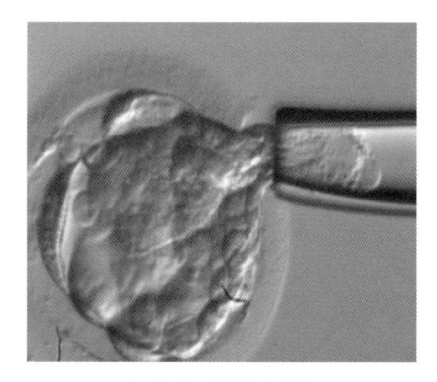

●表2-9●blastocyst biopsy 後の生存状況，平均採取細胞数，凍結・融解後の復活状況

	カット法	吸引法
biopsy 後の生存率%	87.5%（7/8）	83.3%（5/7）
biopsy 平均採取細胞数（個）	8.75	5.83
凍結・融解後の復活率%	100%（7/7）	100%（5/5）

にて保持し，眼科手術用バイオカットブレード（フェザー）を用い上部の栄養膜細胞層を11時から1時方向へスライスして細胞塊をカットすることでbiopsyを行った．

両法とも biopsy 後の胚は翌日まで培養し，生存状況を確認した．また，生存胚は，cryotip を用いた vitrification 法（Kitazato）にて凍結・融解を行い，復活状況を確認した．biopsy 後の胚の生存状況はカット法にて 87.5%（7/8），吸引法にて 83.3%（5/6）であった．biopsy による採取細胞数はカット法にて 8.75 個，吸引法にて 5.83 個であった．biopsy 後の胚盤胞における再凍結・融解状況はカット法にて 100%（7/7），吸引法にて 100%（5/5）であった（表2-9）．

今回の検討では blastocyst biopsy において，吸引法およびカット法に有意差はみられなかったが，吸引法においては透明帯の開孔と細胞塊の切除に高価なレーザー装置一式が必要となるが，カット法において必要なものはバイオカットブレード用の替刃のみであり，カット法のほうがより経済的である

という利点がある．また，biopsyする細胞数は施行者の技術によるところが大きいが，Kokkaliら[7]は4〜5個の細胞を採取しており，本研究での吸引法による採取個数とおおよそ一致した．カット法では胚盤胞の端の部分を切除する際に，先端を過ぎると滑ってしまい切除できず，細胞数の少ない胚盤胞からbiopsyする際には吸引法のほうが有利であると考えられる．また，胚1個あたりのbiopsy所要時間は吸引法で3〜4分程度，カット法で1〜2分程度を要した．これは吸引法とカット法の手技的差異によるものである．吸引法は透明帯の開孔・ピペットへの吸引・レーザーによる切除という段階があるが，レーザーによる切除に時間を要することが多い．一方カット法では1回で透明帯のカットと細胞の切除が可能であるため短時間で施行することができる．インキュベーター外での操作を短縮することは胚へのダメージを最小限にすることにも繋がる．このことを考えるとカット法を第一選択にすべきと考えられる．

B embryo biopsyはどの細胞周期が適切か？

現時点において，わが国では転座の診断には8細胞期胚が用いられている．

筆者らも診断には8細胞期胚を用いている．通常の診断では8細胞期胚から一割球を取り出して診断する方法で充分であると考えられる．

一方，Kokkliら[7]はDay 3でのbiopsyとblastocyst biopsyを比較した結果，blastocyst biopsy群で着床率が有意に高かったとしている．Day 3でのbiopsyでは形態学的評価をもとにbiopsyする胚を選択することになり，胚盤胞へ発生した胚のみを対象とするblastocyst biopsyの場合よりも多くの胚を扱うことになるため，より多くの時間と労力を必要とする．また，blastocyst biopsyにおいては，biopsy〜FISH〜シグナル観察まで24時間以上を要するため，胚は一旦凍結する必要がある．しかし，biopsy後の胚の生存率は本実験においても通常の胚と同様，高い復活率であり，凍結することに何ら問題はない．

PGDにおいて重要となる問題の1つにモザイク胚による誤診の可能性があげられる．胚盤胞の栄養膜細胞では異数性などのモザイクが多いとの見解がされるが，Magliら[8]とDerhaagら[9]は胚盤胞において内部細胞塊と栄養膜細胞では異数性などのモザイク状況は変わらないとしており，このことから

栄養膜細胞を採取することで胚全体の診断が可能であると考えられる．
　blastocyst biopsy は，より多くの細胞を採取可能であることが最も大きな利点である．ゲノム一次構造の異常を解析するマイクロアレイ CGH はある程度の鋳型 DNA 量を必要とする[10]ことから 1 割球での解析は難しいが，blastocyst biopsy 技術との併用によって FISH 法だけでは検出できなかった染色体の異常を解析できるようになる可能性がある．今後胚盤胞生検は有用性が高まる可能性があると考えている．

C 割球の固定ならびに FISH 法の実際

①固定法：FISH 法がうまくいくかどうかは固定の出来によって左右される．したがって割球の固定は最も重要な手技の 1 つである．biopsy により得られた細胞は PBS（−）で洗浄したのち，0.5％クエン酸ナトリウム中にて 5 分間低張処理したのち，カルノア液（メタノール：酢酸＝3：1）を滴下してスライドガラス上に固定する[11]．操作は位相差顕微鏡下に行い，完全に細胞質が除かれ，核がスライドガラスに張り付いていることを確認しながら行う．細胞質が取り除かれていない場合は，カルノア液を繰り返しスライドグラスに滴下する．

②変性（denaturation）：標本を 75℃に加温した変性溶液（70％ホルムアルデヒド/2XSSC）で 5 分間変性させる．

③ハイブリダイゼーション（hybridization）：37℃の湿潤箱内にて 12〜16 時間行う．それぞれのプローブの種類によって適切な条件を検討するが，複数のプローブを使用する場合にはテロメアプローブなどのシグナルが得られにくいプローブに合わせることが重要である．数時間でシグナルが得られることもあるが，一般的には 12〜16 時間（over night）行ったほうが良好なシグナルが得られやすい．

④洗浄：ハイブリダイゼーションが終わったら，45℃の 50％ formamide/2X SSC で 10 分間，3 回にわたって洗浄し，さらに 2X SSC 10 分，2X SSC/0.1％ NP-40 で 5 分洗浄する．その後 DAPI II にて対比染色する．

⑤repeat FISH（second FISH）：1 回目の観察を終えた標本を 60％ホルムアミド/2XSSC で 50℃，5 分，2XSCC で 5 分，さらに 2XSSC/0.1％ NP-40 で 5 分，脱水用 70％，85％，100％エタノールで洗浄したのち，上述した要

領で 2 回目の FISH を行う.
⑥シグナル観察:蛍光装置を装着した倒立顕微鏡を用いて観察する.マルチバンドフィルターを用いて 2 色または 3 色のシグナルを同時に観察することも可能であるが,筆者らはシングルバンドフィルターを併用して確実に一色ずつ観察することを勧める.

D 均衡型相互転座における着床前診断

　均衡型相互転座保因者から減数分裂により派生する配偶子(パートナーが正常の場合)の染色体の組み合わせは,その分離様式により交互分離,隣接 I 型,II 型,3:1 分離,4:1 分離に分けられ,16 種類となる.交互分離は正常または保因者となり,児の表現型は正常である.その他の分離様式(不均衡型)は異常となり多くは流産となる.減数分裂により派生する配偶子が受精した場合の染色体の組み合わせに対応した FISH シグナルの組み合わせを考えなければならない.

1　FISH プローブの選択

　FISH プローブには,①CEP (chromosome enumeration probe),②LSI (locus specific identifier),③subteromeric probe,④WCP (whole chromosome painting probe) があり,いずれも市販されている.
　割球を用いた診断ではほとんどが間期核のため,①,②,③の probe を組み合わせて用いることが多い.そして染色体の数をカウントすることで均衡型と不均衡型を識別することができる.
　いずれにしても転座切断点と probe の認識部位を正確に確認しておくことが重要である.

2　間期核における診断例

　図 2-41 は 46,XX,t(10;20)(q22.1;p13) の保因者が正常配偶子と受精した場合の分離様式を示したものである.この症例では CEP10 (aqua),subtelomere specific probe 10q (red),subteromere specific probe 20p (green) の 3 色を用いて診断した.それぞれの色が 2:2:2 に蛍光する場合は交互分離で,正常もしくは保因者となる.その他の組み合わせは図に示したようにす

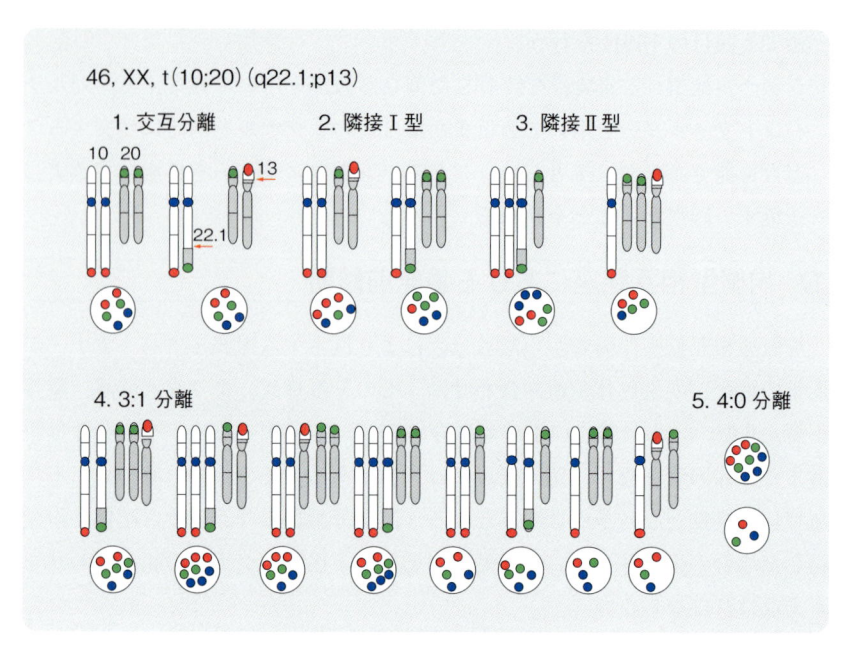

●図2-41● FISH染色パターン

べて不均衡型となる．

E 当院における着床前診断の臨床成績

●表2-10● 当院におけるPGDの症例

		核型	流産歴
症例①	(41)	46,XX, t(2;10)(p22;p15)	3
症例②	(40)	46,XY, t(11;22)(q23.3;q11.2)	3
症例③	(42)	46,XY, t(2;13)(q22;q22)	3
症例④	(35)	46,XX, t(10;20)(q22.1;p13)	3
症例⑤	(33)	46,XX, t(15;18)(q24;12.2)	2
症例⑥	(33)	46,XX, t(3;15)(p13;q26.1)	3

●表 2-11● 当院における PGD の治療成績

症例 (年齢)	biopsy 胚数	診断可能 胚数	均衡型 胚数	胚移植	移植 個数	妊娠	経過
① (41)	7	6	3	(+)	2	(−)	
② (40)	3	2	0	(−)			
③ (42)	11	10	2	(+)	2	(+)	♂ 39 W+6day C/S 2710 g
④ (35)	19	18	3	(+)	2	(−)	
	余剰胚盤胞を vitrification 後, 凍結融解胚移植			(+)	1	(+)	♀ 36 W+0day NVD 2740 g
⑤ (33)	10	8	2	(−)			
⑥ (33)	18	17	5	(+)	1	(+)	妊娠継続中 (8 W+4day)

妊娠率：胚移植あたり　60.0％　　平均年齢：37.3±4.6 歳
着床率：37.5％

F 着床前遺伝子診断における海外の現況と今後の課題

ESHRE PGD consortium による 2009 年までの PGD/PGS のデータの集計を表 2-12 に示した．

海外では PGD よりも PGS が数多く行われている．海外での PGS の主な適応は以下のごとくである．

① AMA（advanced maternal age）
② recurrent miscarriage
③ recurrent IVF failure
⑤ oocyte donation
⑥ no-medical indication
⑦ SMF（severe male factor）

海外では PGS が数多く行われているが，近年 PGS に関しては賛否両論あ

6. 着床前遺伝子診断

●表 2-12● 全周期のデータ（文献 12 より）

適応	PGD	PGS	PGD-SS	Total
採卵周期数	8111	13053	579	21743
不妊患者数	3078	11304	47	14429
女性年齢	33	37	37	35
IVF/ICSI 前のキャンセル数	18	2	0	20
ART 法				
IVF	876	1495	146	2517
ICSI	7054	11241	416	18711
IVF+ICSI	39	225	0	264
凍結+ICSI+IVF+不明	106	40	17	163
不明	20	50	0	70
IVF/ICSI 後のキャンセル数	472	442	16	930
PGS/PGD 周期数	7623	12609	563	20795
FISH	4211	12606	381	17198
PCR	3405	3	182	3590
FISH+PCR	7	0	0	7
透明帯開口法				
酸性タイロード	3423	3970	19	7412
レーザー	3769	7404	131	11304
化学的	417	1170	413	2000
不明	14	65	0	79
適応	PGD	PGS	PGD-SS	Total
生検法				
極体生検	121	1816	0	1937
aspiration 法	7067	10093	141	17301
extrusion 法	323	625	422	1370
flow displacement 法	16	22	0	38
胚盤胞生検	71	2	0	73
極体および割球生検	20	0	0	20
不明	16	52	0	68
臨床成績				
胚移植周期	5850	9433	419	15702
hCG 陽性	1970	3145	161	5276
胎児心拍陽性	1542	2429	120	4091
臨床妊娠率 （% per OR/% per ET）	19/26	19/26	21/29	19/26

るのも事実である．

　PGSが有効であるという論文や有効かどうか不明であるという論文を以下に紹介する．

　SchoolcraftらはAMA（advanced maternal age）グループにおいて，X，Y，13，15，16，17，18，21，22の9種類のprobeを用いてFISHにてaneuploidy testを行ったところ，流産率の低下と出生率の上昇を見たと報告している[13]．

　さらに，Lathiら[14]は流産を引き起こした不妊症患者の流産物をretrospectiveに検討している．

　273karyotypeのうち177で異常が検出されたとしている．それぞれを市販のprobeを用いて検討した結果，表2-13に示したように5種類のprobeよりも9種類のprobeで検査したほうがはるかに異常を検出できるとしている．これらの結果は，35歳未満，35歳から40歳，40歳以上と年齢別で検討したが，年齢による差はみられなかった（表2-14）．同様に彼らは異常の多くはtrisomyで，中でも16trisomyが多く，全体の20％を占めたと述べている．次に多いのが，15，22，21trisomyであったと報告している．また

●表2-13●反復性流産を含む全ての不妊患者（n=273）（文献14より）
各probeによる検出可能な流産の割合と検出可能な異常の割合を示す

対象	probes	# 検出数	% 異常検出可能率（/177）	% 総検出可能率（/273）
5 probe 割球	X, Y, 13, 18, 21	54	31	20
5 probe 極体	13, 16, 18, 21, 22	97	55	36
9 probe Reprogenetics	X, Y, 13, 15, 16, 17, 18, 21, 22	127	72	47
10 probe Genzyme	X, Y, 8, 9, 13, 15, 16, 18, 21, 22	131	74	48
12 probe Reprogenetics	X, Y, 8, 13, 14, 15, 16, 17, 18, 20, 21, 22	140	79	51

●表 2-14● 異なる患者群における各 PGD probe 使用による検出可能な異常の割合（文献 14 より）

診断	異常割合	5 probe	極体 5 probe	9 probe	10 probe	12 probe
AN (n=273)	66%	31%	55%	72%	74%	79%
IVF のみ (n=152)	62%	29%	50%	69%	71%	76%
IVF 以外 (n=121)	69%	33%	60%	75%	77%	83%
35 歳未満 (n=82)	52%	35%	60%	70%	70%	74%
35〜40 歳 (n=122)	69%	27%	57%	70%	76%	79%
40 歳以上 (n=69)	72%	32%	46%	74%	76%	82%

　Schoolcraft ら[14]は胚盤胞期で CGH（comparative genomic hybridization）を用いた新しい PGS の方法を紹介している．それによると，PGS 群では有意に着床率の増加と胎児心拍陽性率を得ることができたと述べており，その有用性を報告している（表 2-15）．

　一方，Harton ら[15]は現時点で PGS は controversial であるとし，分割期胚での PGS は有効でないと述べ，しかしながら胚盤胞期や極体での検査で出産率の改善につながるかは不明であり，今後の検討が必要であると述べている．

　また，CGH による染色体スクリーニングにおいて，Fragouli ら[16]は胚盤胞の生検（栄養外胚葉の分析）は染色体の数的異常を正確に検知する方法として有力であるとし，大部分の mosaic と判定された胚盤胞は正常な細胞を有していなかったとも述べている．このことは mosaic 胚は初めから，移植胚として選別すべきでないと考えられる．

　いずれにしても PGS に関しては，今後 CGH を用いた方法が主流になってくると考えられる．また数多くの細胞を得るために，胚盤胞生検も必要となってくると考えられる．ART 領域において，生児を得るために PGS が有

● 表 2-15 ● 同病院において異数体スクリーニング検査を行った患者と同年代の対象患者の特徴と治療周期成果の比較（文献 15 より）

	同年代の対象グループ (n=113)	網羅的な染色体検査を行ったグループ (n=45)
母体年齢（歳）	37.1	37.7
平均体外受精不成功回数	1.24	2.42
Day 3 FSH 値（IU）	7.6	7.3
周期当たりの平均採卵個数	19.4	18.6
周期当たりの平均胚移植個数	2.7 (299 transferred in 113 cycles)	2.0 (90 transferred in 45 cycles)
周期当たりの化学的妊娠率	84.0%　(95/113)	82.2%　(37/45)[a]
胎嚢陽性率	46.5%　(139/299)	72.2%　(65/90)[b]
胎児心拍陽性率	44.8%　(134/299)	68.9%　(62/90)[c]

a 移植可能な正倍数体の胚を得られない患者が 1 人だけいた．
　周期当たりの単一胚移植当たりの妊娠率は 84.1%（37/44）であった．
b $p<.0001$（chi-squared test with Yates correction）．
c $p<.0001$（chi-squared test with Yates correction）．

効かどうかは今後のさらなる検討が必要である．

■文献

1) Handyside AH, Kontogianni EH, Hardy K, et al. Pregnancies from biopsied human preimplantation embryos sexed by Y-specific DNA amplification. Nature. 1990; 19: 344(6268): 768-70.
2) Takeuchi K, Kaufmann RA, Sandow BA, et al. Preclinical models for human pre-embryo biopsy and genetic diagnosis. I. Efficiency and normalcy of mouse pre-embryo development after different biopsy technique. Fertil Steril. 1992; 57: 425-30.
3) Takeuchi K, Kaufmann RA, Morcy M, et al. Monkey pre-embryo biopsy and polymerase chain reaction (PCR) amplification from single blastomeres for pre-embryo genetic diagnosis. Society for gynecologic Investigation (SGI). 1991; abstract.
4) Hardy K, Martin KL, Handyside AH. Human preimplantation develop-

ment in vitro is not adversely affected by biopsy at the 8-cell stage. Hum Reprod. 1990; 5(7): 708-14.
5) Münne S, Dailey T, Sultan KM, et al. The use of first polar bodies for preimplantation diagnosis of aneuploidy. Hum Reprod. 1995; 10: 1014-20.
6) 遊木靖人, 樽松朋子, 福元由美子, 他. 着床前遺伝子診断における Blastocyst Biopsy の有用性に関する検討. 日本受精着床誌. 2010; 27: 29-32.
7) Kokkali G, Traeger-Synodinos J, Vrettou C, et al. Blastocyst biopsy versus cleavage stage biopsy and blastocyst transfer for preimplantation genetic diagnosis of beta-thalassaemia: a pilot study. Hum Reprod. 2007; 22(5): 1443-9.
8) Magli MC, Jones GM, Gras L, et al. Chromosome mosaicism in day 3 aneuploid embryos that develop to morphologically normal blastocysts in vitro. Hum. Reprod. 2000; 15(8): 1781-6.
9) Derhaag JD, Coonen E, Bras M, et al. Chromosomally abnormal cells are not selected for the extra-embryonic compartment of the human preimplantation embryo at the blastocyst stage. Hum Reprod. 2003; 18 (12): 2565-74.
10) 佐藤 卓, 末岡 浩, 櫻井友義, 他. multiple displacement amplification 法を用いた whole genome amplification による, 新たな着床前遺伝子診断の開発. 受精着床誌. 2009; 26(1): 47-50.
11) Munné S, Dailey T, Finkelstein M, et al. Reduction in signal overlap results in increased FISH efficiency: implications for preimplantation genetic diagnosis. J Assist Reprod Genet. 1996; 13: 149-56.
12) Harper JC, Coonen E, De Rycke M, et al. ESHRE PGD consortium data collection X: cycles from January to December 2007 with pregnancy follow-up to October 2008. Hum Reprod. 2010; 25(11): 2685-707.
13) Schoolcraft WB, Katz-Jaffe MG, Stevens J, et al. Preimplantation aneuploidy testing for infertile patients of advanced maternal age: a randomized prospective trial. Fertil Steril. 2009; 92(1): 157-62.
14) Lathi RB, Westphal LM, Milki AA, et al. Aneuploidy in the miscarriages of infertile women and the potential benefit of preimplantation genetic diagnosis. Fertil Steril. 2008; 89(2): 353-7.
15) Schoolcraft WB, Fragouli E, Stevens J, et al. Clinical application of comprehensive chromosomal screening at the blastocyst stage. Fertil Steril. 2009; 1-7.
16) Harton G, Braude P, Lashwood A, et al. ESHRE PGD consortium best practice guidelines for organization of a PGD centre for PGD/

preimplantation genetic screening. Hum Reprod. 2011 ; 26 (1) : 14-24.
17) Fragouli E, Alfarawati S, Daphnis DD, et al. Cytogenetic analysis of human blastocysts with the use of FISH, CGH and aCGH: scientific data and technical evaluation. Hum Reprod. 2011 ; 26 (2) : 480-90.

【竹内一浩・遊木靖人・榑松朋子】

【2】生殖補助医療（ART）―ラボラトリーワーク

7

震災とART施設の危機管理対策
―東日本大震災を経験して―

　2011年3月11日午後2時46分，突然の未曾有の大地震が東日本を広範囲に襲った．この地震により沿岸部では大津波が発生し，全国で12月15日現在，死者15,842名，行方不明者3,485名，合わせて約2万人の方が犠牲となり，今も数多くの方が避難所生活や仮設住宅におられる．また，この津波により福島原発が破壊され，放射能の危険が周辺住民ばかりではなく日本中を震撼させている．

　今回未曾有の大震災を経験し，生殖医療に従事している多くの方々に，主にARTセンターを中心に，震災時の状況とその対処法，復旧をどのようにしたかをご報告し，皆様の今後のART施設の危機管理対策に少しでも役立てていただきたいと考えている．

A 震災の概要

　仙台市は震度7（Mg 9.0）の地震が約2～3分間持続し，その後も強い余震が断続的に起こった．これにより沿岸部では大津波が発生し，陸，海，空の全ての流通経路（陸：高速道路の閉鎖，一般道の損壊，信号の停止，JR線，新幹線の停止，海：仙台港が津波により破壊，空：津波により滑走路，ターミナルビルの浸水，管制塔の破壊）が遮断され，電気をはじめとするライフライン（電気：一斉停電，ガス：タンクが浸水後油送管の炎上爆発により供給停止，水道：大部分の地域で断水，電話回線の停止）が全て停止状態となった．

さらに携帯電話やインターネット，新聞，郵便，宅配便などのすべての情報流通機関も機能不全の状態であった．大部分の商店は営業停止し，開いていても食料，飲料水，生活用品，ガソリンなどは長蛇の列で取得するのが大変困難であった．1階または2階部の浸水した病院や診療所が気仙沼で2件，石巻地域では7件（そのうち2件が廃業），2名の産婦人科医師も津波の犠牲となった．さらに福島原子力発電所の崩壊により，地域住民の避難を余儀なくされ，放射線被曝の影響が南相馬市を始めとする周辺地域に甚大な影響を及ぼした．

B 当院の震災前の災害対策

　宮城県は過去に何度も地震の経験がある．近年では1978年宮城県沖地震（震度5，M7.4），2003年5月三陸南地震（震度5強，M7.0），同年7月宮城県北部地震（震度6強，M6.2），2005年宮城県南部地震（震度6弱，M7.2），2008年岩手・宮城内陸地震（震度5弱，M7.2）などがあげられる．これらの経験を踏まえわれわれはある程度の地震対策を講じていた．すなわち，建築物自体の耐震構造，自家発電機の設置，防災マニュアルの作成，防災訓練の実施，備蓄品として食料，飲料水，懐中電灯，ラジオなどの防災備品の設置，さらに培養室内では培養器の固定，ガスボンベの固定，クリーンベンチの固定，自家発電（2カ月毎の稼働点検）自動切り替え等々（図2-42）の備えがあり，今回の地震では全てが役立っていたが，それでも想定外の部分が存在し苦慮した部分が多数存在し，さらに詳細な災害対策マニュアルは作られていなかったことになる．

　当院は仙台市中心部より南へ6km，太平洋沿岸部より西へ6kmに位置し，名取川のそばにあるが，津波は病院わきの約500m近くまで逆流してきたそうである．当院は分娩や婦人科手術を扱う本館（1998年建設）とARTセンター（2007年建設）に分かれ両方とも耐震構造を有していた．培養室，採卵室はARTセンター2階に設置されている．スタッフは約60名，駐車90台（郊外のため車での来院が多い）．培養士は全員車を所有し，半数は3km圏内に在住していた．

```
┌─────────────────────────────────────────────────────────────────┐
│   ┌──────────────────────┐        ┌──────────────────────────┐  │
│   │    自家発電機の設置    │        │    インキュベーターの固定    │  │
│   │(本館・ARTセンター：2カ月毎の稼働点検)│  │(ウォータージャケット式インキュベーター)│  │
│   └──────────────────────┘        └──────────────────────────┘  │
│                                                                 │
│         ヤンマー自家発電機(容量 30L)         インキュベーターとの固定    │
│              本館：43KVA 200V      ①壁(コンクリート)：打込み式アンカー │
│       ARTセンター：40KVA 200V      ②架台              ：ボルト      │
│                                                                 │
│              災害対策や防災訓練は行っていたものの,                   │
│              詳細な災害対策マニュアル等は作られていなかった.          │
└─────────────────────────────────────────────────────────────────┘
```

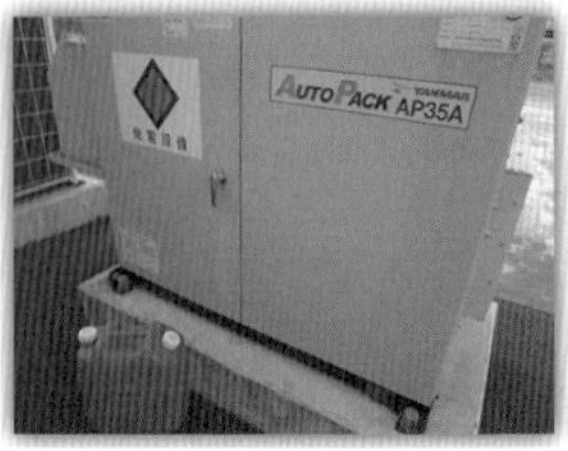

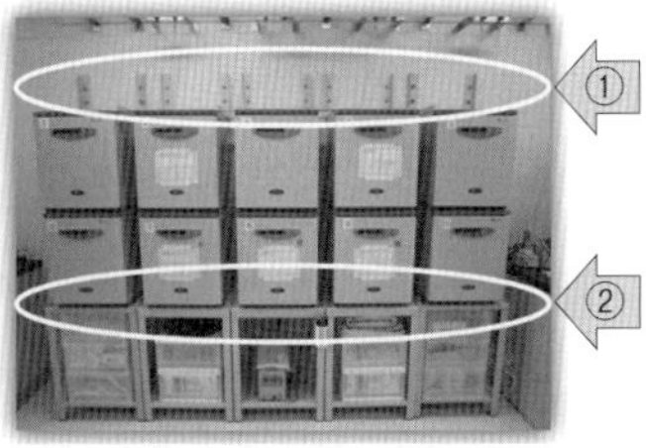

●図 2-42●震災前の災害対策

C 震災直後の状況（患者・スタッフ）

　震災直後は会議中であったが，当院は分娩施設も有り，まず新生児と母親がいる入院患者を安全な避難場所（屋外）へ誘導し，建物より全員一時避難した．地震が今まで経験したことがない激しい揺れだったため，建物の崩壊を考えた．各フロアー，病室，エレベーター内を確認し，全員避難したか確認した．外の寒さには毛布を用意し，余震が一時収まった時点で屋内（外来）へ移動した．幸い震災時は ISO の会議中のため外来診察は 15 時からで，外来患者は 20 名ほどで少なかった．これらの患者を帰宅できる方は全員帰宅させた．ただし，陣痛が始まっている患者もおり，助産師がつきっきりで対応していた（夕方 6 時半無事出産）．その後も 6 日間の停電の中 9 件の分娩があった．夜間テレビで沿岸部に大津波を襲っているのを知り，事の重大性に驚愕した．余震の続く中入院患者を全て病室から 2F ナースステーションの隣の回復室，陣痛室へ移動させ，管理しやすいようにした．自家発電のた

め最小限の明かりのみとし節電に努めた．

　ラボ部門では採卵，胚移植は午前中に終了しており，14時から震災10分前までICSIをしていた．2分間にも及ぶ強い横揺れでインキュベーターの扉が開きかけたり，クリーンベンチの棚が倒れかけたのを抑えた．その後採精室の患者さん，外来患者さんも含めてスタッフとも屋外へ避難した．採卵室や準備室の棚から医療器材などが散乱し，足の踏み場もない状態であった．揺れはひどかったがインキュベーターの機能は維持されていた（自家発電の稼働）．強い余震が頻発（約4〜5分毎）し，胚の観察・操作は困難と判断した．約1時間後すぐ屋外退避できるよう外来待合にて待機し，ラジオで状況を把握していた．約2時間後強い地震は続いていたが，帰れるスタッフは帰宅した．自家発電を継続させるため，軽油の確保や数時間おきの補充を行った．凍結記録やIVFデータ用のパソコンをもちだした．

D 各部門で起こった問題点と震災対処法

　3月14日より午前中外来とし，連日ミーティングにて情報交換し，連絡の取れないスタッフや自宅や車を失い，避難所生活をしている2名のスタッフのことを知る．後日1人は連絡が取れ，食料と物資を届けに伺い惨状を目の当たりにした．もう1人は避難所から当院まで約30 kmを夫婦で自転車を借りてやっとたどり着き，病院で暫く生活をしていた．また食糧確保が困難なため，昼食を病院で必ず取れるように準備し，スタッフに対応した．

① 停電6日間：自家発電で対応したが，5日目に故障し，軽油確保が不可欠．その後電力会社と交渉し，大型高圧発電機を設置して対応．

② 余震の継続：緊急地震速報警報装置を各部署に備えて対応（特に培養室内は閉鎖空間となり，外界の出来事が不明なため）

③ 都市ガス停止17日間：復旧が一番遅く約17日間を要した．3月28日復旧入院の再開．

④ 水道の停止：当院では使用可能．ただし貯水槽が空になった時点で使用不能となり，ペットボトルでトイレを流していた．

⑤ 電話，携帯電話の不通：病院の固定電話が使用不能で回復に10日間要した．この間は外からの電話が不通で患者さんとの連絡もできなかった．震災直後は携帯もほとんど使用不能だがメールは可能だった．

⑥インターネット，予約システムの停止：復旧は7日後でこの間予約システムも使用不能．手書きのノートを使用し，後日入力した．

⑦ガソリン供給不能：(1) 連日スタッフがガソリン部隊と軽油部隊を作りガソリンと軽油を調達し，スタッフ同士で助け合う．ただし長蛇の列に4～5時間並んで10～20Lのみ．(2) 緊急災害支援用の許可証が医師会より5日後に送られ，最寄りの警察署に届けて発行され，その後はガソリンの確保に役立つ．

⑧郵便，宅配便の停止：郵便の復旧は4～5日後，宅配便は12日後

⑨食料，飲料水，生活用品の不足：全ての店は閉まっているので入院中の患者やスタッフのために農家や個人的にお店に頼んで分けてもらう．エームサービスは独自に食料を調達確保．ただしガスは使えないのでIHクッキングやガスボンベで対応．

⑩通常外来の停止：翌日は来院者のみ．病院に来られるスタッフや泊まり込みで約5日間対応．14日から午前中のみ診療を開始し，全ての患者に対応．レセコンは使用不能でノートに記載し後日入力．

⑪分娩，手術の停止：5日目で自家発電が不能となり，分娩を2週間仙台日赤にお願いした．ラパロ手術は配管や麻酔期の点検が終了後約1カ月後に再開．

⑫スタッフの来院不能：ガソリンの供給を皆で分け合い，近所や通えるスタッフ（看護師，助産師，胚培養師）が泊まり込みや自転車通院で対応．

⑬採卵，胚移植の停止：ARTセンターの閉鎖

3/12 震災翌日：採卵胚移植は全て停止し，余震の続くなか緊急対応として胚の凍結保存を施行した．前日まで9名の33個の受精卵〔2PN～blastocyst（胚盤胞）〕を約1時間で凍結完了した時点でARTセンターを一時閉鎖した．これにより胚の損失などは完全に防止できた．後日これら9名の凍結保存を施行した患者の4名が妊娠に至り，その安全性が確認され，凍結保存の重要性が証明された（表2-16）．外来の患者（受精卵の対応や黄体の補充）は本館外来で対応．アンプルなどの冷蔵品は，自家発電の稼働している本館へ移動した．3/15：夕方自家発電機が故障したため，注射剤や薬品など冷蔵品をスタッフがもち帰って保管した．3/16：液体窒素が入荷した．仙台の工場が津波で破壊され，郡山から輸送された（通常10Lのところ5Lのみ）．夜に電

●表 2-16● 凍結した胚の融解

患者	年齢	融解胚	融解時の状態	移植胚	予後
1	43	2PN ＋震災前の 8cell	生存	8cell×2	妊娠成立
2	42	①2PN×3 ②2PN×3	①生存 ②生存	①5cell, 8cell ②4cell, blastocyst 3BB	① ― ②妊娠成立
3	44	4cell×2	生存	blastocyst 3AB	―
4	39	2cell, 4cell	生存	7cell, 8cell	妊娠成立→流産
5	45	4cell×2	生存	桑実胚×2	―
6	34	2cell×2	生存	6cell, 6cell	―
7	31	8cell×1	生存	8cell	妊娠成立
8	27	①blastocyst 3AB ②blastocyst 3BB	①生存 ②生存	①blastocyst 5AB ②blastocyst 5BB	① ― ② ―
9	47	桑実胚×2	生存	桑実胚×2	―

気が復旧した．3/17 以降：インキュベーター，ラボ内の清掃を行った．来院した患者に説明や電話，メール対応をした．IVF 自体停止していたため，機器類は業者による点検・修理を依頼し，問題のないことを確認してから再開した．全ての点検，修理が完了するまで約 1 カ月間要した．ラボ内の点検や発注の業者と連絡を取り合った．

4 月 7 日 23：46：震度 6（M7.1）の強い地震が再度突然起こった．深夜のため培養士は不在であった．揺れている時間は短かったが，縦揺れが強く台や機器類は前回よりも移動している物も多く，引き出しが開いた状態であった．停電により自家発電が自動作動し，電気の復旧は 8 時間後で外来診察は可能であった．

E 培養室内機器の損壊

培養器と壁はアンカーによる固定，ラックも固定しており，2 回の強い地震でも転倒はなかった．ただし長く強い横揺れのため両端のアンカーが抜けかかったため，再度固定工事をした．培養器内ではディッシュは右奥へ寄っていたが胚は無事であった．地震のたびに庫内はバットの水がこぼれ，下段の

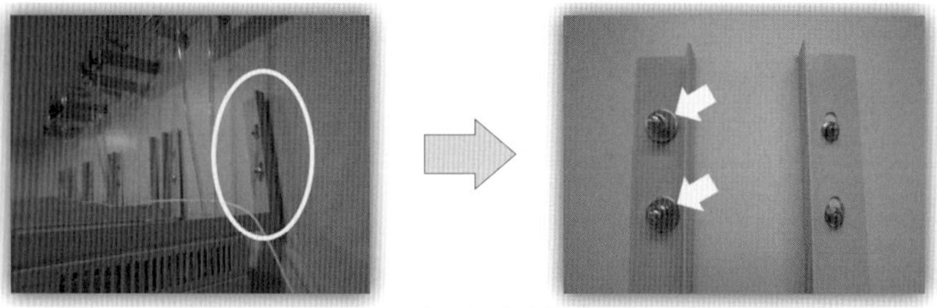

コンクリートを埋め込んだ壁とアンカーによる固定を行っていたが，
長く強い横揺れで両端のアンカーが抜けかけ，再度固定工事を行った．

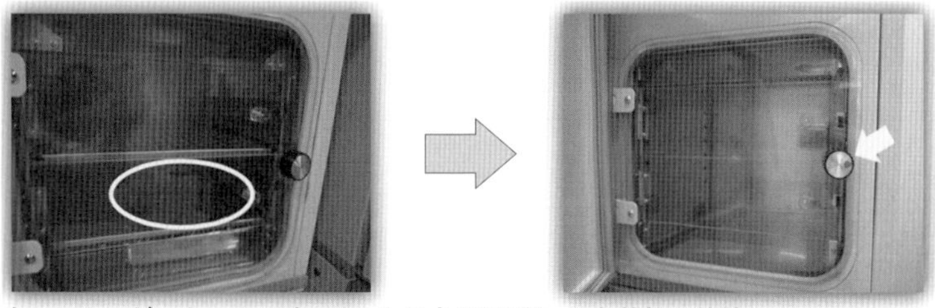

ウォータージャケットの水，バットの水がこぼれ，1台基盤が故障した．
庫内は水浸しでディッシュは右奥へ寄っていたが，胚は無事であった．扉が開きかけたインキュベーターもあったため，目印をつけた．

● 図 2-43 ● 培養室機器の損害

基盤が故障した．電気やガスが供給可能であればドライ式インキュベーターを現在検討中である（図2-43）．CO_2，N_2のボンベはチェーンで壁に固定され転倒はなく，配管も壁に固定されていたためガス管の破損や漏れなどの異常を認めなかった．凍結タンクはキャスターに乗せ，固定はしていないが，タンクの位置は変わらず，転倒や破損・液体窒素量に変化を認めなかった（図2-44）．また，融解した胚の状態に変化を認めなかった．その他顕微授精用のインジェクターの破損，マニピュレーター駆動部の不具合，クリーンベンチ足台カバーの破損，精子カウント用顕微鏡の落下破損などが認められた．さらに培養ディッシュ・培養法による地震の影響では4 wellでは集合培養や微小環境でもメディウム内で胚が散乱し，胚やドロップ移動や分散が認められ，12 well以上では比較的胚の散乱もなく，地震を想定し，12 well以上のディッシュが有効であった（図2-45）．

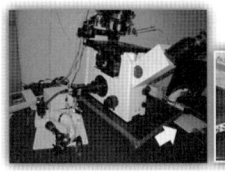

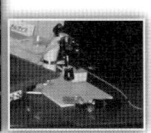

- インジェクターの破壊
- マニュピレーター駆動部の不具合

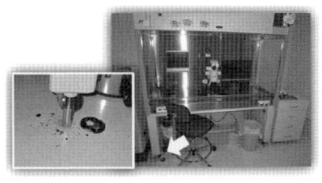

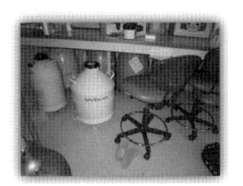

- タンクはキャスターに載せ固定はしていないが、転倒・破損や液体窒素量にみられず
- 県内の液体窒素製造工場が被災したため、委託業者が隣県より供給（1週間）
- 備蓄タンクの分で凍結保存や補充液は補えた

⇩

融解した胚の状態に問題はみられていない

クリーンベンチ足台カバーの破損

その他，精子カウント用の顕微鏡が落下，書類などが床に散乱した．

●図 2-44●培養室機器の損害

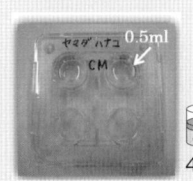

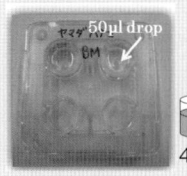

4 well / 4 well / 12 well

メディウム 0.5mL＋OIL 集合培養
- OIL がフタに付着
- 培養液の蒸発はなし
- メディウム内で胚が散乱していた

OIL 中に 50μL ドロップ集合培養（微小環境）
- OIL がフタに付着
- 培養液の蒸発はなし
- 胚やドロップの移動・分散が一部でみられた

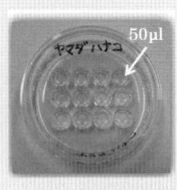

メディウム 50μL＋OIL 個別培養
- OIL がフタに付着
- 培養液の蒸発はなし
- 胚やメディウムの散乱はみられず

胚の紛失はなかったが，培養法も検討の余地があると思われた．

●図 2-45●培養ディッシュ・培養法と地震による影響

F 日本生殖医学会の被害状況のまとめ

　日本生殖医学会は東北，関東甲信越地域243施設へのアンケートを施行した[1]．その結果を表2-17に示す．建物の損傷33件（15%），培養器の転倒7件（2.9%），N_2タンクの転倒0件，電源停止あり78件（32%）うち自家発電あり65件（83%），停電対策が不充分な施設があり，さらに培養器の固定などの備えがあるにもかかわらず不可抗力な胚の損失が認められた．診療記録の喪失0件，胚・卵子喪失12件（5%），精子喪失3件（1.2%），凍結胚喪失0件，計画停電の影響あり80件（33%），物品供給への影響あり52件（22%）であり，震災後の問題点が多数指摘された．卵や胚損失の場合，具体的にはシャーレから培養液の流失，長時間停電による胚への影響など，自家発電の設置が不可欠であり，培養器への転倒防止策，液体窒素への凍結への準備が重要であることが確認された[1]．

●表2-17●東日本大震災の影響のまとめ（施設数）（文献1より）

	全地域（243）（不明を含む）	東北（25）	関東（141）	甲信越静（41）
建物の損傷あり	36 (15%)	6 (24%)	25 (18%)	0
培養器の転倒あり	7 (2.9%)	2 (8%)	5 (3.5%)	0
N_2タンク転倒あり	0	0	0	0
顕微鏡転倒あり	7 (2.9%)	4 (16%)	3 (2.1%)	0
遠心器転倒あり	1 (0.4%)	1 (4%)	0	0
電源供給停止あり	78 (32%)	19 (76%)	49 (35%)	3 (7.3%)
うち緊急電源あり	65 (83%)	17 (89%)	40 (82%)	3 (100%)
直接の影響を回避	58 (74%)	15 (79%)	35 (71%)	3 (100%)
診療記録喪失あり	0	0	0	0
胚・卵子喪失あり	12 (5.0%)	4 (16%)	8 (5.7%)	0
精子喪失あり	3 (1.2%)	2 (8%)	1 (0.7%)	0
凍結胚喪失あり	0	0	0	0
計画停電の影響あり	80 (33%)	7 (28%)	54 (38%)	14 (34%)
物品供給への影響あり	52 (22%)	12 (48%)	30 (21%)	8 (20%)

G 考察

今後の対策や課題として，より詳細な災害マニュアル，スタッフの役割分担，災害時の情報確認，患者の安全確認方法，停電時，機器類の復旧作業手順，クリニックから患者への情報発信，緊急時の凍結保存基準などがあげられる．また危機管理対策としてはその ART 施設に合った独自の危機管理マニュアルが必要である．また必要な備蓄として（食料，水，携行ガソリン缶，軽油，液体窒素，凍結保存液，培養液の多めのストック）毛布，IH 調理器，ガスボンベ，湯沸かしポット，懐中電灯，ラジオ，ワンセグ携帯，簡易トイレ，ウエットティッシュ，インジェクターなどの機器部品の予備，等々があげられる．日本生殖医学会では今回の災害調査結果をまとめて報告している[1]．われわれの経験でも同様に，今回の震災では液体窒素タンクの転倒などはなく，よって凍結胚の損失がなかったことがあげられ，緊急時の凍結が重要なことが再認識された．また，自家発電の重要性はいうまでもなく，さらに軽油などの確保のための対策を普段から講じておく必要がある．

わが国では日本生殖補助医療機構（JISART: Japanese Institution for Standardizing Assisted Reproductive Technology）の実施規定に災害対策が盛り込まれ，災害対策，設備機器，記録保存，品質管理等々が提唱されている（2011 年 2 月改定）[2]．さらに日本生殖医学会でも対策マニュアルを作成中と伺い，完成が待たれる．一方米国では ASRM のガイドラインが 2008 年に報告され，その中で①患者職員の安全確保，継続的なケアー，②新鮮や凍結卵子，精子，受精胚の安全保管，さらに③患者記録，ラボ記録等の安全管理とプライバシーの保護を提唱している[3]．その中で職員はあらゆる被害を想定し，全てのシステムに役割分担をもって精通し，日頃の訓練の重要性を提唱している．また，Morimer らは[4,5]危機管理対策として地震，テロ，ストライキなどを例に，失敗を繰り返さないように普段の改善策の重要性を強調している．今回未曾有の災害を経験したが，その副産物として福島原発の問題は日々深刻となり，住民の健康被害，補償問題など今後も沢山の難問を抱えている．

むすび

震災は予期せぬ時に突然やってくるので，とっさの時に如何に対処できるかがクリニックとしての評価が決まり，日頃の危機管理体制をしっかり準備しておくことが最も重要である．とかく疎かになりがちな避難訓練や消防訓練などを普段からきちんとこなすことが重要と痛感した．地震対策はもちろん防ぐことが可能な二次災害を防止するためにもより詳細な災害マニュアルの作成と運営を実行する日頃の心掛けが重要である．災害が起きた時にスタッフ一丸となって患者さんのために頑張る意識が高まり，病院としての一体感が生まれたメリットもあり，さらにそれぞれの部署での弱点を見つけ出し，お互いに補強してゆく必要がある．大震災の経験を踏まえ今回の報告が少しでも皆様の危機管理対策の参考にしていただければ幸いである．

謝辞

今回当院の診療回復，復興のため我を省みず尽力いただいた松原医師，神山副師長，高橋事務長，菊池主任をはじめとする多くのスタッフに厚く感謝申し上げる．さらに全国からご支援やご声援をいただいた先生方を始め多くの方々に感謝を申し上げる．

■文献

1) Ishihara O, Yoshimura Y. Damages at Japanese assisted reproductive technology clinics by the Great Eastern Japan Earthquake of 2011. Fertil Steril. 2011; 95(8): 2568-70.
2) JISARTにおける生殖医療を行う施設のための実施規定. 2011. p.4-9.
3) The Practice Committee of the Society for Assisted Reproductive Technology and the Practice Committee of the American society of Reproductive Medicine. Guidelines for development of an emergency plan for in vitro fertilization programs. Fertil Steril. 2008; 90: 131-3.
4) Mortimer D, Mortimer ST. Quality and risk Management in the IVF Laboratory, What is risk? Cambridge University Press. 2005. p. 45-53.
5) Mortimer D, Mortimer ST. Quality and risk Management in the IVF Laboratory, Risk management: being proactive, Cambridge University Press. 2005. p. 131-3.

【吉田仁秋】

【2】生殖補助医療（ART）—着床

8 子宮内膜刺激胚移植法
(SEET法: Stimulation of Endometrium Embryo Transfer)
の理論と有効性

　近年の生殖医療における進歩は著しく，その治療成績も向上している．しかし，子宮内に移植した胚の着床率は決して満足のいくものではない．ヒトを含めた哺乳類における胚の着床機序の全容がいまだブラックボックスの中にあることがその理由の1つであろう．以前われわれは，マウスモデルを用いて子宮内膜の胚受容能獲得に胚由来因子が重要な役割を演じていることを報告した[1]．すなわち卵管内で精子と卵子が受精しその結果生じた胚は卵管内で成長しつつ子宮腔へと移動しながら同時に母体に働きかけ子宮内膜の胚受容能獲得を促進しているものと考えられる．一方，生殖補助医療（ART）では，体外受精あるいは顕微授精によって得られた胚は数日間母体から隔絶され体外で培養される．したがって胚由来因子による子宮内膜の修飾が起こらないことになる．その結果，子宮内膜の胚受容能獲得が不充分となり，結果的に着床率の低下を招く可能性がある．このことは体外で5日以上胚を母体から隔絶して培養する胚盤胞移植においてはさらに顕著となる．本稿では子宮内膜の胚受容能発現の機序と，その発現における胚と子宮内膜のクロストークの重要性，および胎児抗原特異的免疫的寛容の成立における胚抗原による母体の感作について概説した後に，この点に着目して開発した，SEET法の実際，およびその有効性について解説する．

A window of implantation（WOI）

　偽妊娠マウスへの胚移植実験によって，マウス子宮内膜は，pre-receptive phase, receptive phase, non-receptive phase と変化し，着床能を獲得した胚は子宮内膜が receptive となって初めて接着，着床することができることが明らかとなった[2]．そして，この子宮内膜の変化は性ステロイドホルモンの作用によって精密に制御されており，マウスではプロゲステロンによる子宮内膜のプライミングとエストロゲンの作用が receptive phase 出現に必須である[2]．このように，子宮内膜が胚受容能を獲得・維持する期間は限られており，window of implantation（WOI）という疑念が提唱された．ヒトでは，この「WOI」はエストロゲンによってプライミングされた後にプロゲステロンが作用して初めて出現するものであり，プロゲステロンが作用し始めてから6日目に出現し，9～10日目には消失するとされている．したがって典型的な28日周期の場合，「WOI」は月経周期20～24日の間にあるといえる[3]．この「WOI」の消長は性ステロイドホルモンによって制御されており，これらが核内のレセプターと結合した結果，子宮内膜は「WOI」発現に必要な様々なサイトカイン，成長因子，細胞接着因子，その他の遺伝子の発現を誘導する．着床はこの「WOI」に一致して成立することが重要であり，ヒトでは，この「WOI」から外れた時期に成立した着床は，その後流産へとつながることが報告されている[4]．

B 胚と子宮内膜のクロストーク

　われわれは，マウス in vitro 着床モデルを作成し，このモデルを用いて，「WOI」発現に胚由来因子の作用，すなわち胚と子宮内膜のクロストークが重要であることを報告した[1]．その後もマウスで同様の報告がなされており，他動物種においても胚と子宮内膜のクロストークが「WOI」発現に重要であることが報告されている[5]．ブタ胚の着床は，胚がエストロゲンを分泌しそのエストロゲンが子宮内膜に働きかけることで初めて成立することが知られており，これは胚と子宮内膜のクロストークが「WOI」の発現に重要であることの一例である．近年，胚と子宮内膜のクロストークに寄与するシグナル伝達系として lipd signaling system が注目されている．この lipd signaling system は，lysophosphatic acid（LPA）が細胞膜上の LPA レセプターに結合することで活性化し，引き続き，cytoplasmic phospholipase（CPL）が活性化され，細胞膜を構成するリン脂質からアラキドン酸を遊離させ，cyclo-oxygenase-2（COX-2）を経て，プロスタグランディン（PGs）合成へとシグナルが伝達されるもので，血管新生，細胞の分化，増殖，および発達，神経系の発達など様々な生理現象に関与していることが知られている．近年，LPA3 レセプターが着床期に胚接着部位の子宮内膜上皮細胞とその近傍の間質に限局して発現していることが報告されており[6]，CPL を欠損したメスマウスの妊孕能が低下することや[6]，LPA3 レセプターノックアウトマウスは CPL ノックアウトマウスや COX-2 欠損マウス，そしてインドメタシン投与をしたマウスやラットと同様の妊孕能低下と着床の遅延を示すこと[6]，この妊孕能の低下は PGs の投与によってある程度回復すること[6]，LPA を合成する酵素である autotaxin が胚にも子宮内膜にも発現していることなど，これらはすべて，lipd signaling system が着床過程に重要な役割を演じていることを示唆するものである．さらに，ヒトでも IVF において反復着床障害症例では，子宮内膜における PGs の産生酵素の低下および LPA3 発現の減少を認めたという報告があり，ヒトにおいても着床過程に lipid signaling system が重要な役割を演じていることが示唆されている．

C 子宮内膜局所免疫と妊娠

胚（胎児）は母体にとり半異物であり，本来は母体免疫系によって拒絶されるべき運命にあるが，実際には拒絶されない．これは，胎児抗原特異的免疫的寛容（トレランス）が誘導されるためである．近年このトレランスの成立において，精漿に含まれた父親抗原を認識した制御性 T 細胞がその主役を担っていることを示唆する報告がなされている[8,9]．また，胎児トロホブラストは HLA class I 抗原である，HLA-G，HLA-C，HLA-E，HLA-F 抗原を発現していることが判明している．特に，HLA-G 抗原の発現量は多く，かつ，ヒト初期分割期胚から可溶型 HLA-G 蛋白が合成され分泌されていることがわかっている．そして，胎児抗原特異的トレランスの成立に胚が発現する胎児抗原による母体の感作も重要な役割を担っていることが示唆されている．

D 着床における胚由来因子および胚抗原の重要性に着目した移植方法―二段階胚移植法とSEET法―

　前述した通り，ARTでは胚は数日間母体から隔絶され体外で培養される．したがって胚由来因子による子宮内膜の修飾が起こらないことになる．その結果，子宮内膜の胚受容能獲得が不充分となり着床率の低下を招く可能性がある．同時に，母体は胚抗原を認識できず，胎児抗原特異的トレランスの誘導が遅延し，やはり着床率の低下を招く可能性がある．この胚由来因子および胚抗原提示の欠如または遅延に起因する着床率低下を改善する方法として，1999年に滋賀医科大学にて二段階胚移植法が考案された[10]．二段階胚移植法ではday 2に初期胚を移植し，残りの胚は培養を継続し，引き続きday 5に胚盤胞を移植する．初期胚にはクロストークによる子宮内膜の胚受容能を高める働きと母体への胚抗原提示を期待し，継続培養によって選択された胚盤胞がより高い確率で着床することを期待している．以来，特に反復ART不成功例に対する移植方法として用いられ良好な成績をあげており，誌上報告もなされている．しかしながら，二段階胚移植法は少なくとも胚を2個移植するため多胎の問題を回避することはできない．多胎が母児にあたえる影響を考慮すれば多胎妊娠を回避することはきわめて大切な事柄であり，そのためには移植胚を1個とせざるを得ない．そのため，二段階胚移植法にかわる新しい胚移植方法が模索された．

E 子宮内膜刺激胚移植法（SEET法：Stimulation of Endometrium Embryo Transfer）

　多胎予防を目的として単一胚移植が推奨されるようになってきた．単一胚移植を行う場合は二段階胚移植法のように胚と子宮内膜の相互作用を利用することができない．この問題を克服するために新たに考案した方法がSEET法[11,12]である．

　近年，胚培養液上清には子宮内膜胚受容能促進に関与する胚由来因子や可溶性胚抗原が存在することが報告されている[13]．そこで，胚培養液上清を子宮腔内に注入することにより子宮内膜が刺激を受け，胚受容に適した環境に修飾される可能性，および胚由来抗原による母体の感作用作用を期待して，

胚盤胞移植(BT)に先立ち胚培養液上清を子宮腔内に注入する方法を考案し，これを子宮内膜刺激胚移植法：SEET法と命名した．SEET法では，二段階胚移植法における一段階目に移植する初期胚の代わりに胚培養液上清を子宮に注入することにより，培養液中の胚由来因子により子宮内膜の分化誘導の促進，および胚由来抗原による母体の感作が期待でき，かつ，移植胚数は胚盤胞1個に制限することが可能となり，多胎の問題を克服することができる．

1 SEET法の方法

採卵周期に胚盤胞をガラス化法を用いて凍結保存する．さらに胚を受精後2〜5日目まで培養した培養液を−20℃で凍結保存しておく．当院では胚は50 μLのスポットで培養しているので凍結保存できる培養液量は1症例につき約20〜30 μLである．このようにして凍結した胚盤胞を融解移植する際には，この胚盤胞移植に2日ないし3日先だって予め凍結しておいた培養液を子宮腔内に注入，この培養液に含まれている胚由来因子および胚抗原の作用によって子宮内膜の胚受容能が本来発現するべき時期に発現することを期待し，その後胚盤胞を1個融解，移植する．

2 SEET法の成績

①ART反復不成功症例に対してSEET法は胚盤胞移植より妊娠率が高い．

ART反復不成功例に対して，同意を得てSEET法を施行し，胚盤胞移植(BT)周期と成績を比較した．その結果，SEET法はBTと比較して有意に妊娠率および着床率が高かった．さらに，胎児心拍が確認できた周期の妊娠判定日（day 30）の血中hCG値はSEET法がBTより有意に高かった（表2-18）[22]．

②初回ARTでhigh grade胚盤胞を移植する場合，SEET法は胚盤胞移植より妊娠率が高い．

初回採卵周期に全胚凍結を行い凍結胚盤胞が得られ研究に同意した144例を対象としrandomized controlled trialを行った．BT群48例，市販培養液を子宮注入後に胚盤胞を移植するST群48例，SEET群48例の3群に無作為に分け前方視的に検討を行ったところ，high gradeな胚盤胞を移植した症例での臨床妊娠率は，BT群56.0％，ST群69.0％，SEET群80.0％となり，

● 表2-18 ● SEETとBTの治療成績の比較（文献11より）

	SEET (n=23)	BT (n=25)	p-value
臨床妊娠数	20	12	0.006
単胎妊娠数	17	10	
双胎妊娠数	3	2	
胚移植あたり臨床妊娠率(%)[a]	87.0	48.0	0.006
胚着床率(%)[b]	71.9 (23/32)	37.8 (14/37)	0.007
day 30の血清 β-hCG (IU/mL)	248±184	138±163	0.036
day 23の血清エストラジオール (pg/mL)	370±224	350.5±195	0.764
day 23の血清プロゲステロン (pg/mL)	6.7±3.6	7.1±2.8	0.682

[a]臨床妊娠は胎嚢の確認をもって診断した．
[b]胚着床率は，移植胚数あたりの胎嚢数とした．

SEET群はBT群より有意に高率であった（表2-19）[23]．

③多数例でのSEET法の有効性検討（図2-46, 2-47）：2006年から2010年の4年間に当院で胚盤胞を1個移植した37歳以下の2839周期において，胚盤胞移植（BT）583周期とSEET法を実施した2256周期の成績を比較検討した．その結果，BT群およびSEET群の臨床的妊娠率はそれぞれ45.1%，49.2%であった．統計学的有意差はなかったがSEET群で高い傾向がみられた（図2-46）．BT群およびSEET群それぞれにおける流産率は，24.7%，17.5%であり，SEET群の流産率はBT群と比較し有意に低値であった（図2-46）．次に，同時期にhigh gradeな胚盤胞を1個移植した37歳以下の915周期において，胚盤胞移植（BT）211周期とSEET法を実施した704周期の成績を比較検討した．その結果，BT群およびSEET群の臨床的妊娠率はそれぞれ58.2%，66.1%であった．臨床的妊娠率はSEET群で有意に高値であった（図2-47）．BT群およびSEET群おける流産率は，それぞれ21.1%，14.4%であった．統計学的有意差はなかったがSEET群で低い傾向がみられた（図2-47）．以上より，SEET法は妊娠率を向上させ，かつ流産率を低下させる可能性のある治療であることが示唆される．

●表 2-19● 患者の基礎的背景と治療結果

	低グレード胚盤胞			高グレード胚盤胞			p
	BT (n=23)	ST (n=19)	SEET (n=23)	BT (n=25)	ST (n=29)	SEET (n=25)	
患者年齢(歳)	32.3±3.1	32.1±3.3	33.7±3.2	34.0±3.6	33.6±3.9	32.7±4.0	0.58
不妊期間(月)	61.3±26.2	61.4±30.5	71.7±40.0	68.5±32.8	59.1±30.2	60.5±34.9	0.61
基礎 FSH 価(mIU/mL)	5.8±1.4	5.7±2.5	6.3±1.7	5.8±1.7	5.9±1.7	6.1±2.0	0.48
回収卵子数	14.0±5.6	14.7±4.1	15.7±4.4	14.2±4.9	14.7±6.3	15.2±5.9	0.50
受精卵子数	10.5±4.0	10.6±4.1	11.7±3.9	11.6±4.2	10.9±4.3	12.6±5.3	0.38
化学的妊娠数	15	9	14	16	22	23	0.024
胚着床率(%)[a]	65.2	47.4	60.9	64.0	75.9	92.0	
臨床妊娠数	12	8	9	14	20	20	0.032
胚移植あたり臨床妊娠率(%)[b]	52.2	42.1	39.1	56.0	69.0	80.0	

[a] 血清 β-hCG 陽性をもって胚着床成立と診断した.
[b] 臨床妊娠は胎嚢の確認をもって診断した.

F 胚由来因子の解析

　胚培養液上清を子宮腔内に注入する SEET 法の有用性について述べた. この妊娠促進効果は胚培養液上清に含まれる胚由来因子によるものであることが推測される. そこでわれわれはこの効果を発揮した胚由来因子の解析を試みた. 胚培養液には多くの胚由来因子が存在することが知られている. これらの中で, まず, 非常に微量で充分な生理活性を発揮できるもの, $-20℃$ で数週間凍結保存しても生理活性を維持できるもの, さらに, 胚と子宮内膜のクロストークに重要な役割を演じていることが報告されている物質であること, これらすべての条件を満たすものとして LPA を候補として絞り, 胚培養液上清中の LPA の検出をガスクロマトグラフ選択イオン検出 (GC-SIM) および質量分析法 (GC-MS) により試みた. その結果は, 検出を試みた 5 種類の LPA (LPA-C16:0, LPA-C16:1, LPA-C18:0, LPA-C18:1, LPA-C18:2) すべてが, それぞれ濃度は異なるものの検出された. この結果は, SEET 法でみられた胚着床促進作用はこれらの胚培養液中の LPA の作用による可能性を示唆するものと考えている. そして, LPA は前述のごとく, COX-2 を活性化する作用を有していることから, SEET 法によって, 着床過程に重要な役割をはたしていることが示唆されている子宮内膜での PGs 産生が亢進し, 着床促進作用が発揮されたものと考えられる. 今後,

8. 子宮内膜刺激胚移植法の理論と有効性

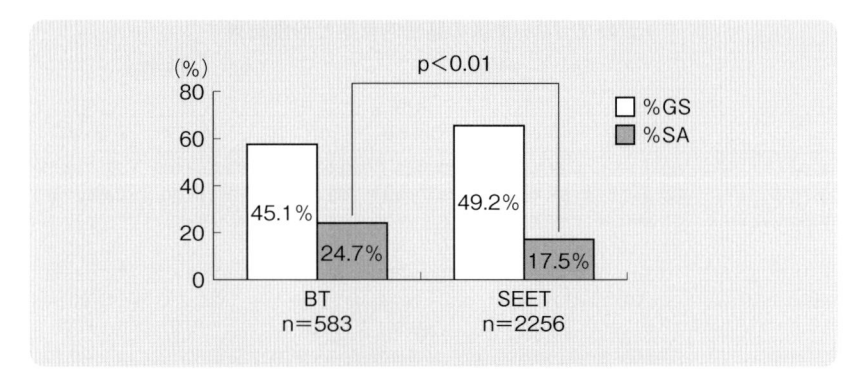

●図2-46● 多数例でのSEET法の有効性検討
2006〜2010年，37歳以下の症例で胚盤胞を1個移植した2839周期における胚盤胞移植（BT）とSEET法の比較

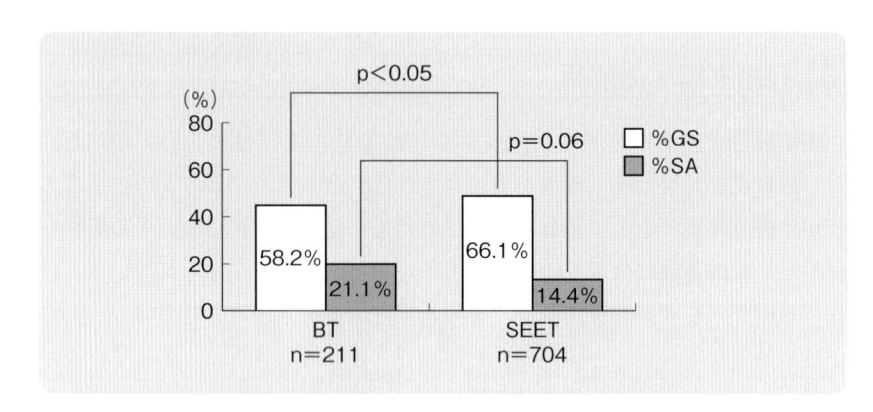

●図2-47● 多数例でのSEET法の有効性検討
2006〜2010年，37歳以下，グレード良好胚盤胞を1個移植した915周期における胚盤胞移植（BT）とSEET法の比較

LPAを着床促進物質として臨床応用することも考えられる．

むすび

過去30年間，排卵誘発方法から胚培養技術，胚凍結技術に至るまで生殖補助医療の進歩には著しいものがある．しかし，子宮内に移植した胚の着床率は未だ満足のいくものではなく，生殖医療における残された大きな課題とい

えよう．着床が成立するためには，子宮内膜の胚受容能獲得と胚の着床能獲得が，同期して円滑に進行する必要がある．この過程には，内分泌系，免疫系を含めた様々な因子が関与していることが明らかとなりつつある．また，胚と子宮内膜のクロストークに寄与する情報伝達も重要な役割を演じていることも明らかとなりつつある．さらに胚抗原による母体感作用の結果誘導される胎児抗原特異的免疫的寛容の成立も妊娠の成立・維持に必須である．しかし，着床機序の全体像はまだブラックボックスの中にあるといえよう．今後，このブラックボックスにある胚の着床機序の全体像を明らかにすることは，生殖医療のさらなる発展のために重要であると考えられる．

■文献

1) Shiotani M, Noda Y, Mori T. Embryo-dependent induction of uterine receptivity assessed by an in vitro model of implantation in mice. Biol Reprod. 1993; 49: 794-801.
2) Ma WG, Song H, Dey SK, et al. Estrogen is a critical determinant that specifies the duration of the window of uterine receptivity for implantation. Proc Natl Acad Sci U S A. 2003; 100: 2963-8.
3) Navot D, Scott RT, Rosenwaks Z, et al. The window of embryo transfer and the efficacy of the human cenception in vitro. Ferti Steril. 1991; 55: 114-8.
4) Wilcox AJ, Baird DD, Weinberg CR. Time of implantation of the conceptus and loss of pregnancy. N Engl J Med. 1999; 340: 1796-9.
5) Ziecik AJ, Waclawik A, Bogacki M. Conceptus signals for establishment and maintenance of pregnancy in Pig-lipid signaling system. Exp Clin Endocrinol Diabetes. 2008; 116: 443-9.
6) Ye X, Hama K, Contos JJA, et al. LPA3-mediated lysophospahtidic acid signaling in embryo implantaion and spacing. Nature. 2005; 435: 104-8.
7) Hama K, Aoki J, Inoue A, et al. Embryo spacing and implantaiotn timing are differently regulated by LPA3-mediated lysophosphatidic acid signaling in mice. Biol Reprod. 2007; 77: 954-9.
8) Aluvihare VR, Kallikourdis M, Betz AG. Regulatory T cells mediate maternal tolerance to the fetus. Nat Immunol. 2004; 5: 266-71.
9) Sasaki Y, Sakai M, Saito S, et al. Decidual and peripheral blood CD4+CD25+regulatory T cells in early pregnancy subjects and spontaneous abortion cases. Mol Hum Reprod. 2004; 10: 347-53.
10) Goto S, Shiotani M, Noda Y, et al. Effectiveness of two-step (consecu-

tive) embryo transfer in patients who have two embryos on day 2: comparison with cleavage-stage embryo transfer. Fertil Steril. 2005; 83: 721-3.
11) Goto S, Kokeguchi S, Shiotani M, et al. Stimulation of endometrium embryo transfer (SEET): injection of embryo culture supernatant into the uterine cavity before blastocyst transfer can improve implantation and pregnancy rates. Fertil Steril. 2007; 88: 1339-43.
12) Goto S, Kokeguchi S, Shiotani M, et al. Stimulation of endometrium embryo transfer can improve implantation and pregnancy rates for patients undergoing assisted reproductive technology for the first time with a high-grade blastocyst. Fertil Steril. 2009; 92: 1264-8.
13) Yie S, Balakier H, Librach CL, et al. Secretion of human leukocyte antigen-G by human embryos is associated with a higher in vitro fertilization pregnancy rate. Fertil Steril. 2005; 83: 30-6.

【塩谷雅英・後藤　栄・苔口昭次】

【2】生殖補助医療（ART）―着床

9 PBMC の理論と有効性

　哺乳類はその生殖機構の戦略として胎児の子宮内での発育を選択したため，受精後の子宮内への胚着床から胎盤形成に至る一連の過程が必須となり，母体-胚間の相互応答や母体組織の再構築が不可欠となった．これらの過程の中で子宮内膜上皮細胞への胚接着は着床期のみに可能とされ，ヒトにおいては接着を媒介する分子としてインテグリン $\alpha V\beta 3$, trophinin などが提言されている．またそれらの接着分子に加えて接着阻害分子の発現も重要とされており，子宮内膜受容能の制御は主として卵巣から分泌されるステロイドホルモンによると考えられている．

　ヒト胚は子宮内膜に接着した後に活性化し，栄養膜細胞はその浸潤性を増して基底膜を破壊して子宮内膜間質内へと一塊となって埋没するように侵入すると考えられており，排卵後 7.5 日目にはヒト胚は既に子宮内膜上皮下に埋没をほぼ完了し，栄養膜細胞はさらに増殖して排卵後 12 日目になると栄養膜細胞層内に lacunar space を形成する．これにより母体血流との交通が可能となり，栄養膜細胞から大量に産生される絨毛性ゴナドトロピン hCG が母体血流を介して黄体に至りプロゲステロン産生を刺激して胚の着床を維持する．このようにして妊娠初期から血流を介した胚-母体間の相互応答が着床早期より開始される．これらのヒト胚の着床現象は主として内分泌系による制御を受けているが，その他にも胚からの因子が重要であることが指摘されており，胚-母体間のクロストークの機構に注目が集められている．し

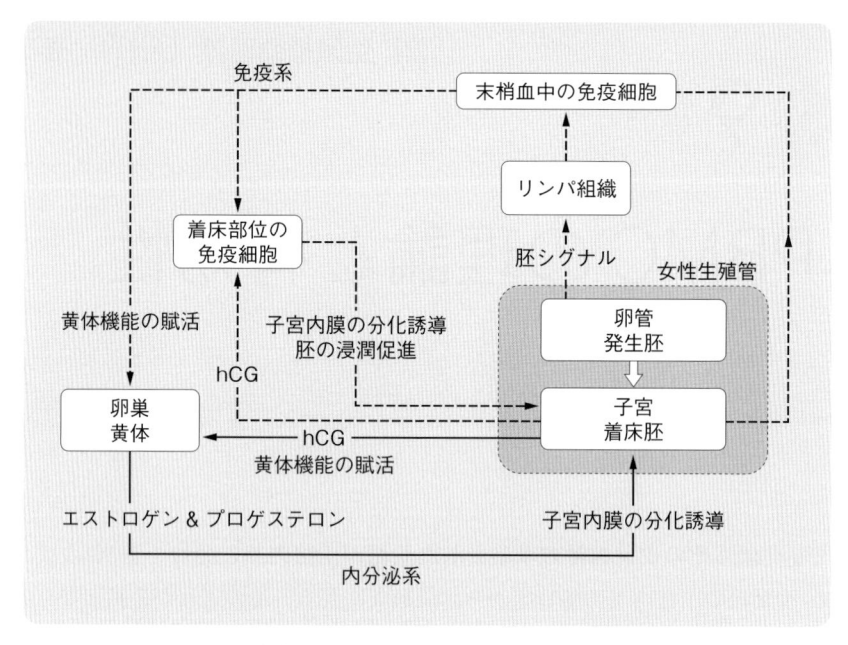

●図2-48● 妊娠初期の内分泌系と免疫系による胚着床誘導機構

かしながらその詳細な機構については未だ不明な点が多いのが現状である．

　妊娠の成立・維持に対する免疫系の役割に関しては，これまで胎児を拒絶することなく子宮内寄生を寛容する機序に注目が集められてきたが，近年免疫細胞がより積極的に妊娠の成立・維持に貢献している可能性が示されつつある．われわれは免疫系の細胞，特に末梢血中の免疫細胞がヒト妊娠黄体の分化と機能維持にむしろ積極的に関与していることを見いだし，その後の検討で胚着床現象においても免疫系細胞は胚の存在を認識して機能を変え，子宮内膜の分化や胚の浸潤に対して促進的な役割を果たしていることを明らかにしてきた．これらの知見から胚の着床過程は従来からいわれている内分泌系による制御のみならず免疫系の制御も受けており，これら両システムのネットワークによる制御のもとで，相互認識と接着誘導，胚の活性化と上皮間への侵入と，さらに相互応答による胎盤形成と子宮内寄生の成立が行われていることを提言した（図2-48）．

　現在上記の考えに基づいて着床不全症例に対する自己のリンパ球を用いた

新しい治療法を開発し，現在臨床の現場で有意な成果をあげてきている．本稿ではこれらの概念を詳しく解説し，臨床応用の方法について概説する．

A 免疫系を介した黄体機能調節

　排卵後の卵胞から黄体が形成されプロゲステロンを産生するが，その作用で子宮内膜は胚着床可能な状態に変化して胚の着床を維持することができる．黄体は胚の着床が必要となった哺乳類が進化の過程で獲得した新しい内分泌器官であり，それ故にその制御機構は種によって著しく異なっている．ヒト黄体形成過程では卵胞を構成していた顆粒膜細胞は大黄体細胞へ，内莢膜細胞は小黄体細胞へと，それぞれ黄体組織の重要な構成細胞へと分化する．黄体細胞の分化や機能維持は下垂体から分泌される性腺刺激ホルモン（LH, FSH）および妊娠成立時には絨毛から分泌されるLHと同じ受容体を共有するhCGによって調節されると考えられてきた．近年これらの性腺刺激ホルモンに加えて局所調節因子として黄体局所に存在する免疫細胞の産生するサイトカインが重要な役割を果たしている可能性が注目されている．ヒトの排卵過程では卵胞の顆粒膜細胞層直下の基底膜は完全に破壊され，種々の免疫細胞が黄体化しつつある顆粒膜細胞の周辺に侵入してくる．同時に血管内皮細胞も莢膜細胞層から顆粒膜細胞間に侵入しはじめ，成熟した大黄体細胞の細胞間に新しい血管網が形成されるが，この時の黄体組織内に侵入する免疫細胞の大半はマクロファージ，T細胞，好中球であると報告されている[1]．

　黄体形成期の黄体機能に対する免疫細胞の関与を示唆する知見として，マウス黄体でマクロファージが黄体細胞のプロゲステロン産生を増強すること，ラット黄体形成で脾臓由来のマクロファージが深く関与していることが報告されている．またヒトにおいても，体外受精患者から採取された顆粒膜細胞を患者末梢血から得られたリンパ球と共培養すると，プロゲステロン産生が増加すること[2]，さらに種々のサイトカインがプロゲステロン産生を修飾することが明らかとされた．顆粒膜細胞自身がサイトカインを分泌していることも報告されている．一方でinterferon（IFN）については動物により作用が異なっており，ヒツジ，ウシでは接着前の胚からIFNτ（tau）が絨毛より分泌されて子宮内膜に作用し，プロスタグランディンの産生を抑制することによって黄体機能を継続させることが示されたが，ヒトではIFNτに相

当する物質は発見されておらず，また IFNα にもこの作用はなく，むしろ IFNγ はヒト黄体細胞への直接作用によってプロゲステロン産生を抑制するとされている[11,12]．

また黄体化に伴い顆粒膜細胞に発現増強する dipeptidyl peptidase-Ⅳ（DPP-Ⅳ；CD26)[3] について検討すると，hCG ではなく種々のサイトカインで DPP-Ⅳ の発現が増強することが観察された．DPPIV の基質として RANTES, SDF-1 や MIP などの免疫細胞の遊走を誘導するケモカインが報告されており，黄体化に伴う DPPIV 発現は黄体細胞と免疫細胞の相互作用の存在を支持する知見と考えられる．

一方で DPPIV と同様に顆粒膜細胞の黄体化に伴い発現が増強する分子として leukocyte functional antigen（LFA)-3（CD58）が示された[4]．LFA-3 は，T 細胞の CD2 抗原と結合し情報伝達に関与する．妊娠黄体の機能維持は主として hCG によるとされているが，外因性に hCG を投与しても黄体機能を長期間は維持できない．このようにヒトの妊娠黄体の維持に hCG は必須であるものの，hCG 以外の因子が働いていることを示唆する現象も多数報告されており，ヒト妊娠黄体の維持は hCG のみで制御されるのではないことが推定されている．一般的には活動を低下した黄体細胞の排除に免疫系が働くとされているが，LFA-3 などの T リンパ球との接着を媒介する分子が月経黄体の形成期から中期黄体さらに妊娠黄体の黄体細胞表面に存在していることが明らかとなり[4]，免疫細胞がむしろ妊娠黄体への移行や機能維持に関わっている可能性が考えられた．そこで黄体細胞の培養系に妊娠または非妊娠女性から得た末梢血単核球 peripheral mononuclear cells（PBMC）の作用を検討したところ，妊娠女性由来の PBMC は黄体細胞のプロゲステロン産生を増強すること，また黄体細胞との共培養時に Th-2 系サイトカインである interleukin-4（IL-4）および IL-10 の産生を亢進すること，さらにこれらのサイトカインが hCG に匹敵するプロゲステロン産生を促進することが示された[5]．以上の結果から PBMC が妊娠に伴い黄体機能を賦活するように機能変化していることが示され，妊娠成立の情報を内分泌系のみならず免疫系も感知して血流を介して黄体へ作用している可能性が示唆された[4]（図 2-48）．

B 免疫系を介した胚着床誘導

　子宮で産生される leukemia inhibitory factor（LIF）はマウスの胚着床に必須の液性因子として報告されており，現在胚の着床に IL-1 なども含めたサイトカインが関与していると推定されている．そこで上記に紹介したヒト妊娠黄体形成・維持に対する免疫細胞の機能変化に着目し，子宮内の胚着床に対しても免疫細胞が積極的に貢献するか否かについて，マウスを用いた胚着床実験を行った．その結果，妊娠マウスから得た脾臓細胞が子宮内膜の分化を誘導して胚着床を促進すること，またこれら脾臓細胞の効果は非妊娠マウスに比べ妊娠マウスに強いこと，およびその免疫細胞の機能変化はまだ胚が卵管に存在する段階から生じていることが観察された[6]．

　次に子宮内に侵入する胚に対する免疫細胞の作用を検討したところ，妊娠女性から採取された PBMC に胚浸潤促進作用が強いことが示された[7]．またヒト絨毛がん細胞由来の BeWo 細胞株を用いた検討でも妊娠女性由来の PBMC に浸潤促進効果があること，さらにその効果は PBMC から分泌される走化性因子によることが見いだされた．一方で母体子宮内膜脱落膜に侵入するヒト絨毛外栄養膜細胞にはケモカインを分解する膜結合型のペプチダーゼである DPPIV とケモカイン受容体である CCR1 とが発現しており，母体血管内に浸潤するヒト絨毛外栄養膜細胞の誘導機構に RANTES などのケモカインが重要な働きをしていることが示唆された．以上より妊娠時に免疫細胞が着床前胚からのシグナルを受け，末梢循環系を介して子宮内に至り胚着床に有利な子宮内膜分化を誘導する可能性，および子宮内膜に接着した後では胚の子宮内膜への侵入を制御して着床を促進している可能性が示された（図 2-48）．さらにその後ヒト絨毛細胞を母体血管内へ誘導する走化性因子の産生細胞として，免疫系細胞のみならず末梢循環系に存在する血小板が重要である可能性も示された．

C 免疫細胞に対する hCG の作用

　上記の免疫系による胚着床の制御機構の解析における次に重要な課題として，どのような機序で免疫細胞が胚の存在を認識して胚着床に有利な方向へ機能を変化するのかがあげられる．非妊娠マウスから採取した胸腺由来の

Tリンパ球を用いた着床実験では，妊娠脾細胞と同様に子宮内膜の分化誘導が認められ，特にCD4（＋/−）/CD8（−）の分画に着床促進作用が観察された．またヒト子宮内膜上皮細胞とヒト絨毛がん細胞株BeWoから作成した胞胚様細胞塊を用いた胚接着アッセイ系においても非妊娠女性から得たPBMCはヒト子宮内膜上皮細胞の接着能を促進することが示された[8]．これらの知見は胚からの何らかのシグナルで胚着床を誘導する免疫細胞が動員されている，またはその機能を増強している可能性があることを示唆する．そこで胚から分泌される胚因子として重要なホルモンであるhCGの免疫系細胞に対する作用について検討すると，非妊娠女性から得たPBMCの培養系に妊娠5週前後の血中濃度に匹敵する1 IU/mL以上の高い濃度のhCG添加によってPBMCのマウス胚およびBeWo細胞に対する浸潤促進作用が増強することが観察された[7]．これらの結果は着床部や血中で急速に濃度が上昇するhCGが胚から免疫細胞に対するシグナル伝達因子の候補となる可能性を示している．

　1973年にhCGが母体の免疫細胞の反応を抑制すると報告されたが，その後の検討により免疫細胞への作用はhCGそのものではなく，尿中よりの精製過程で混入した成分の作用である可能性が示された．近年PBMCに対するhCGの刺激で種々のサイトカインの分泌が変化するという報告が散見するようになったが，いずれも精製時の混在物の影響を考慮しておらず，また作用が認められる濃度も10,000 mIU/mL以上と通常のLH/hCG受容体が反応する濃度より遥かに高いなどの問題点があった．またLH/hCG受容体のmRNAがヒト妊娠Tリンパ球に発現していることが報告されたもののヒトPBMCの細胞表面への受容体発現は確認されていない．そこで私たちはrecombinant-hCGを用いて検討したところ，1000 mIU/mL以上の高い濃度でPBMCからのIL-8の産生が著明に亢進することが示された．その後の検討でIL-8を産生する細胞は主として単球であることが確認されたが，その細胞表面にhCGは結合するもののいわゆるLH/hCG受容体の発現は観察されなかった．さらにこれらのhCGの結合とIL-8の産生は過剰のマンノースで抑制されることが判明し，PBMCはLH/hCG受容体を介してではなく，糖鎖受容体を介してhCGに反応しIL-8の産生を亢進することが示された[9]．hCGはβ-chainのC末端に大量の糖鎖を有しているが，このホルモンは進

化の過程で糖鎖受容体を介して免疫細胞からも妊娠維持に有利な反応を引き出せるようになったと推察される．近年，高濃度のhCGが糖鎖受容体を介してdendritic cellに作用することや，子宮内膜内のNK細胞や制御性T細胞を誘導することなどが報告されている．hCGの免疫系に対する作用は現在ホットな話題であり，今後その機序の解析がさらに進むと予想される．

D 免疫細胞を用いた着床不全に対する治療

ヒト体外受精-胚移植法において形態良質胚の移植を繰り返しても妊娠に至らない難治性着床障害症例の存在がクローズアップされてきた．着床障害を原因とする不妊患者の大半は内分泌学的治療に対して不応性であり，治療法の開発には新しい観点からのアプローチが不可欠である．そこで内分泌系に加えた系としてその存在が明らかにされてきた免疫系による胚着床誘導機構を応用して着床不全患者の治療方法を開発することとした．

先に述べたように非妊娠マウスにおいて子宮の内膜分化を促進し胚着床を誘導するTリンパ球分画が存在すること，子宮内膜上皮細胞の胚接着アッセイ系で非妊娠女性から得た本人のPBMCがヒト子宮内膜上皮細胞の接着能を促進すること[8]，また非妊娠女性から得たPBMCにhCGを作用させると胚の浸潤促進作用が増強することが示された[7]．そこでこれらの知見を応用して，あらかじめhCGを作用させた自己のPBMCを子宮腔内へ投与して胚着床に適した状態へ子宮内膜を分化させ，その後に胚移植をするという自己PBMCを用いた新しい治療法を考案した．

この治療の臨床応用は，体外受精・胚移植法において形態良好胚を繰り返して移植しても着床に至らない着床不全症例を対象に，京都大学医学部倫理委員会の承認のもとに患者本人の末梢血免疫細胞を用いて行った．方法の概要は，まず患者から採取したPBMCをhCGで活性化した後に子宮内腔に投与して胚の着床に適した子宮内膜環境を誘導し，その後に胚移植するものである．具体的な治療のプロトコールとしてはまず採卵日に採血し，PBMCを分離後，hCG存在下に2日間培養する．hCGを全身投与後，採卵2日後に再び採血してPBMCを分離後先に培養したPBMCと混ぜてPBS 200 μL に浮遊させ，ETカテーテルを用いて子宮腔内へ注入した後，その3日後にblastocyst移植を行うこととした（図2-49）．実際には過去4回以上採卵し形態

9．PBMCの理論と有効性

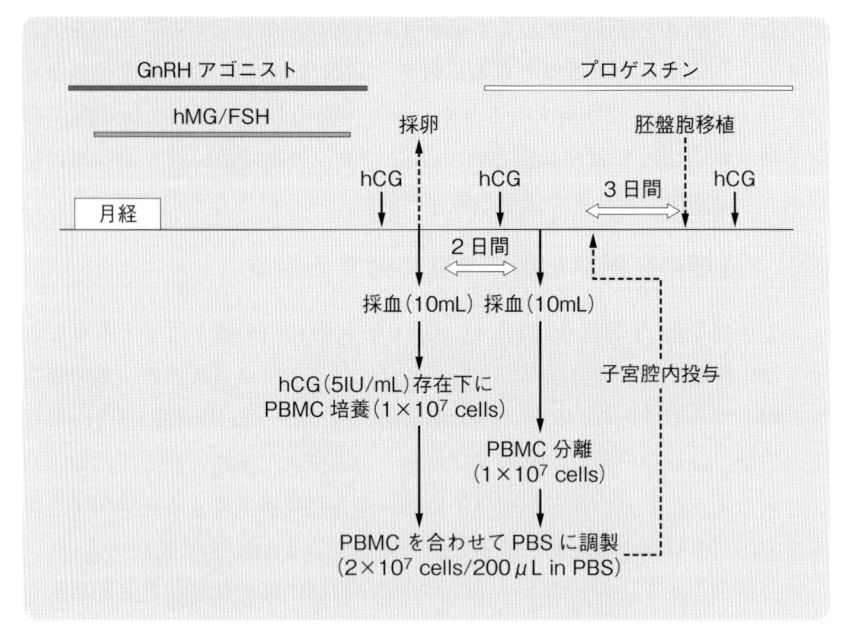

●図 2-49● 着床不全患者に対する自己免疫細胞治療

　良好胚を移植しても不成功であった症例を対象とし，5 回目以降の体外受精・胚移植法において形態良好な胚盤胞移植が可能であった患者で自己末梢血単核球（PBMC）の子宮腔内投与を希望され初回施行した症例と希望されなかった症例を比較検討した．その結果，体外受精・胚移植法反復不成功症例に対する自己末梢血免疫細胞の子宮腔内投与法は，40 歳未満の形態良好胚移植例には有効であることが示された[10]．この治療法が有効であった機序としては，①PBMC によって子宮内膜上皮の分化が促進されている可能性，②カテーテル挿入と PBS 注入による子宮内膜上皮に対する物理的刺激が関与している可能性，③PBMC から分泌されたプロテアーゼにより胚接着抑制分子が分解される可能性，④注入された PBMC が子宮内膜上皮間を通って子宮内膜内へ移動する際に，次に起こる胚の接着と子宮内膜内への移動に道をつける可能性，さらに⑤PBMC によって子宮内膜内の免疫環境が胚着床に適した免疫系のネットワーク状態に誘導される可能性，などがあげられる（表 2-20）．しかしながら 40 歳以上の症例に対しては症例数が少ないものの有意な

●表 2-20● 想定される自己 PBMC 治療の作用機序

1．PBMC によって子宮内膜上皮の分化が促進される．
2．カテーテル挿入と PBS 注入による物理的刺激が子宮内膜上皮を有利な状態へと誘導する．
3．PBMC から分泌されたプロテアーゼにより胚接着抑制分子が分解される．
4．PBMC が子宮内膜内へもどる際に，次の胚の接着と子宮内膜内移動に道をつける．
5．PBMC によって子宮内膜内の免疫環境が胚着床に適したネットワーク状態に誘導される．

効果は示されなかったことより，胚因子の着床不全症例にはこの方法は有効でないと予想される．ところが一方で出田らはウシを用いた胚移植において PBMC の子宮腔内投与により子宮腔内での着床前の段階の胚発生が促進されたと報告している．PBMC 療法の胚発生への作用については子宮環境の変化を介した作用機序を含めて今後の検討が必要である．

また同じく出田らは hCG 添加などの処置をしないまま分離した PBMC を FCS 存在下に培養し，それをウシの子宮腔内に投与した後に胚移植を施行したところ，胚の着床率が有意に向上することを報告し，この効果に PBMC から分泌されるサイトカインが関与している可能性を示している[11]．最近，沖津らが患者より分離した PBMC を洗浄した後に hCG を用いた培養はせずにそのまま子宮内に投与して 2～3 日後に凍結・解凍胚を用いた胚移植を施行したところ，過去の胚移植において 3 回以上着床が不成立であった症例に関して有意に妊娠率および着床率が上がることを報告した．しかしながらこの方法では 3 回未満の着床不成功例に関してはコントロール群と差が認められなかったとしている．また PBMC の分離で好中球などのコンタミがあると成績がかえって下がる可能性も指摘している[12]．

今後は治療効果を高めるため，どのような因子によって自己の PBMC に効率よく胚着床促進作用が誘導できるのか，またどの細胞成分がこの促進作用を担っているのか，などを検討する必要があろう．また本法は体外受精施行患者に限らず，通常の外来治療である人工授精にも倫理的および技術的に問題なく適応が拡大できるため，外来での新しい補助療法として広く普及することも期待される．

むすび

　従来は黄体の退縮に免疫系細胞が寄与するとの考えが主流であったが，現在では妊娠成立の情報を得た免疫系細胞が妊娠黄体機能の維持に促進的に作用しているという概念が受け入れられつつある．さらに子宮内への胚の着床とそれに続く胎盤形成においても，免疫細胞は単に胚を拒絶しないだけではなく，母児間の相互作用と胚着床の維持を担っている可能性が示されてきている．そのような背景の中でヒトの着床における妊娠成立維持には内分泌系（液性因子）のみならず免疫系（遊走してくる細胞成分）も重要であるという新しい概念を提示してきたが，その後の検討で内分泌に不応性の症例には末梢血中の免疫細胞を用いた治療法の開発が可能であることが示された．本治療方法の有利な点としては，本人の細胞を使用するため倫理的な問題が少ないこと，また細胞を使用するため産生される因子の持続的な作用が期待できること，さらに方法が簡便で AIH 療法などにも併用することが可能であることがあげられる．今後の課題として子宮内膜の分化を促進する，プロテアーゼ分泌を促進する，PBMC の上皮内侵入機能を促進する，子宮内膜内の免疫環境の誘導作用を促進する，などの視点から培養における PBMC の効率のよい活性化を目指すことや，投与細胞数や細胞の選択および投与時期を検討して治療効果を高めることが重要である．

■文献

1) Brönström M, Pascoe V, Norman RJ, et al. Localization of leukocyte subsets in the follicle wall and in the corpus luteum throughout the human menstrual cycle. Fertil Steril. 1994; 61: 488-95.
2) Emi N, Kanzaki H, Yoshida M, et al. Lymphocytes stimulate progesterone production by cultured human granulosa luteal cells. Am J Obstet Gynecol. 1991; 165: 1469-74.
3) Fujiwara H, Maeda M, Imai K, et al. Human luteal cells express dipeptidyl peptidase IV on the cell surface. J Clin Endocrinol Metab. 1992; 75: 1352-7.
4) Hattori N, Ueda M, Fujiwara H, et al. Human luteal cells express leukocyte functional antigen (LFA)-3. J Clin Endocrinol Metab. 1995; 80: 78-84.
5) Hashii K, Fujiwara H, Yoshioka S, et al. Peripheral blood mononuclear

cells stimulate progesterone production by luteal cells derived from pregnant and non-pregnant women: possible involvement of interleukin-4 and 10 in corpus luteum function and differentiation. Hum Reprod. 1998; 13: 2738-44.
6) Takabatake K, Fujiwara H, Goto Y, et al. Intravenous administration of splenocytes in early pregnancy changed implantation window in mice. Hum Reprod. 1997; 12: 583-5.
7) Nakayama T, Fujiwara H, Maeda M, et al. Human peripheral blood mononuclear cells (PBMC) in early pregnancy promote embryo invasion in vitro: hCG enhances the effects of PBMC. Hum Reprod. 2002; 17: 207-12.
8) Kosaka K, Fujiwara H, Tatsumi K, et al. Human peripheral blood mononuclear cells enhance cell-to-cell interaction between human endometrial epithelial cells and BeWo-cell spheroids. Hum Reprod. 2003; 18: 19-25.
9) Kosaka K, Fujiwara H, Tatsumi K, et al. Human chorionic gonadotropin (HCG) activates monocytes to produce interleukin-8 via a different pathway from luteinizing hormone/HCG receptor system. J Clin Endocrinol Metab. 2002; 87: 5199-208.
10) Yoshioka S, Fujiwara H, Nakayama T, et al. Intrauterine administration of autologous peripheral blood mononuclear cells promotes implantation rates in patients with repeated failure of IVF-embryo transfer. Hum Reprod. 2006; 21: 3290-4.
11) Ideta A, Sakai S, Nakamura Y, et al. Administration of peripheral blood mononuclear cells into the uterine horn to improve pregnancy rate following bovine embryo transfer. Anim Reprod Sci. 2010; 117: 18-23.
12) Okitsu O, Kiyokawa M, Oda T, et al. Intrauterine administration of autologous peripheral blood mononuclear cells increases clinical pregnancy rates in frozen/thawed embryo transfer cycles of patients with repeated implantation failure. J Reprod Immunol. 2011; 92: 82-7.

【藤原　浩】

10 子宮血流の改善法とその効果

【2】生殖補助医療（ART）—着床

　子宮内膜の発育は着床と妊娠成立にとって重要な因子であることはいうまでもない．そして，実際の不妊治療において，われわれは子宮内膜の発育が不充分で子宮内膜が薄い症例（子宮内膜発育不全）をしばしば経験する．

　また，子宮内膜発育不全症例では妊娠率が低いという報告もあり[1]，子宮内膜不全の原因や治療法を検討することは大きな意義があると考えられる．

　子宮内膜発育不全を呈する症例で原因が明らかなものとしては，クロミフェンによる抗エストロゲン作用によるものや子宮内膜掻爬術後などに起こる機械的なダメージによるもの[2]がある．

　一方，これまで原因不明とされていたものについて，われわれはその多くが子宮内膜の血流不全に起因することを明らかにした．本稿では子宮内膜発育不全の中で血流不全を呈する症例に対する血流改善法について述べる．

A 子宮内膜の発育と子宮内膜血流

1　子宮内膜発育不全の診断

　子宮内膜の厚さの基準については種々の報告がある．どの程度の厚さになれば薄いと判断するのか，またどの程度の厚さがあれば正常なのかは議論のあるところである．当院でのIVF-ETにおける子宮内膜厚と妊娠率の検討では，8mm未満での妊娠率は5.9％であったのに対し，8mm以上では22.4％であり，8mm未満で有意に妊娠率の低下を示した．したがって，8

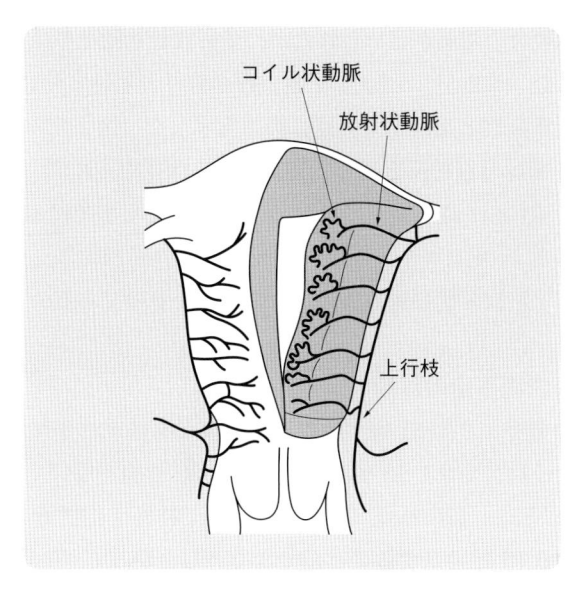

●図 2-50●子宮の血管系
経腟超音波装置（Aloka SSD-1700）を用い，子宮内膜の厚さを測定するとともに，カラードプラ法にて子宮動脈上行枝および放射状動脈の血管抵抗値（RI 値）を測定した．

mm 以上を正常の子宮内膜の厚さの基準値として用いている[3]．

2　子宮血流と子宮内膜発育不全

　子宮内膜の発育と血流との関係についても種々の報告がある[4]．子宮内膜血流の指標としては子宮動脈上行枝の血流がよく用いられているが，子宮内膜の発育とそれほど相関しないという報告が多いように思われる．そこでわれわれは，血流の指標として子宮動脈上行枝の血流のみでなく，より子宮内膜に近い放射状動脈の血流に注目した．血流の測定は hCG 投与日に，経腟超音波装置（Aloka SSD-1700）を用い，子宮内膜の厚さを測定するとともに，カラードプラ法にて行った．子宮血流の指標として左右の子宮動脈上行枝の血管抵抗値（以下 UA-RI 値）および子宮動脈から分枝して子宮筋層を垂直に貫通する子宮放射状動脈の血管抵抗値（以下 RA-RI 値）を測定した（図 2-50）．hCG 投与日の子宮内膜の厚さと UA-RI 値および RA-RI 値との間に

はともに有意の負の相関が認められたが，子宮放射状動脈のほうがより良好な相関を示した（図2-51）．また，子宮内膜発育不全症例において RA-RI 値は子宮内膜正常症例と比較して有意に高値を示した（図2-52）．興味深いことに，RA-RI 値は月経周期を通して有意な変化は認められず，さらに，hCG 投与日に RA-RI 値が高い症例では月経期においてもすでに RA-RI 値は高値を示していた[3]．すなわち，子宮内膜発育不全の症例では，月経周期の初期からすでに子宮放射状動脈の血流が低下しているのである．

3 子宮内膜血流不全の診断

子宮内膜の発育と RA-RI 値との間には密接な関係が示されたため，子宮内膜発育不全に対して RA-RI 値の基準値を ROC 曲線を用いて検討した（図2-53）．図のごとく，高い精度（感度＝89.3％，特異度＝87.6％）で RA-RI 値の基準値を 0.81 と設定することができた．したがって，RA-RI 値＞0.81 を子宮内膜血流不全と定義した[5]．

4 子宮内膜の厚さと血中エストラダイオール（E_2）濃度

血中エストラダイオール E_2 が子宮内膜の発育に重要な役割を演じていることはいうまでもないが，IVF-ET 症例において，hCG 投与時の血中 E_2 値と子宮内膜の厚さを検討すると両者間に相関関係は認められなかった（図2-54）．これは，Gonen ら[1]の IVF 周期における血清 E_2 値と子宮内膜の厚さの間に有意な相関はなかったとする報告と一致する．自然周期において卵胞発育とともに血中 E_2 値は徐々に増加し（E_2 値は 200 pg/mL 前後）それとともに子宮内膜も発育する．その点において血中 E_2 値と子宮内膜の厚さの動きは相関する[6]．しかしながら，過排卵刺激を行い血中 E_2 値を 1000 pg/mL や 2000 pg/mL に増加させても子宮内膜の厚さは自然周期とほとんど変わらない．これらのことより，血中 E_2 値と子宮内膜の厚さとの関係は，適当量の E_2 と子宮内膜血流が保たれていれば子宮内膜の発育は正常に進み，たとえ血中 E_2 を増加させても子宮内膜の厚さは変化しない．しかしながら，適当量以下の E_2 しかない場合には子宮内膜の発育は影響されるものと考えている．

また，子宮内膜血流が月経周期を通じてほとんど変化がないことより[3]，子宮血流も E_2 の影響を受けていない．すなわち，子宮血流不全のある子宮

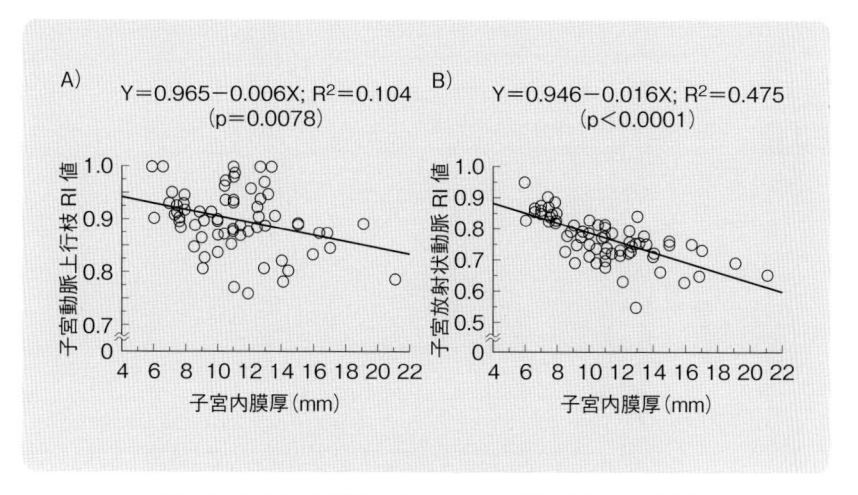

A) $Y=0.965-0.006X;\ R^2=0.104$
   $(p=0.0078)$

B) $Y=0.946-0.016X;\ R^2=0.475$
   $(p<0.0001)$

●図2-51●子宮動脈の血流と子宮内膜の厚さとの関係
A）子宮動脈上行枝のRI値と子宮内膜の厚さとの相関関係（n=67）
B）子宮放射状動脈のRI値と子宮内膜の厚さとの相関関係（n=74）
A），B）ともに有意な負の相関関係を認めた．

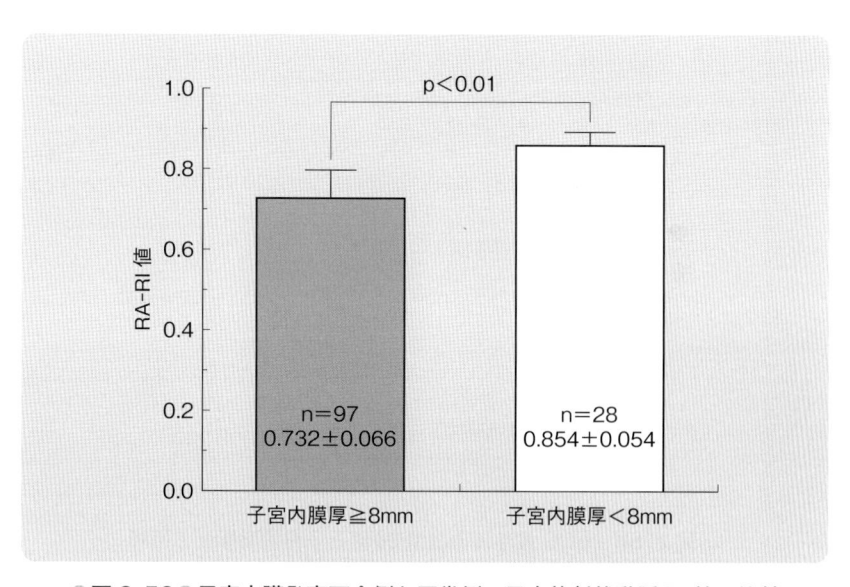

●図2-52●子宮内膜発育不全例と正常例の子宮放射状動脈RI値の比較
子宮放射状動脈RI値は子宮内膜厚＜8mm症例で有意に高値を示した（p＜0.01）．値は平均±SD

10．子宮血流の改善法とその効果

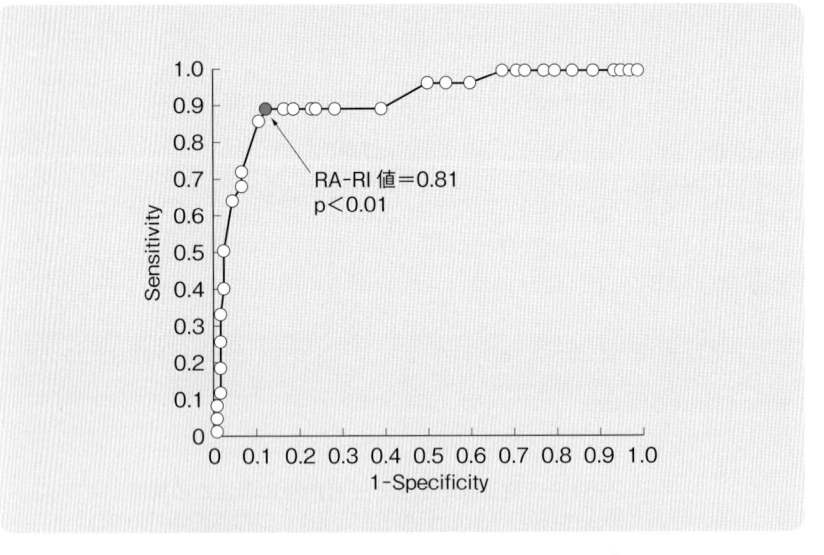

●図 2-53●ROC 曲線を用いた基準値の設定
カットオフ値を 0.81 に設定（感度: 89.3%, 特異度: 87.6%）

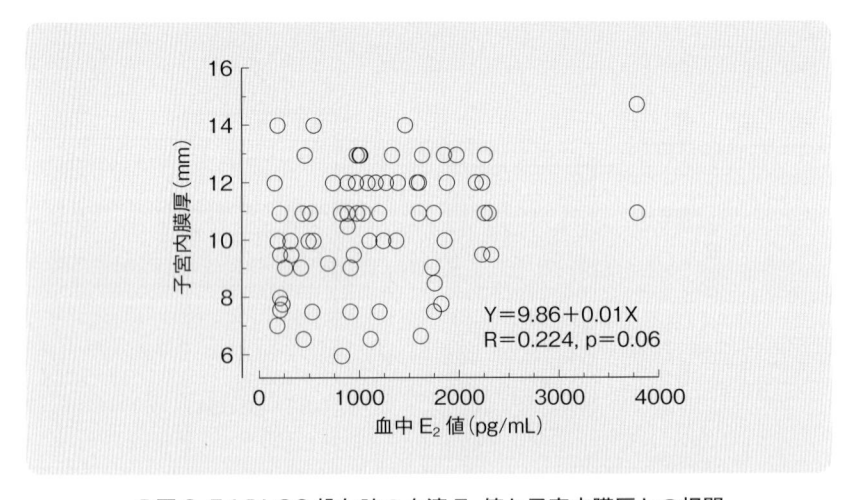

●図 2-54●hCG 投与時の血清 E_2 値と子宮内膜厚との相関
hCG 投与時の子宮内膜厚と血中 E_2 値との間に相関関係は認められなかった（r＝0.224, p＝0.06）．

【2】生殖補助医療（ART）―着床

内膜発育不全症例に対し，E_2 の投与はあまり意味がないと考えられる．

5 クロミフェンによる副作用としての子宮内膜発育不全

クエン酸クロミフェン投与症例では，子宮内膜が薄くなることがしばしば認められるが[6]，これらの症例ではRA-RI値は他の子宮内膜発育不全症例と比較して低値を示し，子宮内膜の血流動態は良好であった（図2-55）．このことよりクエン酸クロミフェン投与症例での子宮内膜発育不全は子宮内膜への直接的な抗エストロゲン作用によるものであり，子宮内膜の血流変化によるものではないと考えられる．したがって，クロミフェンによる子宮内膜の菲薄化に対しては以下に示す種々の血流改善法は効果が期待できないと考えられる．

B 子宮内膜発育不全の治療

以上示したように，子宮内膜血流と子宮内膜の発育は密接に関与していることが明らかとなった．また，子宮内膜発育不全症例では多くの場合，子宮

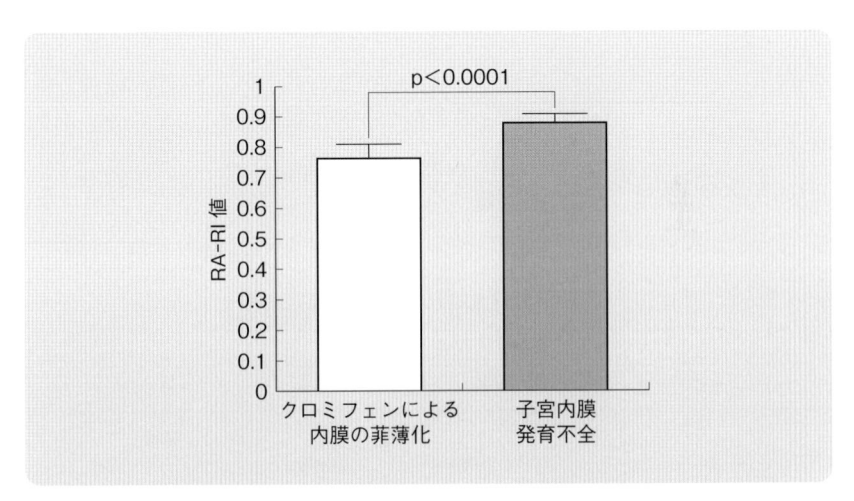

●図2-55●クロミフェンの副作用による子宮内膜の菲薄化と子宮内膜発育不全におけるRA-RI値
クロミフェン（RA-RI値＝0.76±0.05，n＝9），子宮内膜発育不全（RA-RI値＝0.88±0.02，n＝7）
クロミフェンの副作用による子宮内膜の菲薄化ではRA-RI値の上昇は認められない（$p<0.001$）．

内膜血流不全を呈していた．そこで，今度は子宮内膜血流不全（RA-RI値＞0.81）を呈する子宮内膜発育不全症例に対し，子宮内膜の血流を改善させることで子宮内膜発育不全を治療することを試みた[5]．

1　血流改善薬

以下の3つの薬剤を図2-56に示すような方法で投与し，その効果を検討した．

a）ビタミンE

ビタミンEは，脂質代謝改善作用，微小循環賦活作用，生体膜安定化作用や抗酸化作用をもっており種々の臓器で血流を改善することが示されている．

われわれは月経3日目頃よりニコチン酸トコフェロール（ユベラN®ソフトカプセル：エーザイ）600 mg/日を開始し，hCG投与日まで服用した．

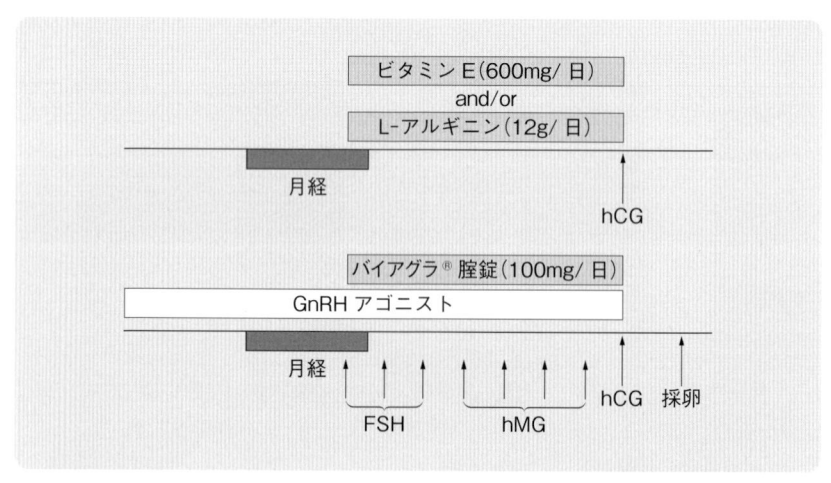

●図2-56●ビタミンE，L-アルギニンおよびバイアグラ®腟錠の使用方法
ビタミンE（600 mg/日，n=25）は月経3日目頃よりhCG投与日まで投与した．
L-アルギニン（6 g/日，n=9）およびバイアグラ®腟錠（100 mg/日，腟内，n=12）は月経3日目頃よりhCG投与日まで投与した．

b）L-アルギニンおよびクエン酸シルデナフィル（バイアグラ®）腟錠

血管内皮細胞からの NO 分泌は，主に cyclicGMP（cGMP）を活性化することによって，脈管平滑筋の弛緩させ血流を増加させる．

L-アルギニンは NO の基質として，バイアグラ®は 5 ホスホジエステラーゼインヒビター（5-specific phosphodiesterase inhibitor）として働き，cGMP を増加させることで，血流増加作用を発揮する．

L-アルギニン（Now Foods, IL, USA）は月経 3 日目頃より 6 g/day を hCG 投与日まで服用した．

バイアグラ®を腟坐薬として投与することで経口投与によって起こるめまい，頭痛，ふらつきおよび動悸などの循環器系の副作用を減らすことができる．また，費用が高価であることから，対象は体外受精症例に限って投与した．バイアグラ®腟錠は当院薬剤部にて調剤し[7]，月経 3 日目頃より 25 mg/個を 1 日 4 回，排卵日まで腟内に自己挿入した．

2 血流改善薬の効果

a）ビタミン E の効果

ビタミン E 投与は 25 症例に行った．付随する不妊治療の違いによる子宮内膜厚の差や RA-RI 値に差は認められず，ビタミン E 投与によって発育卵胞数や血中 E_2 値に影響は認められなかった．RA-RI 値は 25 例中 18 例（72%）が 0.81 未満に改善し，13 例（52%）は子宮内膜厚が 8 mm 以上に改善した．なお，ビタミン E 治療周期に 5 例が妊娠した（表 2-21）．

b）L-アルギニンの効果

ビタミン E と同様に L-アルギニン投与により発育卵胞数や血中 E_2 値に差は認められなかった．RA-RI 値は 9 例中 8 例（89%）が 0.81 未満に改善し，6 例（67%）は子宮内膜厚が 8 mm 以上に改善した．なお，L-アルギニン投与周期に 1 例が妊娠した（表 2-21）．

c）バイアグラ®腟錠の効果

バイアグラ®腟錠投与により発育卵胞数や血中 E_2 値に差は認められなかった．RA-RI 値は 12 例中 11 例（92%）が 0.81 未満に改善し，11 例（92%）は子宮内膜厚が 8 mm 以上に改善した．なお，バイアグラ®治療周期に 6 例が妊娠した（表 2-21）．

●表2-21● 子宮内膜発育不全症例に対するビタミンE，L-アルギニンおよびバイアグラ®腟錠の効果

	症例数	RA-RI			子宮内膜厚（mm）			妊娠数
		前周期	治療周期	症例数<0.81	前周期	治療周期	症例数>8 mm	
無治療	10	0.866 (0.814-0.908)	0.866 (0.729-0.895)	1 (10%)	7.3 (6.0-7.8)	6.8 (6.0-10.0)	1 (10%)	0 (0%)
ビタミンE	25	0.861 (0.812-0.948)	0.780ᵃ (0.690-0.895)	18 (72%)ᶜ	7.2 (5.5-7.8)	8.3ᵇ (5.2-11.0)	13 (52%)ᵈ	5 (20%)
L-アルギニン	9	0.842 (0.812-0.879)	0.713ᵃ (0.649-0.900)	8 (89%)ᶜ	7.4 (5.5-7.8)	8.0ᵇ (6.0-9.2)	6 (67%)ᵈ	1 (11%)
バイアグラ®腟錠	12	0.872 (0.815-0.931)	0.714ᵃ (0.603-0.815)	11 (92%)ᶜ	7.1 (5.5-7.8)	9.4ᵃ (7.0-12.0)	11 (92%)ᶜ	6 (50%)

子宮内膜厚<8 mmかつRA-RI値>0.81を示す56症例を対象とした．子宮内膜厚およびRA-RI値の計測はhCG投与日に行った．血流改善薬を投与しない10例をコントロールとした．
a: $p<0.01$ and b: $p<0.05$ vs 前周期（Mann-Whitney U test）
c: $p<0.01$ and d: $p<0.05$ vs コントロール（χ^2-test）

　3つの子宮内膜血流改善薬を子宮内膜血流および子宮内膜厚の改善率で比較してみると，3剤ともに血流および内膜厚の改善が認められた．
　内膜血流の改善率ではバイアグラ®腟錠が最も優れており，L-アルギニンはバイアグラ®腟錠にやや劣るもののほぼ同等の効果を有していた．ビタミンEは3剤の中では改善率が最も低いものの72%で改善が認められ，充分効果が期待できる．
　一方，子宮内膜厚の改善率をみると，やはりバイアグラ®腟錠が最も優れており，バイアグラ®腟錠にやや劣るもののビタミンEやL-アルギニンでも50〜60%の改善率が認められた（図2-57）．

d）ビタミンEとL-アルギニンの併用

　ビタミンEやL-アルギニンにて充分な血流の改善，子宮内膜厚の改善が認められない症例に対してはビタミンEとL-アルギニンの併用を行った．ビタミンEやL-アルギニン単独に比較して，RA-RI値および子宮内膜厚が改善した．バイアグラ®腟錠を使用する前に試みる価値があると考えられた[8]．
　以上のようにビタミンE，L-アルギニンおよびバイアグラ®腟錠はRA-RI値を改善させることおよび子宮内膜の厚さを改善させることが明らかとなった．これらの血流促進剤は子宮内膜のほか卵胞や黄体にも影響を与え，黄体

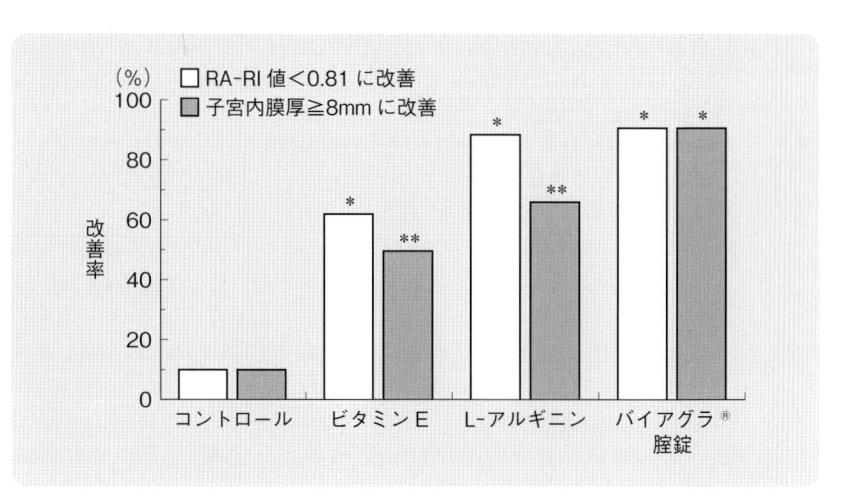

[Figure: 棒グラフ]
凡例: □ RA-RI 値<0.81 に改善 / ■ 子宮内膜厚≧8mm に改善
横軸: コントロール, ビタミンE, L-アルギニン, バイアグラ®腟錠
縦軸: 改善率 (%)

● 図 2-57 ● 子宮内膜血流不全を伴う子宮内膜発育不全症例に対する各薬剤の子宮内膜血流および子宮内膜厚の改善率
*: p<0.01, **: p<0.05 vs コントロール (χ^2-test)

機能不全に対しても効果を示している[9,10]．今回の検討において血流促進剤の投与によっても発育卵胞数や血中 E_2 値に変化が認められなかったことより，子宮内膜の厚さの改善は子宮内膜血流の改善によるところが大きいと考えられる．

■文献
1) Gonen Y, Casper RF, Jacobson W, et al. Endometrial trhickness and growth during ovarian stimulation: a possible predictor of implantation in in vitro fertilization. Fertil Steril. 1989; 52: 446-50.
2) 東口篤司. 薄い子宮内膜の原因と対策. 日産婦誌. 2008; 60: 382-8.
3) Miwa I, Takasaki A, Sugino N, et al. Pathophysiological features of "thin" endometrium. Fertil Steril. 2009; 91: 998-1004.
4) Zaidi J, Kyei-Mensah A, Pittrof R, et al. (V) Assesment of uterine artery blood flow on the day of human chorionic gonadotropin administration by transvaginal color Doppler ultrasound in an *in vitro* fertilization program. Fertil Steril. 1996; 65: 377-81.
5) Takasaki A, Tamura H, Sugino N, et al. Endometrial growth and uterine blood flow: A pilot study for improving endometrial thickness in the patients with a thin endometrium. Fertil Steril. 2010; 93: 1851-8.

6) Nakamura Y, Sugino N, Ono M, et al. Effects of clomiphene citrate on the endometrial thickness and echogenic pattern of the endometrium. Fertil Steril. 1997; 67: 256-60.
7) 嶋村勝典, 高崎彰久, 田村博史, 他. 子宮内膜厚と子宮放射状動脈血流との相関に対する研究: クエン酸シルデナフィル膣坐薬は両者を改善する. 日本不妊学会雑誌. 2003; 48(3): 99-105.
8) 高崎彰久. 子宮内膜発育不全の克服を目指して―子宮内膜血流の関与およびその対策―. 日本産科婦人科学会熊本地方部会雑誌. 2006; 50: 35-7.
9) Tamura H, Takasaki A, Sugino N, et al. Changes in blood flow impedance of the human corpus luteum throughout the luteal phase and during early pregnancy. Fertil Steril. 2008; 90: 2334-9.
10) Takasaki A, Tamura H, Sugino N, et al. Luteal blood flow and luteal function. J Ovarian Res. 2009; 2: 1-6.

【高崎彰久】

特別コラム③

哺乳動物卵子研究の臨床への貢献

　哺乳動物分野における生殖補助技術の発展は，戦後の経済成長の頃から始まり，哺乳動物の卵子を対象とした哺乳動物卵子談話会と家畜の精子を対象とした凍結精液研究会が発足したのが1965年（昭和35年）であることから，約半世紀が経過している．この間，哺乳動物の卵子を研究対象とした哺乳動物卵子談話会は実験動物，家畜，ヒトにおける卵子研究者の集まりとして，生命科学を共通の目的とした農学，医学，生物学の広汎な学際領域にわたる卵子研究者によって発展してきた会であり，現在は日本哺乳動物卵子学会として活動している．一方，家畜の精液を研究対象とした凍結精液研究会は，現在，胚移植研究会として，さらに医学，理学，薬学，農学の研究者が集まる精子研究会，日本アンドロロジー学会，精子形成・精巣毒性研究会がそれぞれ活動をしている．

　人工授精：これまでに開発されてきた生殖補助技術に関しては，哺乳動物では人工授精が古く1780年にイタリアの生物学者Spallanzaniがイヌでの成功例が報告され，ヒトでは1799年にイギリスのHunterによる子供の誕生例が報告されている．現在，家畜ではウシでほとんどの例で人工授精が試みられており，他の家畜においても競走馬を除いて人工授精が試みられており，ヒトにおいても障害のある患者に対して一般的に実施されていることは周知の事実であり，さらに非配偶者間人工授精（ADI）も実施されているのが現状である．

　受精卵移植（ET）：受精卵移植の歴史は比較的古く，1890年にイギリスのHeapeがウサギの受精卵を取り出して別の個体に移植して産仔を誕生させたことから始まる．その後，2,3の追試報告がなされたが，移植に関する研

究が本格的に開始されたのは1930年代に入ってからである．この時期に家畜を用いての研究も進み，1934年にはヒツジで受精卵移植の成功が報告され，1950年前後にはヒツジ (1949)，ヤギ (1949)，ブタ (1951)，ウシ (1951) と受精卵移植によって産仔が誕生した．その後，ウシで非外科的方法によって採卵と移植により産仔が誕生した．

体外受精（IVF-ET）：体外受精に関しては，最初の試みがウイーン大学の研究紀要に報告されたSchenkの報告が最初である．体外受精の成功例は，1954年にCharles & Thibaultらによってウサギを用いての報告が初めてである．この成果に至る間には，1930年代におけるYamaneおよびPincusらの先駆的研究および1951年Changによって報告された受精能獲得の発見があったことはいうまでもない．体外受精によるウサギ胚の移植による産仔の誕生は，1959年にChangによって報告された．その後，Yanagimachi & Chang (1963) によってハムスターでの成功に続き，マウス，ラットなどの実験動物においても成功例が報告された．ヒトで受精卵移植による子供の誕生は，Steptoe & Edwards (1978) の報告であることは周知の事実である．本邦では1983年に東北大学から報告されている．

顕微授精（ICSI）：顕微授精に関しては，ハムスターを用いてUehara & Yanagimachiが哺乳動物による最初の顕微授精を試みている．哺乳動物で産仔が得られたのはウサギによるHosoiらが1988年に成功している．ヒトにおいて産児が得られたのは，1992年に生存精子を用いてPalermoらが成功している．わが国では1994年にHoshiらが成功している．また，Wakayamaらは，マウスで凍結乾燥保存精子を用いて産仔を得たことを報告している．

生殖細胞の保存：生殖細胞の保存に関しては，精子の保存が先行し現在では凍結保存法が家畜，ヒトでほぼ確立されている．一方，卵子に関しては，1972年Whittinghamらによってマウス初期胚の緩慢凍結保存法が報告され，10年後の1983年にTrounson & Mohrによってヒト IVFプログラムに導入された．その後種々の技術開発が試みられ，現在では超急速ガラス化保存法が開発され，国内では誕生する子供2.5万人/年の60％の症例に用いられ，また，欧米のART先進国をはじめ広く世界で普及し応用されている．さらに生殖細胞そのものの保存に関しても現段階で凍結保存が可能となって

おり, 悪性の腫瘍などに罹患した患者の細胞を凍結保存している. また最近, Kanekoらは, ラット, マウスで3～5年間冷蔵庫で保存したフリーズドライ精子から産仔の作出に成功している[9].

将来展望: これまでに開発された生殖補助技術が全てART領域で完結されたわけではなく, 受精と胚発生に関する微小環境と制御因子などに関しては, 未だ不明の点が多い状況で産児が誕生しているのが現状であり, 最近, ヒト体外受精児において人為的操作を加えるほど出生児の体重が増加することが指摘されるようになり, ゲノムインプリンティングへの影響など今後未だ明らかにされていないことがらの究明に全力を注ぎ, 確たる技術にする必要がある. 一方, 世界の人口が70億人を超え食料資源の枯渇と環境の悪化に関する危機感は, 以前にも増して深刻化しており, また, 地球上に生息している哺乳動物種の約1/5は絶滅の危機にさらされている. 今後, これらの生殖補助技術がヒトのみならず生物における多様性の保持に貢献し地球を救う手法としてさらなる技術開発を望むものである.

■文献

1) Bavister BD. Early history of in vitro fertilization. Repuroduction. 2002; 124: 181-96.
2) Chang MC. Fertilizingcapacity of spematozoa deposited into fallopian tubes. Nature. 1951; 168: 697-8.
3) Yanagimachi R, Chang MC. Fertilization of hamster eggs in vitro. Nature. 1963; 200: 281-2.
4) Steptoe PC, Edwards RG. Birth after the reimplantation of a human embryo. Lancet. 1978; 12: 366.
5) Uehara T, Yanagimachi R. Microsurgical injection of spermatozoa into hamster eggs with subsequent transformation of sperm nuclei into male pronuclei. Biol Reprod. 1976; 15: 467-70.
6) Palermo GP, Joris H, Derde MP, et al. Pregnancies after intra-cytoplasmic injection of single spermatozoon into an oocyte. Lancet. 1992; 340: 17-8.
7) Whittingham DG, Leibo SP, Mazur P. Survival of mouse embryos, frozen to $-196°C$ and $-289°C$. Science. 1972; 178: 411-4.
8) Trounson AO, Mohr L. Human pregnancy following cryopreservation, thawing and transfer of an eight-cell embryo. Nature. 1983; 305: 707-9.

9) Kaneko T, Serikawa T. Successful long-term preservation of rat sperm by freeze-drying. PLoSONE. 2012; 7: e35043.

【遠藤　克】

3

不妊治療の近未来像

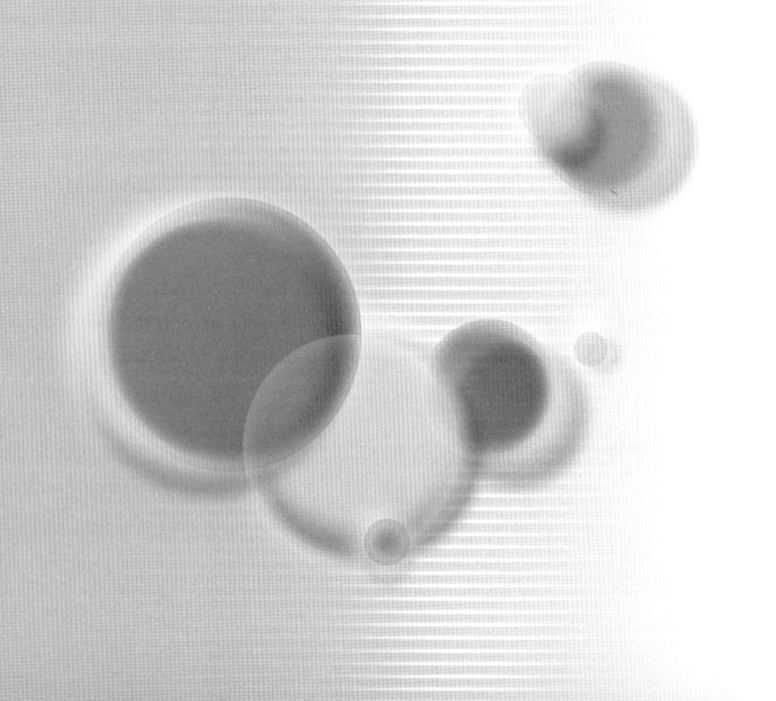

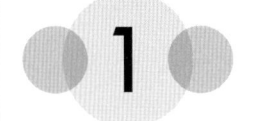

1 がん・生殖医療における配偶子と性腺凍結保存法

【3】不妊治療の近未来像

A 若年がん患者に対するがん・生殖医療を実践するにあたって

　若年患者に対するがん治療は，その内容によって性腺機能不全，妊孕性の消失，そして早期閉経の発来などを引き起こすことになる[1]．原則として医療者と若年がん患者は，何よりも病気を乗り切ることが唯一のゴールであるという共通の概念を有するため，がん治療によるこれらの有害事象を許容せざるを得ない現状がある．一方，若年がん患者は「がん」による将来の恐怖のみならず，若年だからこそ「妊孕性消失」に関する将来の不安も抱えることとなる．現在，若年がん患者における治療寛解後の凍結保存方法を用いた妊孕能温存法として，①配偶子（卵子，精子）凍結，②胚凍結，③性腺凍結があげられる．最も適した妊孕性温存の方法を選択するにあたり，以下にあげる因子が重要となる．すなわち，①がんの種類，②がんの進行の程度，③化学療法で使用される抗がん剤の種類，④化学療法の開始時期，⑤現在の年齢，⑥配偶者の有無などである．しかし，なによりも原疾患の治療が最優先されるべきであり，その治療を遅滞なく遂行することを大原則とし，がん・生殖医療は原疾患の治療を担当する医師によって妊孕性温存を考慮することが可能であると判断された場合においてのみ施行される治療となる．原疾患が診断された後，化学療法が始まるまでの間，妊孕性温存治療に与えられた

期間は長くても1カ月以内であることが多く，体外受精・胚凍結を行えたとしても1周期ぐらいが限度であり，一生分の妊孕能温存としては決して満足な治療とはならない現状がある．原疾患が寛解し不妊治療を開始できたとしてもがん治療専門医による精密検査は定期的に必ず行われるべきであり，妊孕性温存が不可能となるがんの進展がみられた際には原疾患の治療を優先させることを忘れてはならない．

B 抗がん剤による性腺への毒性

　卵巣は抗がん剤や放射線などの毒性を有する治療に対して大変敏感な性腺である．抗がん剤によって誘発される性腺毒性である化学療法誘発性無月経は，化学療法開始以後1年以内に生じる3カ月以上の無月経と定義され，稀発月経や無月経また無排卵症を呈し，その発生頻度は患者の年齢，抗がん剤の種類，抗がん剤の投与量に依存すると考えられている[2]．特に患者の年齢は重要な不良因子となり，Larsenらは思春期のがん患者では早期閉経発来となる確率が4倍も高まると報告している[3]．2006年に治療法別の卵巣機能不全リスクがASCO（米国臨床腫瘍学会）で報告されており，80%以上が卵巣機能不全となるものとしては造血幹細胞移植，40歳以上の乳がん患者へのアルキル化剤中心の化学療法があげられている[4]．

　18歳以上の長期生存小児がん患者3,390症例を対象とした解析によると，6.3%に早期閉経の発来が認められ，単回帰分析ではアルキル化剤（シクロホスファミド，ブスルファン，プロカルバジンなど）全てが，一方，重回帰分析では共にアルキル化剤であるプロカルバジン（年齢を問わず）とシクロホスファミド（13～20歳）が有意に卵巣機能不全のリスクが高い薬剤として抽出されている[5]．一方，乳がんに対する化学療法のレジメの1つであるシクロホスファミド（アルキル化剤）にメトトレキサートと5-FUを加えたCMF療法においても，68%の患者で無月経を誘発したという報告がある[6]．以上より，アルキル化剤は化学療法誘発性無月経を誘発する最もリスクの高い抗がん剤であると考えられている[7]．

　一方，抗がん剤による精巣に対する性腺毒性は，抗がん剤の種類や量，また投与期間によって様々であるが，重度の場合は永続的に無精子症となる．最も精巣毒性が強い薬剤は，シクロホスファミド，クロラムブシル，メルファ

ラン，ブスルファン，プロカルバジンなどのアルキル化剤を含むレジメンであり，90〜100％で一時的もしくは永続的な無精子症を引き起こすとされる[8,9]．なお非アルキル化剤では約1/3程度が無精子症となるが，ほぼ全例で回復すると考えられている[9]．一般的に精子形成には約64日間を要することから，抗がん剤による障害は精祖細胞が最も受けやすい[8]．そのため治療から約2〜3カ月経過すると精子濃度，運動率，正常形態率は減少するが，精漿分泌量は変化しないため精液量は減少しない．前述のように，造精機能低下の程度は様々であり，精祖細胞の障害が軽度であれば，生殖機能は1〜3年かけて回復することとなる[8]．しかし，精子濃度の低下が大きい症例ほどその回復には時間がかかり，高用量のアルキル化剤を含むレジメンでは無精子症のまま改善しない場合もある．

C 女性がん患者とがん・生殖医療

2006年のASCOの報告によると，標準的な妊孕性温存法は胚凍結かあるいは卵巣遮蔽や卵巣位置移動術となっており，配偶子（卵子）凍結と卵巣組織凍結は臨床試験の段階の技術であるとされている[4]．一方，卵巣組織凍結に関しては，2004年にベルギーのDonnezらが，アルキル化剤を用いたホジキン病患者に対して世界で初めて生児獲得に成功して以降，本技術によって13名の生児が得られており（表3-1）[10,11]．現在，欧州においては卵巣組織凍結・自家移植は新しい技術ではあるが，すでに臨床応用されるべき一般的な技術の1つであると認識されている[12]．男性とは異なり，女性がん患者は配偶子（未熟または成熟卵子）あるいは卵巣組織を外科的に採取しなければならず，月経周期によってはそのタイミングが合わないこともあることから，がんの診断後可能な限り早急にがん治療開始前に妊孕性温存の可能性を検討しなければならない．しかし，ASCOで推奨されている体外受精による胚凍結は，配偶者を有する患者に対してのみ施行できる妊孕性温存法であり，小児女性がん患者や過排卵刺激に関して慎重な対応を有する疾患（乳がんなど）や化学療法開始まで時間がない患者などは対象とならない．一方，配偶子（卵子）凍結に関しては，①配偶者がいなくても可能，②将来の婚姻関係に柔軟に対応可能，③卵子廃棄に伴う倫理的問題が少ないなど，受精卵凍結に比べて社会的問題が少ない．しかし未受精卵（卵子）凍結の妊娠率は一般体外受

●表 3-1 ヒト卵巣組織凍結・自家移植による生児獲得（2011 年）

No.	年齢	疾患名	凍結前化学療法	凍結方法	卵巣機能再開までの期間(月)	妊娠成立までの期間（月）	妊娠方法	出生児
1	25	ホジキン病	なし	緩慢	4.5	11	自然	1 児
2	19	神経内分泌腫瘍	なし	緩慢	3.5	9	自然	1 児
3	28	非ホジキンリンパ腫	あり	緩慢	6.5	11	体外受精	1 児
4	24	ホジキン病	あり なし	緩慢 緩慢	4	8 48	自然 自然	1 児 1 児
5	27	ユーイング肉腫	なし なし	緩慢 緩慢	4	6 25	体外受精 自然	1 児 1 児
6	25	ホジキン病	あり	緩慢	5.5	10	体外受精	1 児
7	20	ホジキン病	なし	緩慢	3.5	8	自然	1 児
8	27	顕微鏡的多発血管炎	あり	緩慢	4.5	11	体外受精	1 児
9	36	乳がん	なし	緩慢	3.5	10	体外受精	2 児
10	20	鎌状赤血球症	なし	緩慢	4	6	自然	1 児

精の妊娠率 30％と比べて 2.4％と非常に低く，その技術は依然研究段階の域を脱していない[13]．生殖医療の分野における凍結技術の向上と ICSI の併用によって妊娠率は上昇しているが，今後の技術進歩により卵子凍結が一般的な妊孕性温存法の 1 つとなるかどうかは定かでない．

　われわれの研究グループ（IVF なんばクリニック，近畿大学生物理工学部遺伝子工学科：細井美彦博士，イブバイオサイエンス研究所：竹之下誠博士）は，カニクイザルの卵巣組織を用いて前臨床試験を進めてきた結果，ヒト卵巣組織凍結法の標準的方法である緩慢凍結法を凌駕する新たな卵巣組織凍結法（超急速ガラス化法）を開発し[14-16]，本邦で初めて臨床応用を開始している．2011 年 12 月現在，超急速ガラス化法による卵巣組織凍結を 30 症例に対して施行している．その他，女性がん患者に対しては卵子凍結や胚凍結も行

い，妊孕性温存治療を希望しなかったがん患者に対しては化学療法施行中のホルモン採血や精神的サポートを行っている．

D 男性がん患者妊孕性温存とがん・生殖医療

精巣腫瘍の5年生存率は白金製剤を含む多剤併用療法により90%以上であり，特にI・II期であれば5年生存率は100%とされており，精巣腫瘍は予後良好な疾患であると考えられている[17]．

本邦における精巣腫瘍の罹患数は10万人当たり1～2人程度ではあるが，精巣腫瘍は15～35歳までの若い世代に発症し，40歳未満が全罹患の約3分の2を占めるため[18]，抗がん剤に起因する性腺機能低下や不妊症が治療寛解後の問題となるケースがある．生殖年齢にある若年男性がん患者に治療を行う際，性腺毒性を避けるため治療前に精子凍結施行を考慮するべきである．しかし現状は，①がん治療後に不妊症となる危険性について，②精子凍結保存の可能性について，③顕微授精を用いたがん治療後の妊娠方法など，に関する正確なインフォームドコンセントが行われない事例が多数存在している．ほとんどの男性がん患者は精子の凍結保存が可能であるが，実際には一部の患者しか治療前に精子が凍結保存されていない[19]．これは，患者あるいは医療者の精子凍結保存に関する認識不足を反映しており，またがん治療開始前に相談することが可能な男性専門の生殖医学研究施設が不足している点もその要因の1つである．米国における小児がん専門医に対する調査によると，80%の専門医が治療後の男性不妊を問題視し，さらに86%の専門医が妊孕性温存に関する検討を行うべきであると考えているにもかかわらず，実際にはわずか46%の専門医のみが生殖医に治療前に相談を行っていない事実がある[20]．

化学療法後の無精子症に対して，MD-TESE（顕微鏡下精巣内精子回収法）によって約4割で精子回収が可能となり，出産例の報告もある[21]．しかしながら，抗がん剤による精細胞のDNA損傷や染色体不分離などが生じることによって，子孫に遺伝子病が発生する可能性が否定できない．このように，化学療法施行後精子を利用した生殖補助医療に関するはデータが不充分であるが，精子凍結保存は最も非侵襲的でかつ妊娠率を下げない方法であることから，生殖医療に関与しない診療科でも，①抗がん剤による男性不妊症のリ

スクの説明，②回避方法の提示を徹底して行い，思春期以降の若年男性がん患者には精子凍結を勧めることが肝要であると考える．一方，思春期前で射出精子からの精子凍結ができない症例も存在する．思春期前における化学療法の性腺毒性は思春期後よりも低いと考えられていたが，思春期前後で影響に差がないとする報告もある[8]．若年であっても親を交えて充分に説明をし，可能な限り治療前に精子凍結を行うべきである．近年，射精自体が困難な年代の症例に対しては，精巣組織を凍結保存し異所性に移植後，成熟した精子を幹細胞から獲得する技術の開発に関する前臨床試験の報告もある[22-24]．

E 卵巣組織凍結・移植に関する話題

卵巣組織凍結に関する領域の第1人者であるDonnezは，「卵巣組織凍結は，早期閉経発来や緊急体外受精を施行しなければならない卵巣毒性を有する治療を受ける全ての若年女性がん患者に，選択肢として提供すべき医療行為である」と述べている[22]．しかし，卵巣組織凍結・自家移植に関してまだ解決すべき問題点として以下の4点があげられる：①適応疾患（がん細胞の再移入の問題），②凍結方法，③凍結切片の大きさ，④移植部位選定．ヒトにおける卵巣機能の回復は全ての凍結融解同所移植例で認められ，移植手術からE_2の上昇とFSHの低下を認めるまでに3.5〜6.5カ月の期間を要したという[10]．その期間の差は，主に卵巣組織片内の残存卵胞数によるものと考えられる．なお，数症例は卵巣凍結前にすでに1回目の化学療法が施行されており，その際卵巣機能回復までに5.5〜6.5カ月の時間を要したのに対し，化学療法が施行されていない症例においては3.5〜4.5カ月であったことから，化学療法開始前の卵巣組織凍結を推奨している[10]．以下に，解決すべき問題点4つに関する最近の話題を述べる（表3-2）．

●表3-2● 卵巣組織凍結・移植における生児獲得率向上に向けた改良すべき問題点

①適応疾患（がん細胞の再移入の問題）
②凍結方法（緩慢 vs ガラス化）
③凍結切片の大きさ（卵巣組織細切片 vs 卵巣全体）
④移植部位（同所性 vs 異所性）

1　適応疾患（がん細胞の再移入の問題）について

　Donnez の施設においては卵巣組織凍結の適応として，血液腫瘍疾患（ホジキン病，非ホジキンリンパ腫，白血病など）が最も多く（44.3%），その後乳がん（22.6%），卵巣がん（9.6%），横紋筋肉腫（9%），子宮頸がん（5%），脂肪肉腫（3.8%）と続いている[22]．しかし，凍結卵巣を移植する際には，卵巣組織内の微小残存がん病巣 minimal residual disease（MRD）が問題となることから，適応疾患をより慎重に選択すべきである．組織所見ならびに免疫組織化学染色で MRD が認められなかった症例の75%で染色体異常が PCR 法にて検出されたとの報告もあることから[23]，白血病に対しては慎重な対応が望まれる．一方婦人科がんにおいては，本邦においては子宮温存が可能な場合がその絶対的適応となることから，卵巣への転移を考慮しない疾患のみが対象となる．よって，原則として対象となる婦人科がん疾患はなく，子宮頸部腺がん（微小浸潤がん以上）や表層上皮性卵巣がんは例え妊孕性温存が可能な進行期であったとしても，卵巣組織凍結・移植の対象疾患とすべきではないと考える．また乳がんに関しては，58例の乳がん患者の卵巣組織を凍結し，異なる3カ所から切片を作成し免疫組織化学染色を行った結果，3.4%に乳がん細胞が検出されたとの Sanchez らの報告もあるが[26]，欧米では乳がん患者が卵巣組織凍結の適応疾患の上位となっている．卵巣組織を移植した場合の再発と卵巣がん発症（遺伝性乳がん・卵巣がん症候群）のリスクの観点から，遺伝性乳がん（BRCA1 あるいは BRCA2 遺伝子変異）患者に対する取り扱いを慎重に行う必要性があることを忘れてはならない．

2　凍結方法について

　現在，標準的な卵巣組織凍結保存法は緩慢凍結法であると認識されており，本技術によって得られた13名の生児は全て緩慢凍結法によるものである[10]．しかし，移植後ホルモン周期がどの程度維持されるかに関してはまだ充分に検証されておらず，卵巣刺激後の採卵で卵子が回収できない empty follicle の増加，得られた卵子の発育能の低下も明らかにされている[10,27]．緩慢凍結では冷却過程で溶液の水が氷結するため塩濃度が高くなることによる塩害[28]，細胞外に形成される氷晶による細胞への物理的障害が予想されるため，融解後の卵胞発育過程における卵母細胞の発育と顆粒膜細胞の成熟のバラン

スが損なわれている可能性も考えられる[29]．一方，ヒト卵巣組織における基礎的実験報告も散見され，Hovatta らは，ヒト卵巣組織を緩慢凍結法あるいはガラス化法で凍結した後に電子顕微鏡で形態を観察した結果，有意にガラス化法で間質の形態が良好であったと報告している[30]．われわれは，ガラス化法の新しいデバイスを作成し，本法による卵母細胞へのダメージを評価（電子顕微鏡）する目的で，2種類の耐凍剤を用いて3種類の凍結時間で至適なガラス化保存法を検討し，さらに緩慢凍結法と比較検討した結果，至適なガラス化法の開発に成功している[15,16]．ガラス化法はプログラムフリーザーや植氷を必要とせず緩慢凍結法と比較して簡便な方法ではあるが，グリセリンや DMSO，propandiol などの耐凍剤は細胞毒性を有する溶剤であることから，本法の安全性の確認や至適条件のさらなる検討が必要である．

3 凍結切片の大きさについて

ヒトにおける妊娠・出産の成功例では，卵巣組織は様々な大きさに細切され移植されている[32]．9組の1卵性双生児を対象に生卵巣あるいは凍結卵巣組織の移植に成功した Silber らは，一定の大きさに細切した卵巣組織を移植時に 9.0〜10.0 ナイロン糸で縫合している[33,34]．Silber によると，ヒト卵巣皮質 1 mm の厚さの中に原始卵胞が存在するので，1 mm の薄さが重要であるとのことである[34]．しかし，はたして卵巣組織の凍結は細切保存のほうが，卵巣全体で凍結保存するより良好な成績を得ることができるのであろうか？ 卵巣組織の大きさに関しては，①凍結に関連する問題と，②移植時に関連する問題の2点が解決される必要がある．

一方，ラットやヒツジの卵巣そのものを用いた凍結保存法に関する良好なデータに関する報告がある[35,36]．Arav らはヒツジの卵巣全体を凍結保存し，融解した卵巣全体と卵巣動静脈とを再縫合することによって，血流再回復のMRI による確認と卵胞発育を確認し，卵巣全体の凍結保存・移植の有用性を報告している[37]．また Martinez-Madrid らは，Nalgene 社製の凍結保存ボックスにヒト卵巣全体を凍結保存し，卵子の高い生存率を得ることができたと報告している[38]．しかし，血管新生，血管網の構築は組織が小さければ小さいほうが早いとする報告もあり[39]，さらに耐凍剤の卵巣組織への浸透性や血管再縫合の煩雑さ，至適凍結法が完全に確立されていない現状から考えて，

現段階では細切し凍結・移植する方法が選択されている.

4　移植部位選定について

　同所性自家移植であれば，通常の採卵も容易に施行でき，さらには自然妊娠も期待できる利点があることから，同所性自家移植が標準的な移植部位とされている．一方，これまでに異所性自家移植の成功例の報告も散見されている．Oktayらは，乳がん患者の凍結卵巣を融解後，前腕皮下に異所性自家移植し採卵に成功している[40]．しかし異所性自家移植は，皮下組織圧が腹腔内の組織圧と異なることや体表に近い温度（低温）であることが，同所性自家移植に劣る理由であると考えられている[38]．一方，Rosendahlらは腹壁直下の腹膜に異所性自家移植した卵巣組織から採卵に成功し顕微授精後の胚移植で，妊娠継続には至らなかったが妊娠反応陽性にまで至ったと報告している[41]．また，Andersenらは，残存卵巣とともに前腹壁と骨盤壁にも異所性自家移植した2人のホジキンリンパ腫の患者で，異所性移植部位からの採卵に成功し，1症例は顕微授精後に4細胞期までの成長が確認されている[42]．さらに，Kimらは腹直筋下のスペースに卵巣組織を異所性に移植することによって採卵に成功し，受精にまでは至っていないが最長で40カ月にわたってホルモン周期の継続の確認を報告している[43]．われわれは，両側卵巣を摘出しなければならない症例や，骨盤内への放射線照射症例など残存卵巣に同所性移植できない症例に対する至適な異所性移植部位の検討のため，カニクイザルを用いた異所性移植実験を行った．その結果，大網や後腹膜などが異所性移植部位となり得る可能性が明らかとなった[14,15]．Diaz-garciaらも同様に，新鮮卵巣組織の移植による結果ではあるが霊長類においてわれわれの報告と同様に，大網が異所性移植部位となり得る可能性を報告している[44]．

むすび

　若年がん患者は何よりも原疾患に対する治療を優先すべきであると医療者が考えるのは当然であり，妊孕性温存に対する対策は二の次となるはずである．しかし，がんに対する診断法や治療法の進歩に伴って，若年がん患者が妊孕性を温存した治療を選択する機会が増加しつつある現在，症例によっては治療寛解後の妊孕性温存に関する充分な対策を治療開始前から練る必要性

がある.

■文献

1) Lutchman Sigh L, Davies M, Chatterjee R. Fertility in female cancer survivors: pathophysiology, preservation and the role of ovarian reserve testing. Hum Reprod Update. 2005; 11: 69-89.
2) Gadducci A, Cosio S, Genazzani AR. Ovarian function and childbearing issues in breast cancer survivors. Gynecological Endocrinol. 2007; 23: 625-31.
3) Larsen EC, Muller J, Schmiegelow K, et al. Reduced ovarian function in long-term survivors of radiation- and chemotherapy-treated childhood cancer. J Clin Endcrinol Metabol. 2003; 88: 5307-14.
4) Lee SJ, Schover LR, Partridge AH, et al. American Society of Clinical Oncology recommendations on fertility preservation in cancer patients. J Clin Oncol. 2006; 24: 2917-31.
5) Chemaitilly W, Mertens AC, Mitby P, et al. Acute ivarian failure and infertility in female after treatment for childhood cancer diagnosed in 1964-1988 in Ontario, Canada. Am J Epidemiol. 2006; 150: 245-54.
6) Bines J, Oleske DM, Cobleigh MA. Ovarian function in premenopausal women treated with adjuvant chemotherapy for breast cancer. J Clin Oncol. 1996; 14: 1718-29.
7) Meirow D, Lewis H, Nurgent D, et al. Subclinical depletion of primodial follicular reserve in mice treated with cyclophosphamide: clinical importance and proposed accurate invesitigation tool. Hum Reprod. 1999; 14: 1903-7.
8) Marvi L. Male gonadal toxicity. Pediatr Blood Cancer. 2009; 53: 261-6.
9) Marleen AE. van der Kaaij. Fertility preservation after chemotherapy for Hodgkin lymphoma. Hematol Oncol. 2010; 28: 168-79.
10) Donnez J, Silber S, Andersen C, et al. Children born after autotransplantation of cryopreserved ovarian tissue. A review of 13 live births. Annal of Medicine. 2011; 43: 437-50.
11) Donnez J, Dolmans MM. Preservation of fertility in females with haematological malignancy. Brit J Haematol. 2011; 154: 175-84.
12) von Wolf M, Donnez J, Hovatta O, et al. Cryopeservation and autotransplantation of human ovarian tissue prior to cytotoxic therapy—A technique in its infancy but already successful in fertility preservation. E J Cancer. 2009; 45: 1547-53.
13) Elst JV. Oocyte freezing: here to stay? Hum Reprod Update. 2003; 9:

463-70.
14) Igarashi S, Suzuki N, Hashimoto S, et al. Heterotopic autotransplantation of ovarian cortex in cynomolgus monkeys. Hum Cell. 2010; 3: 26-34.
15) Suzuki N, Hashimoto S, Igarashi S, et al. Heterotopic autotransplantation of ovarian cortex in cynomolgus monkeys. World Congress on Fertility Preservation. 2009; OC 17.
16) Hashimoto S, Suzuki N, Yamanaka M, et al. Effects of vitrification solutions and equilibration times on the morphology of cynomolgus ovarian tissues vitrified ultra-rapidly by direct plunging into liquid nitrogen. RBM Online. 2010; 21: 501-9.
17) 中尾 篤. 精巣腫瘍 89 例の臨床的検討. 臨床泌尿器科. 2009; 63: 609-15.
18) 堀川洋平. 精巣腫瘍―予後不良群に対する治療戦略. 臨床泌尿器科. 2009; 63-5: 345-50.
19) Woodruff TK. The Oncofertility Consortium: addressing fertility in young people with cancer. Nat Rev Clin Oncol. 2010; 7: 466-75.
20) Köhler TS, Kondapalli LA, Shah A, et al. Results from the survey for preservation of adolescent reproduction (SPARE) study: gender disparity in delivery of fertility preservation message to adolescents with cancer. J Assist Reprod Genet. 2011; 28: 269-77.
21) 岡田 弘, 他. 抗癌化学療法後の無精子症に対する精巣内精子採取術と顕微授精の成績. 日本癌治療学会誌. 2009; 45: SP4-12.
22) Schlatt S, Ehmcke J, Jahnukainen K. Testicular stem cells for fertility preservation: preclinical studies on male germ cell transplantation and testicular grafting. Pediatr Blood Cancer. 2009; 53: 274-80.
23) Curaba M. Can prepubertal human testicular tissue be cryopreserved by vitrification? Fertil Steril. 2011; 95: 2123. e9-12.
24) Wyns C, Curaba M, Petit S, et al. Management of fertility preservation in prepubertal patients: 5 years experience at the Catholic University of Louuvain. Hum Reprod. 2011; 26: 737-47.
25) Rosendahl M, Andersen MT, Andersen MK, et al. Minimal residual disease in cryopreserved ovarian cortex from patients with leukemia. World Congress on Fertility Preservation. 2009; OC12.
26) Sancez M, Rosello-Sastre E, Teruel J, et al. Incidence of micrometastasses in women with breast cancer requesting ovarian cryopreservation to preserve fertility. Abs 23rd Annual Meeting of the ESHRE, Lyon, France. 2007; O-108, i43.
27) Dolmans MM, Donez J, Camboni A, et al. IVF outcomes in patients with orthotopically transplanted ovarian tissue. Hum Reprod. 2009; 24: 2778-

87.
28) 葛西孫三郎. 生殖系列細胞の保存. 生命の誕生に向けて. 日本哺乳動物卵子学会, 編. 近代出版; 2005. p.35-43.
29) Nottola SA, Camboni A, Van Langendonckt A et al. Cryopreservation and xenotransplantation of human ovarian tissue: an ultrastructural study. Fertil Steril. 2008; 90: 23-32.
30) Keros V, Xella S, Hultenby K, et al. Vitrification versus controlled-rate freezing in cryopreservation of human ovarian tissue. Hum Reprod. 2009; 25: 1670-83.
31) Amorim CA, David A, Langendonckt AV, et al. Vitrification of human ovarian tissue; effect of different solutions and procedures. Fertil Steril. 2011; 95: 1094-7.
32) Donnez J, Squiffelt J, Van Eyck AS, et al. Restoration of ovarian function in orthotopically transplanted cryopreservaed ovarian tissue; a pilot experience. RBM Online. 2008; 16: 694-704.
33) Silber SJ, DeRosa M, Pineda J, et al. A series of monozygotic twins discordant for ovarian failure: ovary trasnplantation (cortical versus microvascular) and cryopreservation. Hum Reprod. 2008; 23: 1531-7.
34) Silber SJ. Transplantation of fresh ovarian tissue: Cortical graft versus whole ovary? World Congress on Fertility Preservation L15. 2009
35) Yin H, Wang X, Kim SS, et al. Transplantation of intact rat gonads using vascular anastomosis: effect of cryopresevation, ischemia and genotype. Hum Reprod. 2003; 18: 1165-72.
36) Bedaiwy A, Jeremias E, Gurunluoglu R, et al. Restortion of ovarian function after autotransplantation of intact frozen-thawed sheep ovaries with microvascular anastomosis. Fertil Steril. 2003; 79: 594-602.
37) Arav A, Revel A, Nathan, et al. Oocyte recovery, embryo development and ovarian function after cryopreservation and transplantation of whole sheep ovary. Hum Reprod. 2005; 20: 3354-9.
38) Martinez-Madrid B, Dolmans MM, Langendonckt AV, et al. Freeze-thawing intact human ovary with its vascular pedicle with a passive cooling device. Fertil Steril. 2004; 82: 1390-4.
39) Pertoianu A, Vasconcellos LS, Alberti LR, et al. The influence of venous drainage on autologous ovarian transplantation. J Surg Res. 2005; 124: 175-9.
40) Oktay K, Buyuk E, Veeck L, et al. Embryo development after heterotopic transplantation of cryopreserved ovarian tissue. Lancet. 2004; 363: 837-40.

41) Rosendahl M, Loft A, Byskov AG, et al, Biochemical pregnancy after fertilization of an oocyte/aspirated from a heterotopic autotransplantation of cryopreserved ovarian tissue: case report. Hum Reprod. 2006; 21: 2006-9.
42) Andersen CY, Rosendahk M, Byskov AG, et al. Two successful pregnancies following autortansplantation of frozen/thawed ovarian tissue. Hum Reprod. 2008; 23: 2266-72.
43) Kim SS, Lee WS, Chung MK, et al. Long-term ovarian function and fertility after heterotopic autotransplantation of cryobanked human ovarian tissue: 8-year experience in cancer patients. Fertil Steril. 2009; 91: 2349-54.
44) Diaz-Garcia C, Milenkovic M, Groth K, et al. Ovarian cortex transplantation in the baboon: comparison of four different intra-abdominal transplantation sites. Hum Reprod. 2011; 26: 3303-11.

【鈴木　直・高江正道・石塚文平】

【3】不妊治療の近未来像

2 ARTとインプリンティング異常症

　体外受精による出生が，ロバート・G・エドワーズ（Robert Geoffrey Edwards）博士とパトリック・ステプトー（Patrick Christopher Steptoe）医師により1978年に初めて報告されて以降，生殖補助医療 assisted reproductive technology（ART）は目覚ましく進歩し，それまで自分たちの遺伝学的形質を継承した児を得ることができなかったカップルにも，児を得ることができる可能性が拡大した．現在 ART は広く普及し，日本では年間2万人を超える児が ART により出生している．そのことからも，ART の安全性は社会的に受け入れられているといえる．しかし，21世紀に入り，ART 治療後にインプリンティング異常症の発症が，自然妊娠に比較して多いという報告が複数もたらされた．本稿では，注目されるようになった ART とインプリンティング異常症について述べる．

A インプリンティングとは

　インプリンティング imprinting はゲノムインプリンティング genomic imprinting ともいい，一方の親から継承した遺伝子が選択的に機能（発現）し，他方の親の遺伝子は機能しない哺乳動物に認められる機構のことである．このような機構を有する遺伝子をインプリント遺伝子 imprinted gene というが，他の多くの遺伝子では一対の対立遺伝子が同時に発現し，生体の構造や機能を調節しているのに対して，インプリント遺伝子では父親由来と母親由

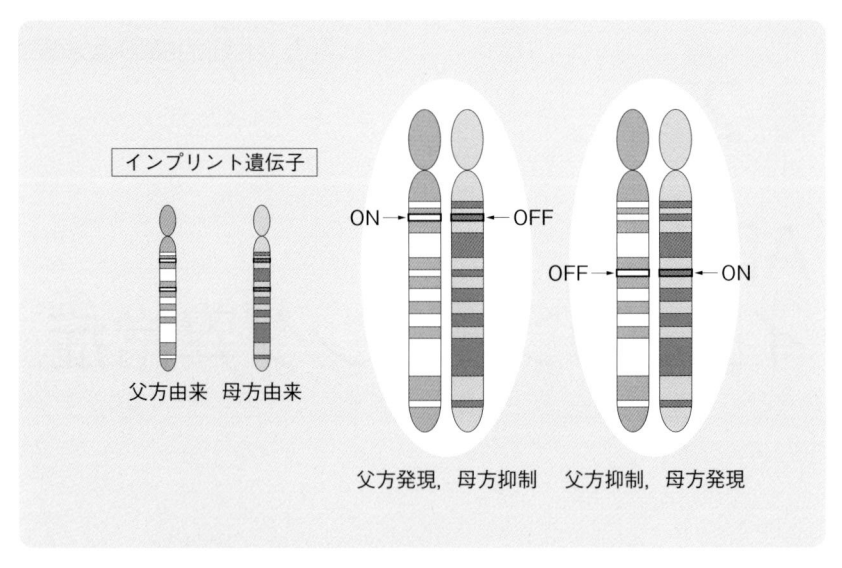

●図 3-1●インプリント遺伝子とインプリンティング

来の遺伝子のうち一方が選択的に発現し，他方が抑制の状態において均衡が保たれ正常に機能する（図3-1）．ヒトにおいてインプリント遺伝子は約80種類同定されており[1]，その多くが胎盤形成や発生に関与している．インプリンティングは，クローン技術である核移植実験において，父親と母親に由来するゲノムが機能的に等価ではなく，個体発生にはその双方が必要であることが示されたことにより解析が進んだ．

DNA塩基配列の変化を伴うことなく，個体発生や細胞分化の過程において遺伝子発現を制御する後天的遺伝子発現機構をエピジェネティクス epigenetics といい，インプリンティングはエピジェネティクスの1つの機構である．エピジェネティクスにはDNAのメチル化や，核蛋白であるヒストンのメチル化やアセチル化などのヒストン修飾が関与しており，環境因子により影響を受ける可能性が示唆されている．

インプリンティングはインプリント遺伝子に制御されており，インプリント遺伝子には生殖細胞の形成過程において「記憶」が刷り込まれる遺伝的刷り込みが行われる．すなわち初期発生における生殖系列の細胞で脱メチル化が生じ，親由来のインプリントが消去され，精子や卵子の形成過程や初期胚

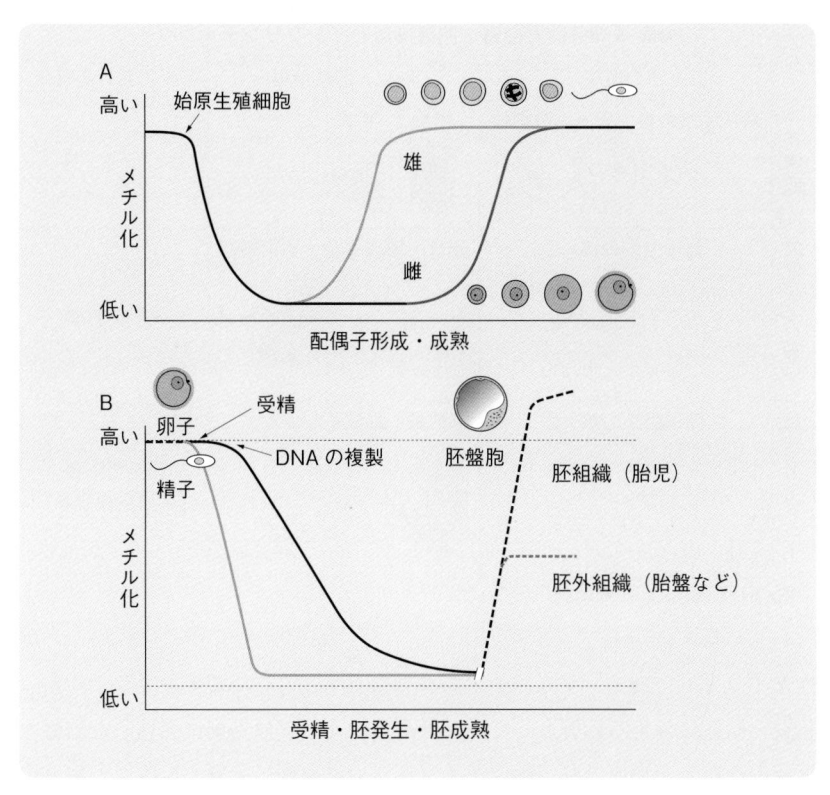

●図 3-2● インプリントの消去とリプログラミング
〜配偶子形成および初期胚におけるメチル化〜

の段階でリプログラミングされる（図 3-2）[2]．

B インプリンティング異常症

　インプリンティング異常は，クローン技術の核移植研究において注目され，モデル動物により解析が進んだ．クローン動物の生産率が低いことや，胎仔や胎盤の大きさに異常が生じるのは，インプリンティングの変化によるものであると考えられており，標準よりも大きい個体が出生する large offspring syndrome（LOS）も，インプリンティング異常によるものである．

　通常，一対の染色体は，1 本は父親から，他方は母親から受け継がれるが，2 本の染色体とも片親から受け継ぐ異常を，片親性ダイソミーという．片親

● 表 3-3 ● 胎児発育・胎盤形成とインプリンティング

	胚の形成	胎児・胎盤所見	ヒトにおける疾患
正常胚	精子由来の核＋卵子由来の核	標準　標準	
父性ダイソミー	精子由来の核×2	発育・形成不全　異常増殖	全胞状奇胎
母性ダイソミー	卵子由来の核×2	過成長　形成不全	卵巣奇形腫（卵巣皮様嚢腫）

● 父由来のゲノム　● 母由来のゲノム

性ダイソミーではインプリンティング異常が生じる．片親性ダイソミーが，胎児・胎盤に与える影響として，父性ダイソミーでは過剰に発育した胎盤と痕跡的な胎児が形成され，母性ダイソミーでは過剰に発育した胎児と胎盤の発育不良が認められる．これらの機構異常により臨床で認められる病態として胞状奇胎と卵巣奇形腫がある．父由来のゲノムのみをもつ雄性発生胚は胎盤の異常増殖をきたす全胞状奇胎となり，母由来のゲノムのみをもつ雌性発生では卵巣奇形腫が形成される（表3-3）．

ヒトにおいて児の発育異常をきたすインプリンティング異常症として，Beckwith-Wiedemann症候群（BWS）とSilver-Russell症候群（SRS）がある．BWSは過成長と臍帯ヘルニアおよび巨舌を3主徴とする症候群であり，それに対してSRSは，胎児発育不全 intrauterine growth restriction（IUGR），出生後の成長障害，相対的大頭症を伴う逆三角形の顔貌，左右非対称を主徴とする症候群である．BWSは11番染色体短腕（11p15.5領域）に存在する成長関連のインプリント遺伝子が関与しているインプリンティング異常症である．発症メカニズムには，片親ダイソミーによるインプリンティングの破綻やインプリント遺伝子のメチル化異常が確認されている[3]．SRS

でも，7番染色体の母性片親ダイソミーやインプリント遺伝子のメチル化異常が認められている[4]．BWSとSRSとでは，いずれにもインプリント遺伝子である*H19*のメチル化異常を認める症例が存在するが，BWSでは*H19*が高メチル化状態となり過成長を呈し，それに対してSRSは*H19*が低メチル化状態となってIUGRが生じる．これらのインプリンティング異常症候群以外にも，IUGRで*H19*のメチル化異常が複数報告されている[5]．胎児期の発育不良（低栄養）は，飢餓状態での代謝情報がインプリントされ，その記憶は出生後に栄養状態が改善してからも持続することから過栄養状態（肥満）となりやすく，高血圧症や糖代謝異常症などの成人病の一部の発症原因となる（developmental origins of health and disease: DOHaD）[6]．

他にヒトのインプリンティング異常症としては，Prader-Willi症候群（PWS）やAngelman症候群（AS）があげられる．PWSは新生児期および乳児期の筋緊張低下，皮膚の色素低形成，性器形成不良，幼児期からの過食，肥満，精神遅滞を主徴とする症候群で，ASは重度の精神発達遅延，てんかん，失調歩行，笑い発作を主徴とする．PWSとASは別の疾患であるにもかかわらず，いずれも15番染色体長腕（15q11-q13領域）に責任遺伝子座が存在する．PWSは父性インプリント遺伝子の異常，ASは母性インプリント遺伝子の異常により発生する（表3-4）．他に網膜芽細胞腫や肺がんや肝臓がん，白血病など悪性疾患の一部や，循環器疾患，代謝異常症などでもインプリンティング異常症が報告されている．

C ARTとインプリンティング異常症

ARTによるインプリンティング異常の懸念は，体外培養によってLOSが発生した報告を発端とし[7]，さらに前述のインプリンティング異常症の発生が，自然妊娠児と比較してART出生児に多いことが複数報告されたことによる（表3-5）．臨床的に異常を認めていない児においても，ART出生児と自然妊娠児を比較したメチル化解析において，ART出生児でメチル化にばらつきが大きかったことが報告されており，ARTがメチル化異常のリスク因子である可能性が否定できない結果であった[8]．ARTには，排卵誘発，体外培養，受精操作，胚の凍結・融解など，多くの操作が存在するが，いずれの段階においてもインプリンティングに影響がおよぶ可能性は存在するとい

●表3-4●インプリンティング異常症の特徴

	Beckwith-Wiedemann 症候群	Silver-Russell 症候群
発生頻度	1/13,700	1/3,000〜100,000
主症状	臍帯ヘルニア 巨舌 巨体 Wilms 腫瘍発生高率	子宮内胎児発育遅延 出生後の成長障害 相対的大頭症,逆三角形顔貌 左右非対称　など
病因	11p15.5 のインプリンティング異常 インプリンティング遺伝子（*KCNQ1OT1*, *IGF2*, *H19*, *CDKN1C* など）が関与	11p15.5 のインプリンティング異常 インプリンティング遺伝子（*IGF2*, *H19*, *KCNQ1IT1*, *DKL1*, *CDKN1C* など）が関与

　える．具体的な報告例を見てみると，排卵誘発では，過排卵によりインプリント遺伝子のメチル化異常が増加する可能性が報告されており[9]，また，体外培養や培養環境によりインプリント遺伝子の発現変化が報告されている[10]．受精方法の違いによるインプリンティングへの影響は，IVF 後でも ICSI 後でもインプリンティング異常が報告されていることから，その影響は明らかではない．しかし，乏精子症患者の精子において，インプリント遺伝子のメチル化の変化が報告されていることから[11]，受精方法選択の背景となる精液所見により，児のインプリンティングが変化する可能性は否定できない．また，凍結・融解胚移植では，新鮮胚移植と比較して児の体重増加が認められ，インプリンティングが関与している可能性がある．胎児期の発育・栄養状態は成人期の疾患発症に関与する可能性があることから（DOHaD），児の長期予後の観点から解析が重要である．

　ART では，インプリンティング異常の発生が高頻度である印象を受ける

Prader-Willi 症候群	Angelman 症候群
1/10,000〜15,000	1/15,000
過食, 肥満, 低身長 乳幼児期の筋力低下 皮膚の色素低形成, 性器形成不良, 精神遅滞 など	精神発達遅延, てんかん 操り人形様失調歩行 笑い発作 など
責任遺伝子座 15q11-q13 の異常 欠失: 約 70% 母性ダイソミー: 約 25% インプリンティング異常: 数%	責任遺伝子座 15q11-q13 の異常 欠失 父性ダイソミー インプリンティング異常 (*UBA3A*, *UbE3* など)

が, ART そのものがリスク因子なのか, あるいは ART を必要とする不妊が原因であるのかは不明である (図 3-3). ART とインプリンティング異常症の関連は, 患者集団における ART 症例の割合を自然妊娠群あるいは一般集団と比較しているものがほとんどであるが, ART 集団を母集団としてインプリンティング異常症の発生率をみてみると, ART はインプリンティング異常症を増加させないと報告されている[12].

D 今後の検討課題

　ゲノムインプリンティングは, 胎児・胎盤の発生・分化・発育に関与し, 出生後にも影響する可能性が示唆されることから, 次世代の健康を考えるうえで重要な機構である. ART とインプリンティング異常症の関係を明らかとするためには, 今後さらに検討を必要とするが, その影響を評価するためには, 不妊背景や患者年齢, ICSI などの手技や排卵誘発の有無, 受精方法,

● 表 3-5 ● インプリンティング異常症と ART 関連報告の例

インプリンティング異常症	ART 児の発症頻度	ART 児に関連した代表的な報告内容
Beckwith-Wiedemann 症候群	3.2〜9 倍	大規模調査で ART との関連が認められたという報告あり．KvDMR1 の低メチル化．
Silver-Russell 症候群	―	H19 の低メチル化
過成長	―	凍結・融解胚移植後で出生体重が新鮮胚移植と比較して大きい
子宮内胎児発育遅延	1.26 倍	H19 の低メチル化
Prader-Willi 症候群	ART で高値（$P=2.7\times 10^{-7}$）母親年齢適合集団で有意差なし	15 番染色体母性ダイソミーエピ変異と高齢出産の関与
Angelman 症候群	6〜17.8 倍	IVF でも ICSI でも報告あり．一卵性双胎の一方のみ発症の報告がある．大規模調査で ART との関連が認められたという報告あり．UbE3, SNRPN（15q11-q13 領域）のインプリント異常，低メチル化
網膜芽細胞腫	―	IVF で報告あり．RB1（13q14）のインプリンティング異常．

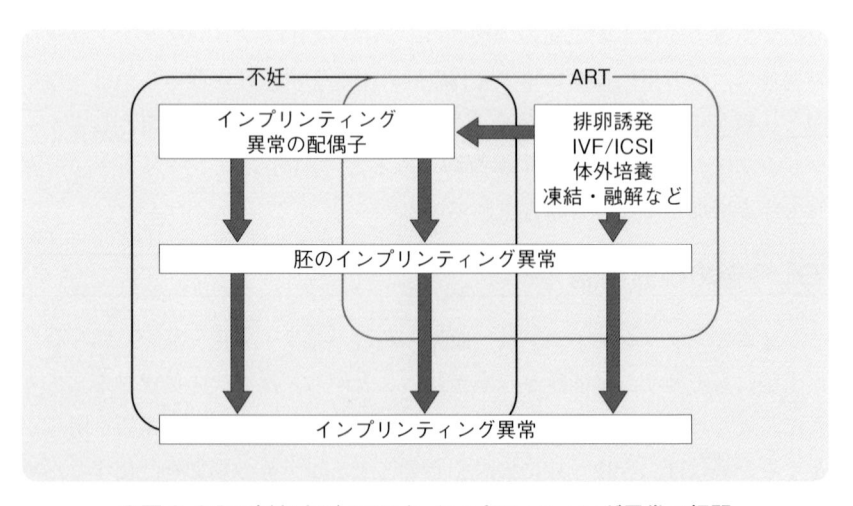

● 図 3-3 ● 不妊および ART とインプリンティング異常の相関

【3】不妊治療の近未来像

体外培養期間や培養環境，さらには既往歴や生活習慣など，多くの交絡因子を考慮する必要がある．そして，出生した児の長期予後のフォローアップも含め，大規模な調査とデータの蓄積が重要である．

■文献
1) Lewis A, Reik W. How imprinting centers work. Cytogenet Genome Res. 2006; 113: 81-9.
2) Reik W, Dean W, Walter J. Epigenetic reprogramming in mammalian development. Science. 2001; 293: 1089-93.
3) DeBaun MR, Niemitz EL, Feinberg AP. Association of in vitro fertilization with Beckwith-Wiedemann syndrome and epigenetic alterations of LIT1 and H19. Am J Hum Genet. 2003; 72: 156-60.
4) Eqqermann T. Silver-Russell syndrome. Am J Med Genet C Semin Genet. 2010; 15: 355-64.
5) Guo L, Choufani S, Ferreira J, et al. Altered gene expression and methylation of the human chromosome 11 imprinted region in small for gestational age (SGA) placentae. Dev Biol. 2008; 320: 79-91.
6) Wadhwa PD, Buss C, Entringer S, et al. Developmental origins of health and disease: brief history of the approach and current focus on epigenetic mechanisms. Semin Reprod Med. 2009; 27: 358-68.
7) Young LE, Sinclair KD, Wilmut I. Large offspring syndrome in cattle and sheep. Rev Reprod. 1998; 3: 155-63.
8) Tierling S, Souren NY, Gries J, et al. Assisted reproductive technologies do not enhance the variability of DNA methylation imprints in human. J Med Genet. 2010; 47: 371-6.
9) Sato A, Otsu E, Negishi H, et al. Aberrant DNA methylation of imprinted loci in superovulated oocytes. Hum Reprod. 2007; 22: 26-35.
10) Khosla S, Dean W, Brown D, et al. Culture of preimplantation mouse embryos affects fetal development and the expression of imprinted genes. Biol Reprod. 2001; 64: 918-26.
11) Marques CJ, Costa P, Vaz B, et al. Abnormal methylation of imprinted genes in human sperm is associated with oligozoospermia. Mol Hum Reprod. 2008; 14: 67-74.
12) Lidegaard O, Pinborg A, Andersen AN. Imprinting diseases and IVF: Danish National IVF cohort study. Hum Reprod. 2005; 20: 950-4.

【片桐由起子】

精子幹細胞の不妊治療への応用

　幹細胞は，臓器・組織の維持に必須の存在である．精子幹細胞も生涯にわたる精子形成の維持になくてはならない．この細胞の増殖・分化を操作し，不妊治療に応用するための基盤技術は近年格段の進歩を遂げている．それらの成果を概説する．

A 精原細胞移植（精細管内移植法）の開発

　精子幹細胞の不妊治療への応用を考える場合，最も重要な研究成果は1994年に開発された精原細胞移植法（精細管内移植法）である[1]．この移植法により，精子幹細胞の研究は古典的な形態学の時代から最先端の細胞科学の時代に一挙に進展した．マウスを用いた当初の研究から，精子幹細胞が単離可能であり，短期間なら培養もできることが示されたからだ[2]．それに引き続いて，次々に新しい知見が得られていった．精子幹細胞の純化が進み，特異的に発現している複数の遺伝子が明らかになってきた．ラットからマウスなどの異種間での移植が行われ，動物種毎の特異性も解析された．精子形成の速度を規定しているのは，セルトリ細胞ではなく生殖細胞自体であることもわかった．また精子幹細胞が他一般の細胞と同様の方法で凍結保存できることも示された．さらに精子形成がまったく生じていない変異不妊マウスの精子幹細胞を別の宿主マウスに移植すると精子形成が誘導されることも明らかとなり，不妊治療への応用展開の可能性も示された[3]．このように精原細

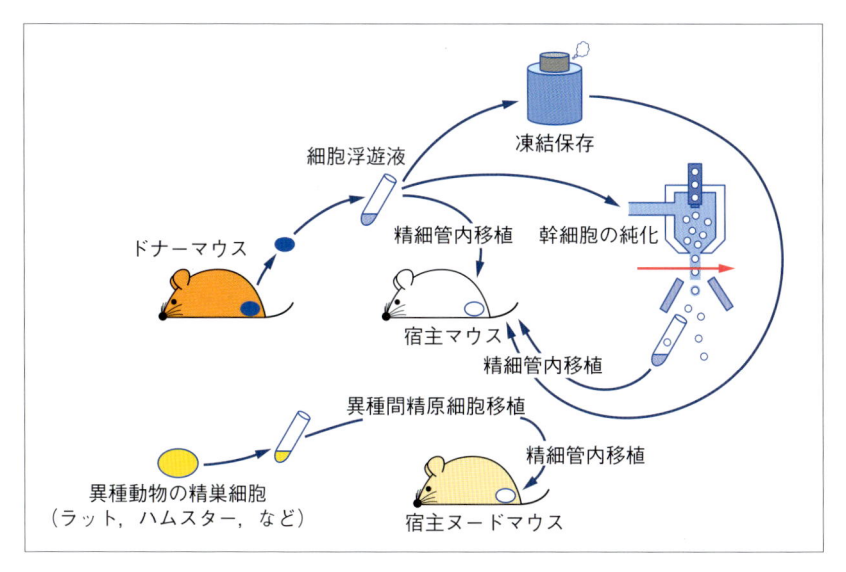

●図 3-4● 精原細胞移植法（精細管内移植法）の応用展開

移植法は精子幹細胞の基礎研究の発展および臨床応用への展望を開いた（図 3-4）．

B 精子幹細胞の培養（GS 細胞の樹立）

　精原細胞移植の開発が与えた波及効果のなかで，最も重要なことは，精子幹細胞の機能アッセイ法としての応用である．これにより精子幹細胞を後見的ではあるが同定することが可能となり，培養法の開発へとつながっていった．しかし，精子幹細胞を培養下で自己複製増殖させることは現実的には容易ではなく，その研究は困難をきわめた．その壁を破るためにはもう 1 つ重要な情報が必要だった．それは精子幹細胞の自己複製増殖を促進する因子の正体である．2000 年の Science に報告された論文「Regulation of cell fate decision of undifferentiated spermatogonia by GDNF」がその意味で，非常に重要な情報を提供した[4]．そして 2003 年，GDNF を含む培養液中でマウス精子幹細胞は無限ともいえる自己複製増殖を開始した[5]．培養された精子幹細胞は germline stem cell（GS 細胞）と名付けられた．GS 細胞は指数関数的に安定して増殖し，精細管内に移植すると完全な精子形成を再生した．移植さ

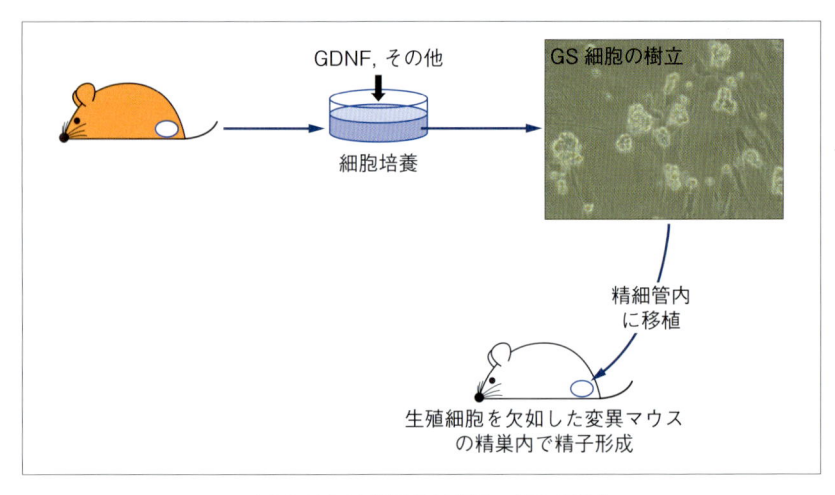

●図3-5●培養精子幹細胞（GS細胞）

れた宿主マウスの精巣から精子を回収し，顕微授精することもでき，自然交配で産仔を得ることも可能であった（図3-5）．その後 GS 細胞はラットからも樹立された．さらにげっ歯類以外の動物としてウサギの精子幹細胞の培養の報告もなされた[6]．これらの報告の他にヒト精子幹細胞の培養に関する報告もあるが，自己複製増殖を示す確かな証拠は未だない．今後のさらなる培養条件の至適化が待たれる．

C 器官培養法での in vitro 精子形成

　精子幹細胞の培養下増殖が可能になれば，in vitro 精子形成の研究が加速されると筆者は考えていた．しかしながら，GS 細胞からの in vitro 精子形成の研究はこれといった進展がみられなかった．筆者らの実験でも減数分裂を誘導し，半数体形成させることは非常に困難であるように思えた．その一方で，ES 細胞から in vitro で精子が作られたという研究結果が複数報告された．ただし，それらの報告は追試されることはなかった．そのような状況下で，筆者らは，本格的に in vitro 精子形成の実験に取り組むことになった．そして，その手始めとして，Steinberger 達の器官培養法を再検討することから開始した[7]．彼らの方法に従い，培養法は気層液層境界部培養法（gas-liquid interphase method）を採用した．さらにウナギの精子形成で実績のあ

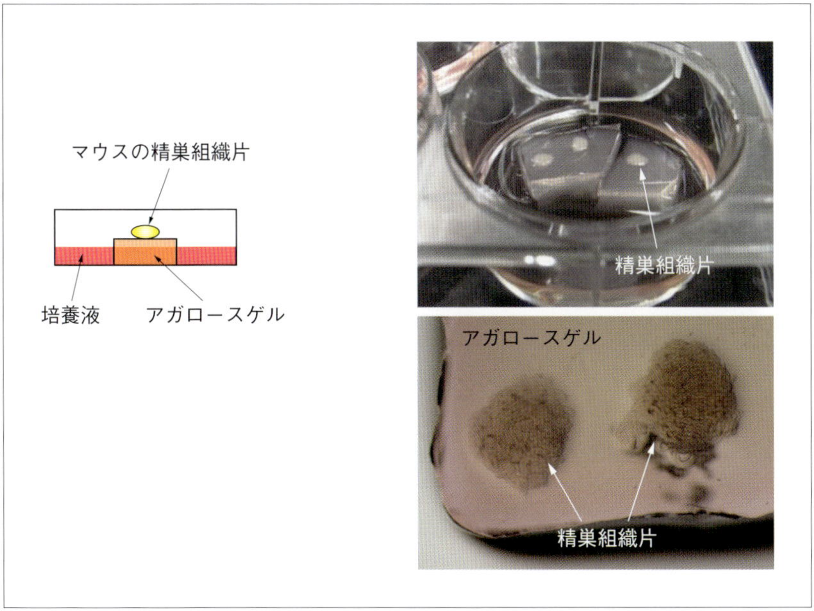

●図 3-6● 気層液層境界部培養法

る三浦らの方法[8]を改良し，アガロースゲル上に組織片を乗せる単純な方法を完成した（図3-6）．また，精子形成の進行を簡単に判別できるように，2系統のGFPトランスジェニックマウス（Tg）を用いた（図3-7）．*Gsg2*（*haspin*）-GFP Tgは減数分裂終末期から淡くGFPが発現し，半数体細胞になると強くGFPを発現する．*Acrosin*-GFP Tgは，減数分裂の中期からGFPを発現し，半数体になるとそのGFPはアクロソームキャップに集簇するため，円形精子細胞の同定にも優れている．これらのマウス精巣は生下時にはGFPを発現しておらず，*Gsg2*-GFP Tgでは生後20日目ごろから，*Acr*-GFP Tgでは生後15日目ごろから精細管内に減数分裂の進行に応じてGFPが発現する．これらのマウス精巣を用いることで，培養実験を継続したままGFPの発現を観察でき，精子形成の進行を簡便かつ鋭敏に判定することができた．

以上のような準備のもと実験を開始すると，生後7.5～11.5日齢の*Acr*-GFP Tgおよび*Gsg2*-GFP Tgの精巣組織片の培養では，*in vivo*とほぼ同様

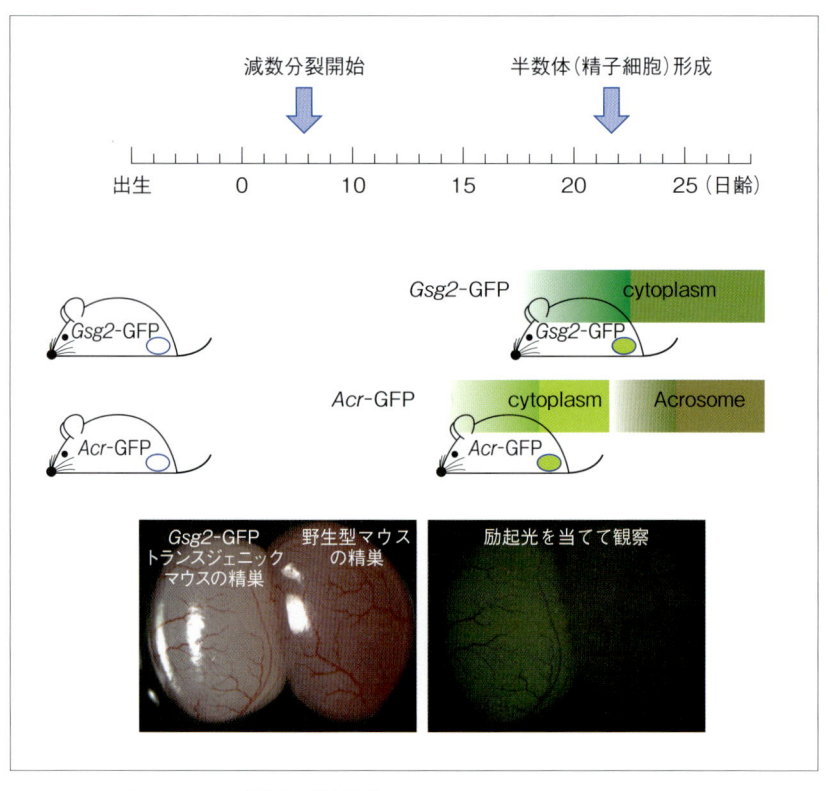

●図 3-7● 減数分裂特異的 GFP トランスジェニックマウス

のタイミングで GFP が発現することがわかった．この実験系で培養条件を検討した結果，培養温度は 34℃，培地は αMEM 培地＋10％ウシ胎仔血清（FBS）が最適な条件であることが明らかになった．だが，この至適条件をもってしても，精子形成が完了できるわけではなかった．減数分裂への進行は認められたが，半数体である円形精子細胞はごく低頻度でしかみられず，伸長精子細胞や精子はまったく出現しなかった[9]．ここまでの実験では，培養液には常に 10％ FBS を添加していたが，その限界もあると思われ，無血清培地の実験に移った．そこで用いた血清代替物 knockout serum replacement（KSR）は予想に反して精子形成を強く促進することが明らかとなった．すなわち，培地に KSR を添加した時には Acr-GFP Tg および Gsg2-GFP Tg の両者の精巣組織片において GFP の発現は FBS 添加に比べて大幅に亢

進された．また，FBSを添加した培地では培養期間が30日を超えるとGFPの発現は低下して消失するが，KSRを添加した培地では60日間以上にわたりGFPの発現が維持されることもわかった．さらにより未分化な前精原細胞だけが含まれる生後0.5～2.5日齢の新生仔マウスの精巣を器官培養した場合，FBSを添加した培地ではGFPの発現は得られなかったが，KSRを添加した培地では高率にGFPが発現した．本来KSRはES細胞の未分化状態を維持しつつ増殖させるために使用される血清代替物である．今回の実験では，精子形成（分化）を促進するような結果が得られたことになる．全く予想外の効果であった．

　GFPの発現が，精子形成の進行を正しく反映していることを確認するために，免疫染色を行った．減数分裂マーカータンパク質であるSYCP1やSYCP3に対する抗体を用いて染色すると，パキテン期特有の染色体構造に陽性所見が認められた．間違いなく減分裂の所見であった．また，培養23～50日の *Acr*-GFP Tgの組織を調べると精子完成過程に特有のアクロソームキャップ（GFP発現）が認められた．さらに，多数の鞭毛をもつ精子も観察された．組織学的にも精子形成像が散見された．一方，精子形成に重要な役割をしているセルトリ細胞も，器官培養中に成熟している所見が認められた．通常，セルトリ細胞ではアンドロゲン受容体が生後4～6日齢で発現し始めるが，器官培養したセルトリ細胞においてもアンドロゲン受容体の発現が観察された．すなわち，培養期間中にセルトリ細胞が成熟し，それが *in vitro* での精子形成をサポートしていることを示唆していた．

　最後に，器官培養法によって造られた精子細胞や精子の妊孕能を調べる顕微授精実験を行った．23個の円形精子細胞を，それぞれ卵に顕微授精したところ最終的に7匹の健康な産仔を得た．また35個の精子を顕微授精したところ，5匹の産仔を得ることに成功した．得られた産仔はすべて順調に発育した．それらの生殖能をテストするために，兄妹交配を行ったところ，孫世代が誕生し，雄雌すべてのマウスが妊孕能をもつことが確認された．これらの顕微授精実験の成功率は *in vivo* に由来する精子細胞や精子を使った結果と比較しても劣らないものであった．以上の結果から， *in vitro* において正常な精子形成が進行し，精子幹細胞から妊孕性のある精子が形成されたことが示された[10]（図3-8）．

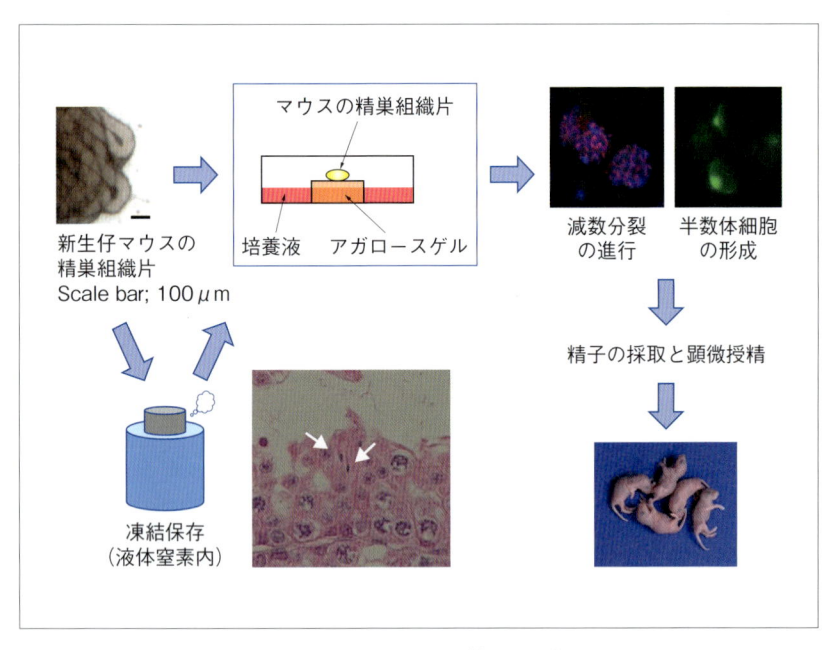

●図 3-8● 精巣組織培養実験の概略

　気層液層境界部培養法という古典的な器官培養法を用いて，未分化な精原細胞から精子までの精子形成の全過程を *in vitro* で行う系を作ることができた．そこでわれわれは，その方法を応用して GS 細胞からの精子形成を試みた．GS 細胞を精細管内に移植し，その精細管（精巣組織片）を培養してみた．興味深いことに，移植された GS 細胞は精細管内腔に留まることなく，数日後には精細管の基底膜上に移動し，さらにそこで増殖を始めた．そのようにして形成された GS 細胞のコロニーは，徐々に拡大し，さらに分化に向かう細胞も現れた．その結果，精子形成も確認され，低頻度ながら精子産生が認められた．得られた精子細胞を顕微授精したところ，産仔も得られた．マウスにおいて，精子幹細胞の培養増殖から精子産生までが，連続して *in vitro* で可能となった[11]（図 3-9）．

D 精子保存・精子幹細胞保存・精巣組織保存

　若年者のがん治療（抗がん剤・放射線治療）の成績が向上し，完治が期待

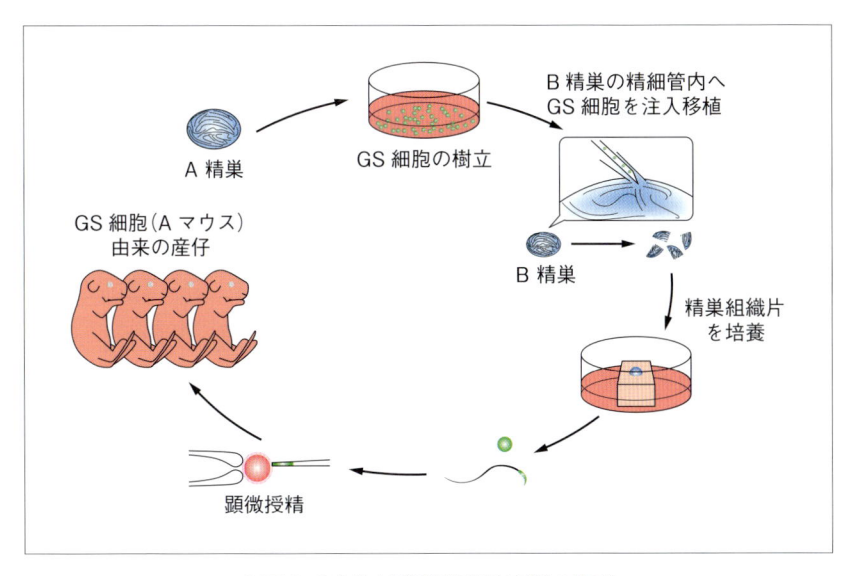

● 図 3-9 ● 体外移植培養法実験の概略

できるようになった現在，それらの治療が生殖腺に及ぼす毒性（不妊症）が問題になっている．現在，そのような患者においては，精子凍結保存が普及している．保存できる精子が少数でも，顕微授精により挙児が得られる可能性があるからだ．一方，思春期前の小児がん患者の場合は，精子形成が開始していないことから，精子保存はかなわない．現時点では，そのような患者の生殖能を保存する適切な方法はまだない．しかしながら，精原細胞移植法の開発以後は，精原細胞（精子幹細胞）の凍結保存というシナリオが研究者の間では描かれた．すなわち，治療前の小児がん患者から採取した精巣組織から精巣細胞を分離し，凍結保存し，治療が完了した後に患者自身に必要に応じて自家移植するという流れである．しかし，このシナリオは技術的に未完成の部分が多いだけでなく，保存した精巣細胞にがん細胞が混和しているという危険性がつきまとい，それを完全に否定もしくは排除することができないという問題がある．それを克服するためには，精子幹細胞を培養し，クローニングするという方法がある．上述したごとくヒト精子幹細胞の培養はまだ完成していないが，将来的な発展性は充分にあると考える．一方，われわれは，マウス精巣組織片をそのまま凍結保存し，解凍後に組織培養し精子

3. 精子幹細胞の不妊治療への応用　313

形成できる可能性を示した（図3-8）．この方法は上述の精巣細胞を保存するよりも手間が少なく，患者自身に再移植するという侵襲性やがん細胞の混和の問題もない．よってヒト精巣組織の保存技術や *in vitro* 精子形成法が完成すれば，非常に有力な臨床手技になると期待される．何よりも手技自体が非常にシンプルであり，有用性も高いと思われる．

E 臨床応用への課題

　上述したような精子幹細胞の培養法や *in vitro* 精子形成法の開発を男性不妊臨床に応用してゆくためには，ヒト精子幹細胞の培養法を確立し，ヒト精子形成を *in vitro* で誘導できる培養法の開発が希求される．

　ヒトES細胞の培養ができるようになったのは，マウスES細胞の報告から19年後であった．一方iPS細胞は，マウスでの報告の1年後にヒトでも可能となった．生物学の進歩は確実に急速化しているが，その予想は難しい．マウス精子幹細胞の培養（GS細胞）が2003年に報告されてから，すでに8年が経過しているが，ヒトGS細胞の樹立はいまだに完成していない．一方，マウス *in vitro* 精子形成が成功して間もないが，ヒト精巣組織を用いた研究も始まっている．マウスで35日間の精子形成全過程が，ヒトでは64日間を要するために，難易度は高いことが予想される．しかし，器官培養法での *in vitro* 精子形成が可能とわかった今，ヒト組織においてそれを不可能とする理由はない．*in vitro* 精子形成は研究者にも臨床家にも共通する目標である．*in vitro* ヒト精子形成法が完成すれば，ヒト精子形成のメカニズムがより詳細に解明され，精子形成不全の病態も徐々に明らかになるだろう．そして，それらのデータに基づいた男性不妊臨床が展開され，多くの不妊カップルに適切な治療法を提供できるようになると期待される．

■文献

1) Brinster RL, Zimmermann JW. Spermatogenesis following male germ-cell transplantation. Proc Natl Acad Sci U S A. 1994; 91: 11298-302.
2) Nagano M, Avarbock MR, Leonida EB, et al. Culture of mouse spermatogonial stem cells. Tissue Cell. 1998; 30(4): 389-97.
3) Ogawa T, Dobrinski I, Avarbock MR, et al. Transplantation of male germ line stem cells restores fertility in infertile mice. Nat Med. 2000;

6(1): 29-34.
4) Meng X, Lindahl M, Hyvönen ME, et al. Regulation of cell fate decision of undifferentiated spermatogonia by GDNF. Science. 2000; 287(5457): 1489-93.
5) Kanatsu-Shinohara M, Ogonuki N, Inoue K, et al. Long-term proliferation in culture and germline transmission of mouse male germline stem cells. Biol Reprod. 2003; 69(2): 612-6.
6) Kubota H, Wu X, Goodyear SM, et al. Glial cell line-derived neurotrophic factor and endothelial cells promote self-renewal of rabbit germ cells with spermatogonial stem cell properties. FASEB J. 2011; 25(8): 2604-14.
7) Steinberger A, Steinberger E. Tissue culture of male mammalian gonads. In Vitro. 1970; 5: 17-27. Review.
8) Miura T, Yamauchi K, Takahashi H, et al. Hormonal induction of all stages of spermatogenesis *in vitro* in the male Japanese eel (*Anguilla japonica*). Proc Natl Acad Sci U S A. 1991; 88(13): 5774-8.
9) Gohbara A, Katagiri K, Sato T, et al. *In vitro* murine spermatogenesis in an organ culture system. Biol Reprod. 2010; 83(2): 261-7.
10) Sato T, Katagiri K, Gohbara A, et al. *In vitro* production of functional sperm in cultured neonatal mouse testes. Nature. 2011; 471: 504-7.
11) Sato T, Katagiri K, Yokonishi T, Kubota Y, Inoue K, Ogonuki N, Matoba S, Ogura A, Ogawa T. In vitro production of fertile sperm from murine spermatogonial stem cell lines. Nat Commun. 2011; 2: 472.

【小川毅彦】

【3】不妊治療の近未来像

4 ADSCsを用いる再生医療の理論と現況

A ES細胞

　マーチン・エバンスらが1981年にマウスES細胞 embryonic stem cell 樹立に成功[1]し，その後，1998年にジェームス・ワトソンがヒトES細胞樹立に成功[2]するとES細胞を用いたヒト再生医療への期待が高まってきた．ES細胞には2つの重要な特徴がある．培養条件を調節するとES細胞は胎盤を除くすべての臓器細胞に分化することが可能で，それを多分化能 pluripotency とよぶ．また，LIF（leukocyte inhibitory factor）を加えた培地で培養をすると未分化能を保持したまま継代培養を永遠に行うことが可能とされている（図3-10）．これらのことは，一度ES細胞を樹立すれば，ダメージを受けて交換や補填が必要な細胞を，作製することが可能であるばかりでなく，その原料を失わずに半永久的に作り続けることができるという夢のような意味をもっている．例えば交通事故で脊髄損傷となって半身不随になってしまった場合に現在の医療ではリハビリにより残った機能を最大限に利用することが限界であるが，ES細胞を注入することによりダメージを受けた神経細胞が再生されれば再び手足を自由に動かすことができる．ヒトにおいて2010年10月に米国Gerome社が臨床研究申請したこのプロジェクトが米国政府の許可を得てスタートした（臨床試験番号NCT01217008）．4症例行って免疫抑制剤による軽度の副作用が報告されたものの安全性は問題ないという結果

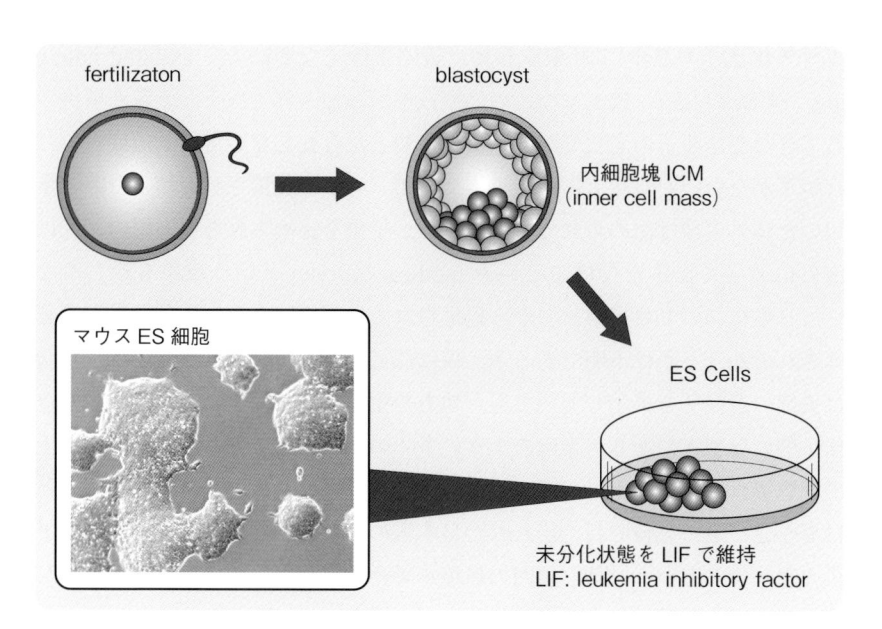

●図 3-10●ES Cells（embryonic stem cells）

であった．残念ながらこの計画は費用がかかりすぎるという理由で米国 Gerome 社が撤退してしまい，その後追随する研究機関が存在しないため効果の有無はいまだ不明である．しかし，マウスやマーモセット（小型の手のり猿）を用いた動物実験では，岡野ら[3]がすでに成功して報告している．これらの脊髄損傷モデル動物が完全な麻痺から完全回復して動きまわる映像をテレビのニュースで見た方も多いと思われる．小動物のみならず，ヒトに一番近い霊長類のサルで神経回復に成功するという事実は，ヒトへの応用が期待される根拠になっている．また，2011 年 7 月に米国で網膜色素変性症である若年性遺伝性黄斑ジストロフィー症（NCT01345006）と加齢黄斑変性症（NCT013444993）に対する臨床試験も始まった．これまでに前者の 4 症例（米国 3 症例，英国 1 症例）と後者の 2 症例（米国）が行われ，有効性が示唆された[4]．

　これらの報告を総合すると ES 細胞は万能であり，卵子でも精子でも作製できるのではないかと期待される．不妊治療は体外受精の登場により劇的な進歩を遂げ，その後，顕微授精，受精卵・未受精卵の凍結（緩慢凍結法から

4．ADSCs を用いる再生医療の理論と現況

ガラス化法への進歩), 胚盤胞移植, 透明帯除去などによる assisted hatching, PGD, TESE, PESA などの治療技術が追加されて次々と難題が解決されてきたが, 卵子の老化や閉経, 精巣に精子が存在しない無精子症に対して打つ手がないのが現状である. 日本では第三者より提供された精子や卵子を用いた体外受精は認められていないため, 子供を諦められない夫婦の一部は海外に渡って提供を受けるという medical tourism という現象も珍しくない. 日本において将来第三者から提供された生殖細胞を用いた体外受精が認可されるかどうかは不明であるが, 仮に認可された場合でも片方の生殖細胞は夫婦の遺伝子を継承していても, 他方の生殖細胞は提供細胞である限り遺伝子的には他人である. 米国のように多くの人種が混じりあって生活し, 生殖細胞提供による妊娠・出産が当たり前のように行われている国民性背景とは異なり, 単一人種で長く培われた日本人の「自分の遺伝子を引き継いだ子供が欲しい」という心情と周囲の環境を考えると, 自らの生殖細胞を再生して妊娠を授かる道を模索することが必要である. 生活様式が欧米化しているので, 遺伝子の継承という概念も徐々に変化していく可能性はあるが, 幹細胞のもつ潜在能力に期待が寄せられる.

ところで ES 細胞に問題はないのであろうか? 実は ES 細胞には 2 つの重要な問題がある. 1 つめは, ES 細胞が胚盤胞の内細胞塊から作製されるという細胞の由来である. 胚移植して子宮に戻されれば胚盤胞は一個体になる潜在能力を有し, ヒト ES 細胞の作製のために提供するということは, 将来この世に生を受けて人間として生活できるヒトの一生を犠牲にしてしまうという倫理的問題点がある.

一度 cell line を樹立すれば半永久的に利用できる ES 細胞は, 病気の治療のみならず創薬の分野においても重要な役割を担えることを優先するのであればやむをえないという考え方もあるが, いずれにしても生殖領域で利用する場合には世間一般のコンセンサスを完全に得られるとはいえない. 2 つめの問題点は, ES 細胞は第三者由来の細胞であるため, 免疫拒絶の可能性を念頭に置く必要がある. 研究者の中には免疫抑制剤を使用すれば問題なく ES 細胞を利用できるという考えもあり, 臓器移植が進歩した現在の医療においては軽視できるレベルまできているのかもしれない. しかし, 生殖細胞に関しては他人の細胞を用いて作製した場合には親子の遺伝子が異なってし

まうので作製する意味がない．つまり万能細胞のように理解されているES細胞は，生殖細胞への分化・誘導のメカニズムを研究する手段としては有用であるが，不妊治療の世界での臨床応用は考えにくい．

B iPS 細胞

ES 細胞による以上の問題をすべて解決してくれる幹細胞がiPS（induced pluripotent stem）細胞（人工多能性幹細胞）である．この細胞は2006年8月に京都大学の山中伸弥教授がマウスで樹立に成功した[5]．さらに2007年11月には山中教授らのグループ[6]と米国ウィスコンシン大学のジェームズ・トムソンら[7]のグループが同時にヒトiPS細胞の樹立に成功し，ヒトへの応用の期待が高まった．iPS細胞は，米国白人女性の皮膚を山中4ファクターとよぶ4つの遺伝子を利用して細胞を初期化し，ES細胞と同様な幹細胞作製に成功した．われわれはこの偉業を受け幹細胞から生殖細胞を誘導する研究を2008年12月に開始した（図3-11）．ES細胞でさえヒトでは生殖細胞への分化・誘導は禁止されていた時代であり，生殖細胞を in vitro の系で誘

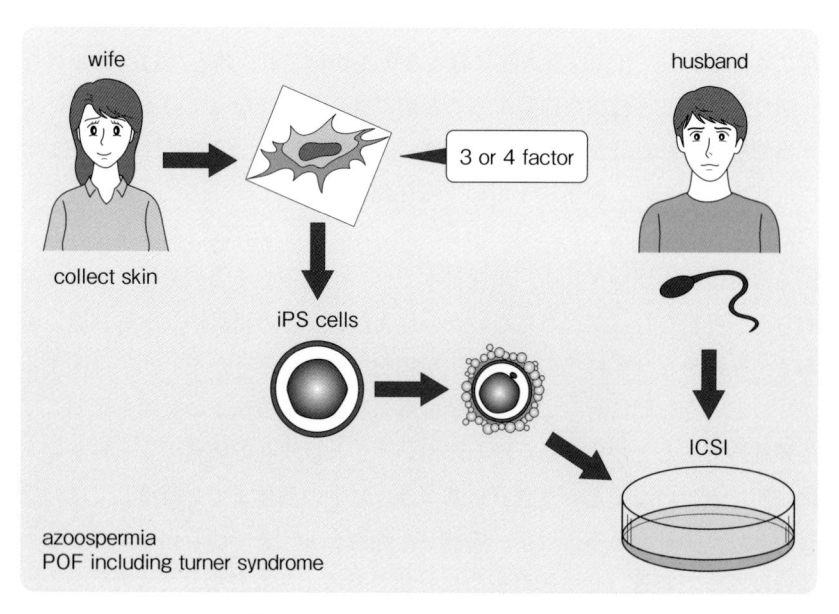

●図 3-11● from iPS cells to baby?

4．ADSCs を用いる再生医療の理論と現況

導できるかどうかの命題にマウスとサルのモデルを用いて取り組んだ．Nayernia らによる論文[8]では，マウス ES 細胞から体外培養だけで精子様の形態に類似した半数体の細胞誘導に成功し，顕微授精により産仔を出産したが，いずれも早期に死亡した．そこでわれわれも彼らの手法に従い実験条件を確認したが，実際には体外培養だけで生殖細胞を誘導することは現時点では困難と結論した（未発表）．

　in vivo の系ではすでに，iPS 細胞から産仔を得た報告は複数存在する．4倍体の遺伝子的に異常な胚盤胞は当然個体に発生しないので，その内部細胞塊に iPS 細胞を注入することにより細胞増殖の場を提供して個体発生まで誘導した Zhao らの実験[9]は，すべての培養を *in vivo* で行っているが，一度成熟した細胞を幼若化させた iPS 細胞より正常な個体は発生するという証明となった．ところで iPS 細胞が厳密な意味で ES 細胞と全く同じ性質をもちあわせているのかはいまだ議論の余地がある．もし全く同一であれば，これまで長く培われてきた ES 細胞の特徴や技術がそのまま iPS 細胞の研究・利用に有効となる．前述した山中 4 因子を用いて作製された iPS 細胞は，その後高率に腫瘍形成を起こすことが判明した．これは遺伝子の運び屋として利用したレトロウイルスベクターが細胞の DNA に組み込まれて作用する場合に起こる．その後，iPS 作製方法に様々な工夫が施され，現在ではウイルスを一切使わずに iPS 細胞を作製することができるようになっている．これにより当初懸念された iPS 細胞の腫瘍化は，心配のないことが判明した．2011 年に京都大学から，この手法を用いて産仔作製に成功している[10]．将来的に他の研究者からも，*in vitro* の系だけで iPS 細胞から生殖細胞を誘導できる日がくる可能性が期待される．現在日本では，生殖細胞までの分化・誘導は認めるが，受精を行ってはならないという文部科学省の指針がヒト幹細胞にはある．受精をさせずにその細胞が生殖細胞であるかどうかをいかに証明するか？　という難問に対しては，生殖細胞の特異的な遺伝子の発現を証明して生殖細胞であると認定する手段しかない．これは現在幹細胞の安全性を完全に証明できていないという判断に基づき，ヒトの個体までを誘導してはいけないという指針である．近年，成熟した細胞を iPS まで幼若化せず，その手前の段階まで若返らせて神経細胞に分化させる手法も登場してきた[11]．これを別の視点で捉えると，成熟した細胞をある程度まで時間軸を逆行させて幼

若化して精巣に注入し，*in vivo* の働きで精子細胞が得られればよいという考え方もある．もちろん国による指針が変更にならない限り許されない臨床研究である．閉経が近い場合や，卵子の老化により体外受精でも結果が出ない症例には，このような手法は理論上有効である．しかし，無精子症の原因が遺伝子に基づくものであれば，幼若化した細胞も遺伝子異常を示し，精子形成は行えない可能性もある．遺伝子にはテロメアという領域があり，細胞分裂の際に徐々にその長さが短くなることが細胞の寿命を決定している．ところが作製された ES 細胞のテロメア長がリセットされているため，年をとった若い細胞とならずに本当に若い細胞になれる．拡大解釈すると，無精子症の原因が精子形成過程に影響する遺伝子の働きの場合には，*in vivo* に幼若化した細胞を注入しても結局無精子症の状態から脱出できないが，幼若化されてその他の因子がリセットされた細胞は仮に無精子症の患者から得られた細胞でも *in vitro* で成熟精子に誘導できる可能性があるので，*in vitro* の系の研究は重要である．

C 脂肪組織由来間葉系幹細胞（ADSCs）

ES および iPS という両者の幹細胞の特徴は，「人工的に作製する」という点にある．骨髄幹細胞のように体内に存在している幹細胞を回収して利用することができれば，様々な手間をかけて幹細胞を作製する必要性はなくなり，また作製過程で使用する試薬，蛋白，ウイルス，培養液などの悪影響，言いかえれば将来発生する可能性がある副作用を心配する必要がなくなる．また患者本人から得られた幹細胞を，本人に濃度や条件を調整して再投与する場合には，倫理的問題も免疫拒絶の問題も一切発生しない．間葉系幹細胞は骨髄から分離され[12]，その後，同様の幹細胞が脂肪組織にも存在することが明らかとなった[13]．骨髄から細胞を採取する方法は，骨髄穿刺の手技を用いればヒトでも可能であるが，全く危険性がないとも言い切れず，採取操作に精通する医師が行うことが再現性の材料となる．また採取される骨髄細胞は回収量が少量であることからも，ヒトにおける臨床応用は難しいと考えられる．一方，美容外科の領域において腹部脂肪吸引手術が行われるが，手技が比較的簡単で採取される脂肪組織量は非常に多い．この脂肪組織に間葉系幹細胞が含まれている．腹部脂肪組織由来間葉系幹細胞は adipose tissue derived stem cell（ADSCs）とよばれ，精製後の幹細胞含有率は約 0.02%[14]である．この比率は一見するとごくわずかであると受け取られるが，幹細胞の特性である無限の増殖能を考慮すると，その後培養して細胞数を増加させることにより，使用時に充分量を確保することが理論上可能である．また幹細胞の増殖スピードは非常に速いため，爆発的に増加すると表現してよいかもしれない．臍帯血からも幹細胞を得ることができるが，その幹細胞は出産児固有の細胞であるため，上述した ES や iPS と同様に他の患者の治療目的に使用することは難しい．腹部から脂肪細胞を吸引して回収する手技は，体重減少を目的として行われる場合には 1 L 以上を除去するために全身麻酔で行われることが多く，また除去に伴ってある程度血液が吸引されるので，一時的に軽度の貧血状態になる．一方，幹細胞を分離・抽出して利用する場合には，100 mL 程度の脂肪を局所麻酔で回収すれば充分である．腹腔鏡手術時に臍部からカメラを挿入するが，同様に臍下部に吸引カテーテルが挿入できる 1 cm 弱の小さな横切開を施して腹部皮下脂肪を吸引すればよいので非常に簡単である．脂肪組織由来幹細胞は美容外科領域ではシリコンの代わりに豊胸手術に応用されたり，ボトックスの代わりに皮膚の弛みを軽減して張りのある顔にする手法としてすでに使用されている．しかし，実はこの幹細胞も含めて幹細胞を体内に注入して使用する場合には，厚生労働省に臨床申請して認可を得て行うことが指針となっている．美容外科領域に限っては特に規制はないが，その他の領域では各大学が臨床申請を行っている．しかしこのハードルは非常に高く，容易に通過できないばかりかなかなか審議もされない．当院でも 2 年前，2010 年 9 月の脂肪組織由来間葉系幹細胞を卵巣に局所注入する臨床研究を申請したが，厚労省から「独自の動物実験により安全性と有効性を示すことが必要」と指導され，KLC（Kato Ladies Clinic）再生医療研究所を設立してラットとマウスを用いて実験を行うことになった．現在その結果は論文投稿中であるが，概略を述べる．抗がん剤処理を施して卵巣機能低下を誘導したラット卵巣に対して，骨髄由来間葉系幹細胞と脂肪組織由来間葉系幹細胞の双方が機能回復を起こすことが示され，また，その卵巣から排卵して妊娠した仔は外表奇形や腫瘍形成を示さず，さらに交配して正常な孫を出産，発育することを確認した．この実験の基礎となったのは，骨髄由来間葉系幹細胞がサイクロフォスファマイド処理ラット卵巣の機能回復を示し

たというFuらの論文である[15]．この論文を根拠に厚労省に臨床申請を行ったが，「骨髄由来と脂肪由来では同一とは認められない．脂肪組織由来間葉系幹細胞で同一かそれ以上の結果を示し，かつ，個体発生，つまり子，孫を産ませて安全性確認を行う必要がある」と指導された．ヒト間葉系幹細胞については，骨髄由来と脂肪由来で同様の表面抗原を示して同等とみなされているが，国の指針は厳しく再確認を独自に行うことが要求された．彼らの論文では産仔形成までは行っておらず，卵巣の病理切片と培養液中に分泌される成長因子などを測定して機能改善・回復の有効性を議論していた．われわれが当初臨床研究申請した内容を図3-12に示す．まず，局所麻酔で患者腹部皮下脂肪組織を約100 mL吸引して回収．それを分離・精製して間葉系幹細胞を含む組織を機能低下した卵巣に針で局所注入して機能改善を目指すものである．前述したように幹細胞は培養により爆発的に増加するので，効率を考えると3世代ほど培養したほうがよりよい効果が得られるはずであるが，幹細胞は培養することにより表面抗原が変化し細胞同士の接着防止機能が低下した結果，大きな細胞塊を形成する可能性が指摘されている．仮にこの大きな細胞塊が点滴で静脈に投与され肺に捕捉されると，肺塞栓を起こす可能性があると警告されており，国の指針ができた理由の1つになっている．われわれは局所注入であり血管内に投与は行わないものの，培養してしまうと申請が通過する可能性が現時点では期待されないため，上記の申請形態になった．厚労省の幹細胞指針もその後改定が行われており，当初は「幹細胞を大量に含む細胞を体内に注入する場合には届け出が必要」という文言が削除され，少量であろうともヒトに投与する場合には申請が必要になっている．

さて，この幹細胞は脂肪，筋肉，神経等の組織に分化することがすでに判明しているが，生殖細胞に分化するという報告はまだない．そうなると，卵巣に局所注入された幹細胞は，どのように卵巣機能を回復するのであろうか？　前述したFuらの論文[15]とわれわれの基礎研究では，投与された幹細胞から血管新生，血球産生促進，IGF-1などを分泌することにより，局所の血流やホルモン環境が改善され卵胞発育を促進すると考えられる．ESやiPS細胞から直接生殖細胞を分化・誘導した場合に危惧される遺伝子変異への影響などの心配は不要である．

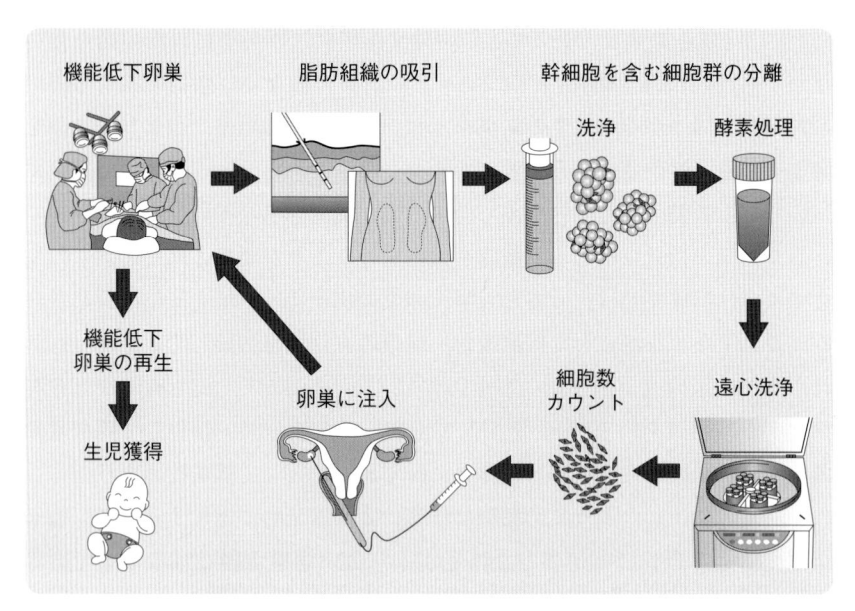

●図3-12● ヒト腹部皮下脂肪組織由来間葉系幹細胞を用いた機能低下卵巣再生臨床研究

むすび

　他科の領域では ES, iPS のみならず，ADSCs への関心が高まっている中で，産婦人科領域ではまだまだ遠い未知の存在である感が否めない．認められてはいないとはいえ，ドナー卵子・ドナー精子，借り腹という別の選択肢があることもその一因かもしれない．今後厚生労働省の指導をあおぎながら，この臨床研究が発展するように努力していきたい．

■文献
1) Evans MJ, Kaufman MH. Establishment in culture of pluripotential cells from mouse embryos. Nature. 1981; 292: 154-6.
2) Thomson JA, Itskovitz-Eldor J, Shapiro SS, et al. Embryonic stem cell lines derived from human blastocysts. Science. 1998; 282: 1145-7.
3) Tsuji O, Miura K, Okada Y, et al. Therapeutic potential of appropriately evaluated safe-induced pluripotent stem cells for spinal cord injury. Proc Natl Acad Sci U S A. 2010; 107: 12704-9.

4) Schwartz SD, Hubschman JP, Heilwell G, et al. Embryonic stem cell trials for macular degeneration: a preliminary report. Lancet. 2012; 379: 713-20.
5) Takahashi K, Yamanaka S. Induction of pluripotent stem cells from mouse embryonic and adult fibroblast cultures by defined factors. Cell. 2006; 126: 663-76.
6) Takahashi K, Tanabe K, Ohnuki M, et al. Induction of pluripotent stem cells from adult human fibroblasts by defined factors. Cell. 2007; 131: 861-72.
7) Yu J, Vodyanik MA, Smuga-Otto K, et al. Induced pluripotent stem cell lines derived from human somatic cells. Science. 2007; 318: 1917-20.
8) Nayernia K, Nolte J, Michelmann HW, et al. In vitro-differentiated embryonic stem cells give rise to male gametes that can generate offspring mice. Dev Cell. 2006; 11: 125-32.
9) Zhao XY, Li W, Lv Z, et al. iPS cells produce viable mice through tetraploid complementation. Nature. 2009; 461: 86-90.
10) Hayashi K, Ohta H, Kurimoto K, et al. Reconstitution of the mouse germ cell specification pathway in culture by pluripotent stem cells. Cell. 2011; 146: 519-32.
11) Vierbuchen T, Ostermeier A, Pang ZP, et al. Direct conversion of fibroblasts to functional neurons by defined factors. Nature. 2010; 463: 1035-41.
12) Pittenger MF, Mackay AM, Beck SC, et al. Multilineage potential of adult human mesenchymal stem cells. Science. 1999; 284: 143-7.
13) Zuk PA, Zhu M, Mizuno H, et al. Multilineage cells from human adipose tissue: implications for cell-based therapies. Tissue Eng. 2001; 7: 211-28.
14) Astori G, Vignati F, Bardelli S, et al. "In vitro" and multicolor phenotypic characterization of cell subpopulations identified in fresh human adipose tissue stromal vascular fraction and in the derived mesenchymal stem cells. J Transl Med. 2007; 5: 55.
15) Fu X, He Y, Xie C, et al. Bone marrow mesenchymal stem cell transplantation improves ovarian function and structure in rats with chemotherapy-induced ovarian damage. Cytotherapy. 2008; 10: 353-63.

【竹原祐志】

特別コラム④

卵子提供プログラム
～今後わが国ではどうあるべきか～

　本書別章で述べた通り，当方の米国サンフランシスコ市における卵子提供プログラムに参加した日本人患者の適応症として，「加齢による卵巣機能低下あるいは過去の複数回の自己卵子 IVF の失敗」が 8 割を占めている．この数値は何を意味するのか？

　過去に複数回の IVF で成功しなかった患者も，決して不適切な治療を受けていたのではなく，治療開始年齢が 37 歳以上であった例が圧倒的に多い．早発閉経・自然閉経，あるいは卵巣摘出などの理由で卵子の採取を望めない患者よりも，「加齢」が原因の患者が圧倒的に多いのである．

　米国と同じ先進国である日本でも，女性の高学歴化・社会進出により，初婚・初産年齢が高齢化し，さらに離婚率増加に伴い，再婚後初めて挙児を望むケースも増えている．

　近年米国において実施された新鮮・凍結解凍胚移植サイクル年間総数のうち 1 割を超える数がドナー卵子由来の胚によるものである．もし容認となったら，日本にも同じだけの具体的ニーズがあるのではないか？　もしそれが真実なら，今現在，日本で容認されていないため卵子提供プログラムに参加できず時期を逸している患者がきわめて多いのではないのか？

　もちろん，日本の生殖医療のレベルは世界トップレベルであり，凍結技術においては日本が世界で一番進んでいるだろう．よって卵子提供プログラム実施に向けて，医療技術面では何の問題もない．

　私個人の印象としては，日米の違いは，以下の通りである．関連分野の多くの専門家が熟慮検討し設計したシステムに患者が安心して従うのが日本流であり，結果，多少時間はかかるが，全般的に患者へのリスクは最少限で医

療プログラムを開始できる．それに対し米国では，考えられ得るリスクを詳細にインフォームドコンセントし，実際にリスク受け入れ価値がある選択肢なのかどうかは，「個人の判断」に委ねている．結果的に米国では新しい選択肢が希望者に対して早く浸透しやすい．もちろん，それぞれの国民性や社会体制に適合した仕組みでなければ医療プログラムは成り立たないため，どちらのやり方がよりよいとはいえない．

　ただ，日本も卵子提供プログラムの容認について具体的な決断の時期が近づいていることは間違いない．

　実際，容認するしないの論議にかかわらず，戦後まもなくから開始された精子ドナーによる治療で出生した児も，過去20年近くの間に卵子提供を受けて出生した児も，「婚姻中に妻が出産した子は，夫の子である」とされ，日本人として戸籍申請がすでに受け入れられている．これはこのまま「夫婦が望んで産んだ子は，夫婦の子」であるとしてよいと思う．

　医療技術の進歩は常に法律の先を行っている．多くの場合，患者が好機を逃さず医療技術の恩恵を受けるためには，新しい技術が出るごとに立法するのでは追いつかない．カリフォルニア州と同様，日本でも立法という形を取るのではなく，関連学会の指針により現場の意見を尊重したシステム作りを行い，例えば「シミュレーション施設」の認定を行い，具体的にテストケースを進めていく，というのも一案かもしれない．最先端医療技術を一人歩きさせることはできないが，しかし，この時代常に変遷進化する技術と臨機応変に対応するためには，安全性厳守で「現場主体」の「ボトムアップ」形式が，政府の立法から始まる「トップダウン」形式よりも適切なのではないかと考える．

　もう一点，ここで原点に戻り，注目すべき点に言及したい．どの夫婦にとっても一番の願いは妻の自己卵子による挙児である．卵子提供プログラムというのは，残念ながら「セカンド・ベスト」つまり，「第二の選択」に過ぎないのである．

　一般情報として，日本では「避妊の忠告」は誰もが知っている．しかし逆に「卵子の生命力には年齢的な限界がある．自己卵子による児を授かりたいなら，30代前半までに真剣に取り組むべきだ」という忠告は行われていないに等しい．

卵子の生命力の限界について知らしめる「啓蒙運動」の結果として，将来的に卵子提供プログラムを必要とする女性が減少してくれれば，それこそが一番よいことである．

　現在，卵子凍結保存技術が徐々に一般化されてきている．30代前半頃までに出産を希望しない女性も，人生の準備が整った時に解凍して体外受精を行う選択肢も今後は視野に入ってくる（その場合，やはり高齢出産となるケースは多いままであろうが）．

　だからこそ，「避妊」の忠告がされる時，同時に，「卵子の生命力の年齢的限界」についても広く情報を周知してほしい．卵子の生命力の限界を知ることにより自己卵子による妊娠の好機をできるだけ逃さず，また，治療に進んで結果が出なかった場合でも治療の終結時期を明確に知ることができる．その上で，最終的な救済手段として，「卵子提供プログラム」が日本でも自由に受けられる日が一日も早く訪れることを，私は強く願うものである．

【川田ゆかり】

索引

あ行

アルキル化剤	285
アロマターゼ阻害剤	13
アンタゴニスト法	182
悪性腫瘍	100
イオノマイシン	215
インプリンティング	101, 297
インプリント遺伝子	297
異所性自家移植	292
遺伝カウンセラー	106
遺伝性乳がん	290
陰陽	55
エピジェネティクス	298
栄養膜細胞	225
円形精子細胞	214, 217
オリエンテーション	157
黄体機能不全	58
温経湯	58, 64
大きな極体	191

か行

カウンタートラクション	45
カット法	224
カラードプラ法	269
カルシウムオシレーション	210, 211
ガラス化法	291
がん・生殖医療	284
化学療法	284, 285
化学療法誘発性無月経	285
加味逍遙散	64
活性酸素類	83
滑面小胞体凝集塊	190
完全受精障害	211
感情のジェットコースター	112
看護師特定能力認証制度	144
漢方療法	55, 65
緩慢凍結法	290
間期核	227
気虚	64
危機管理マニュアル	245
基礎体温表	11
芎帰膠艾湯	61
吸引法	224
虚実	55
極体の形態評価	191
極体生検	223
均衡型相互転座	227
クエン酸シルデナフィル（バイアグラ®）膣錠	275
クロミフェンによる副作用	273
グリーフワーク	113
グループカウンセリング	116
空胞	190
屈折体	190
ケモカイン受容体	261
ゲノム刷り込み現象	100, 101
桂枝茯苓丸	64
血圧	10
血管抵抗値	269
血流障害	43
血流不全	268

顕微鏡下精巣内精子回収法	288
顕微授精	102, 280
原因不明不妊	56
原始卵胞	291
個別カウンセリング	114
孤独感	116
抗酸化剤	83
抗酸化療法	83
高血圧	10
高齢	49, 99
骨盤内癒着病変	48

さ行

災害マニュアル	245
災害対策	237
柴胡加竜骨牡蠣湯	64
シクロヘキシミド処理	214
子宮腺筋症	61
子宮動脈上行枝	269
子宮内膜の菲薄化	273
子宮内膜症	44, 48
子宮内膜発育不全	268
子宮放射状動脈	269
子宮蠕動運動	46
支援のポイント	164
死滅変性	190
自己のリンパ球	258
自己注射	80
自然妊娠	79
自然妊娠を希望	49
射精障害	85
受精卵移植	279
周産期医療連携	9
周産期合併症	7
習慣流産	98
出自を知る権利	114
女性がん患者	286

証	55
状況的危機	110
心理的アプローチ	160
心理的危機	110
真実告知	114
神経芽細胞腫	100
診療看護師	149
震災	236
震災対処法	239
人為的卵活性化法	214
人工授精	279
ストロンチウム処理	214
ストロンチウム処理法	216
性機能障害	85
性腺機能不全	284
成長ホルモン	188
生殖遺伝カウンセリング	97
生殖医療専門医	105
生殖医療相談士	107
生殖細胞の保存	280
生殖心理カウンセリング	107
生殖補助医療	297
精液検査	12
精液検査基準値	75
精液検査標準化ガイドライン	71, 74
精子運動解析装置	72, 77
精子形態の評価	203
精子凍結	288, 289
精巣	285
精巣腫瘍	288
精巣組織を凍結	289
精巣内精子採取法	105
先天異常	99
染色体の構造異常	98
染色体異常	98, 99, 102
全人的苦痛	108
喪失	110

索引 **331**

喪失体験	162
早期閉経発来	285
相互転座	98
造精機能障害	105

た行

ターナー症候群	132
タイムラプス	13
ダイエット療法	86
多胎妊娠	14
体外受精	280
体外受精へのアプローチ	160
体外受精学級	160
大黄体細胞	259
単一胚移植	14
単胚移植率	174
男性がん患者	288
男性因子	49
男性不妊	102
治療終結	114
着床	268
着床障害	43
着床障害症例	263
着床前診断	98
中断・終結の支援	163
調節卵巣刺激	179
調節卵巣刺激法	13
超急速ガラス化法	287
電気刺激処理	216
当帰芍薬散	64
糖尿病	10
同所性自家移植	292

な行

内部細胞塊	225
二重盲検試験	82

日本生殖医療心理カウンセリング学会	107
日本糖尿病療養指導士	151
乳がん	290
妊孕性温存	284
妊孕性温存法	286
認定した生殖心理カウンセラー	107
粘膜下筋腫	46
膿精液症	86

は行

胚接着	257
胚盤胞生検	223
胚-母体間のクロストーク	257
培養室内機器の損壊	241
八味地黄丸	64
白血病	100
発達的危機	110
晩婚化	2
晩産化	2
ヒト卵細胞質の異常形態	190
ビタミンE	274
ピューロマイシン処理	214
悲嘆	113
肥満	9
非ホルモン療法	80
非特異的薬物療法	81
非配偶者間生殖医療	113
非閉塞性無精子症	135
微小残存がん病巣	290
不育症	98
不整形な極体	191
不妊アンケート	158
不妊初期検査	11
不妊症認定看護師	151
婦人科がん	290
腹腔内癒着	42

片親性ダイソミー	101
ホルモン療法	80
補中益気湯	64
乏精子	102
乏精子症	104
紡錘体	206

ま行

マイクロアレイ CGH	226
マクラーチャンバー	72
無精子症	104, 286
メチル化	300
網膜芽細胞腫	100, 101
問診票	5, 6

や行

薬物療法	80

ら行

卵活性化因子	210
卵管瘤膿（水）腫	45
卵子ドナー	120
卵子提供プログラム	119
卵子凍結	286
卵子捕捉	43
卵巣	285
卵巣組織凍結	286, 287, 289, 290
六君子湯	64
臨床遺伝専門医	105
レゼクトスコープ	47
ロバートソン転座	98

A

A23187	215
Angelman 症候群	101, 301
ART 施設の危機管理	236
ART 登録	168
AS	301
aspiration	221
assisted oocyte activation	217
assisted reproductive technology（ART）	297
AZF	104

B

Beckwith-Wiedemann 症候群	101, 300
BeWo 細胞	262
BMI	9
BWS	300

C

Ca ionophore	215
Ca ionophore 処理	214
Certified diabetes educator of Japan（CDEJ）	151
centrally located cytoplasmic granularity（CLCG）	190
CGH	232
computer aided sperm analysis（CASA）	72
controlled ovarian stimulation（COS）	179

D

developmental origins of health and disease：DOHaD	301
DPPIV	260

索引　333

E

ED	85
electroporation	214
epigenetics	298
ET	279
extrusion	221

F

FISH法	226
fluid-filled vacuole	190
FNAマッピング	135

G

GnRHテスト	11
growth hormone（GH）	188

H

HbA1c	10

I

ICSI	102, 209, 280
IL-8	262
imprinted gene	297
imprinting	297
IMSI	201
IVF-ET	280

J

JISART	245

L

L-アルギニン	275
large offspring syndrome（LOS）	299
late-start hMG	13
LFA-3（CD58）	260
LH-RHテスト	11
LIF	261
long法	180

M

MD-TESE	288
metaphase Ⅲ	210
mild ovarian stimulation（MOS）	184
mosaic	232

N

nurse practitioner（NP）	149

P

PBMC	260
PDE5阻害剤	86
PGD	98, 220
PGF2α	47
PGS	220
poor ovarian response	186
Prader-Willi症候群	101, 301
premature chromatin condensation	210
PWS	301

R

r-hFSH製剤	80
refractile body/lipofuscin body	190
rescue oocyte activation	217
ROC曲線	272
round head spermatozoa	214, 217

S

short法	181
Silver-Russell症候群	101, 300
smooth endoplasmic reticulum cluster（sERC）	190
sperm factor	210

sperm motility analysis system（SMAS）	77
SRS	300

T

TESE	105
trophinin	257

U

ultralong 法	181

W

WHO laboratory manual for the examination and processing of human semen	70
WHO ラボマニュアル第 5 版	75

Y

Y 染色体	104

図説よくわかる臨床不妊症学
不妊症治療 up to date   ⓒ

発　行	2012 年 8 月 10 日　1 版 1 刷
編集者	柴　原　浩　章
発行者	株式会社　中外医学社
	代表取締役　青　木　　滋
	〒 162-0805　東京都新宿区矢来町 62
	電　　話　　03-3268-2701（代）
	振替口座　　00190-1-98814 番

印刷・製本/三報社印刷（株）　　　　　　　　＜MS・HO＞
ISBN 978-4-498-07658-7　　　　　　　　Printed in Japan

JCOPY　＜(社)出版者著作権管理機構 委託出版物＞

本書の無断複写は著作権法上での例外を除き禁じられています．
複写される場合は，そのつど事前に，(社)出版者著作権管理機構
（電話 03-3513-6969，FAX 03-3513-6979，e-mail: info@jcopy.
or.jp）の許諾を得てください．